乳腺癌

全/方/位/全/周/期/健/康/管/理

马 飞　卢雯平　徐兵河

/主编/

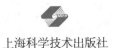

上海科学技术出版社

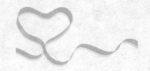

图书在版编目(CIP)数据

乳腺癌全方位全周期健康管理 / 马飞,卢雯平,
徐兵河主编. —上海:上海科学技术出版社,2018.3
(2023.4重印)
ISBN 978 - 7 - 5478 - 3920 - 1

Ⅰ.①乳… Ⅱ.①马…②卢…③徐… Ⅲ.①乳腺癌—
防治 Ⅳ.①R737.9

中国版本图书馆 CIP 数据核字(2018)第 035479 号

乳腺癌全方位全周期健康管理

主编 马 飞 卢雯平 徐兵河

上海世纪出版(集团)有限公司
上海 科 学 技 术 出 版 社 出版、发行
(上海市闵行区号景路159弄 A座 9F–10F)
邮政编码 201101 www.sstp.cn
常熟市华顺印刷有限公司印刷
开本 700×1000 1/16 印张 20.5
字数：340 千字
2018 年 3 月第 1 版 2023 年 4 月第 7 次印刷
ISBN 978 - 7 - 5478 - 3920 - 1/R·1569
定价：48.00 元

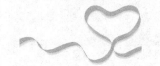

内容提要

　　本书是由北京乳腺病防治学会乳腺癌健康管理专业委员会专家组成员集体编撰、精心打造的一部高质量的患者的教科书、医生的科普书。本书以通俗的语言,全方位解读了乳腺癌的预防、治疗、康复,并就乳腺癌患者面临的与治疗相关的骨健康、心血管及心理困惑等一系列问题,从现代医学及传统医学角度层层展开,让读者在轻松温馨的阅读中了解乳腺癌,建立更加完善的健康管理模式,并获得国际最新的乳腺癌相关研究进展,开阔眼界。此外,本书还记录了多个真实病例,分享了病友们战胜病魔的心路历程,她们对生活、对生命意义的思考也是对医务工作者人文情怀再教育的过程。

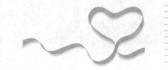

编委名单

—— 主 编
马 飞　卢雯平　徐兵河

—— 副主编
李艳萍　张永强　阮祥燕　夏维波　张宇辉

—— 编 委 （按姓氏笔画排序）

丁 丽	万冬桂	王一同	王佳玉	史业辉
刘 淼	刘嘉琦	关竞红	安 涛	许凤全
李 俏	李云涛	李春潇	李道睿	应红艳
张照辉	陈闪闪	赵 炜	郝春芳	姜 艳
秦中原	高红霞	梅志红	程 琳	潘 博

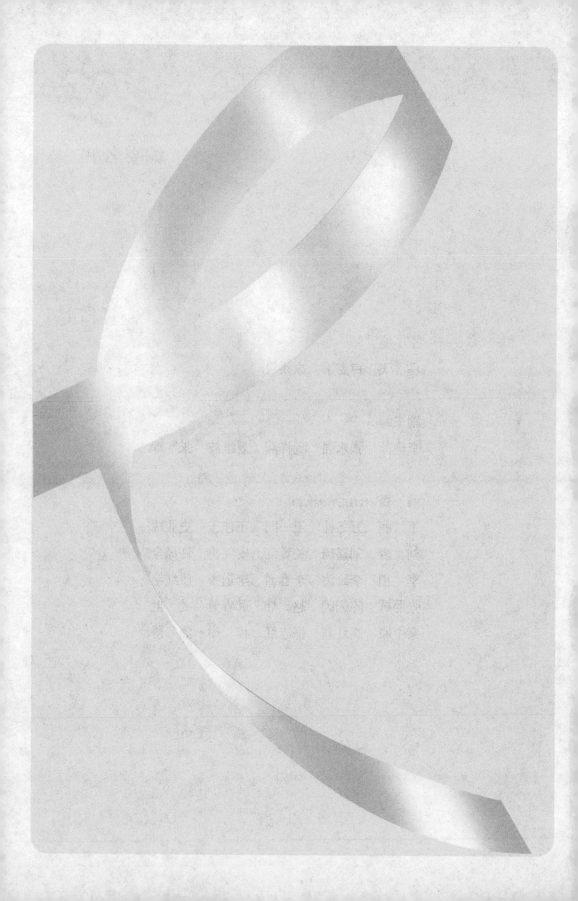

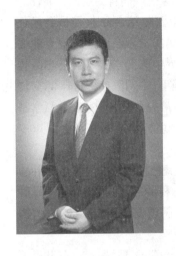

马　飞

　　医学博士,研究生导师。现任中国医学科学院、北京协和医学院肿瘤医院(国家癌症中心)内科副主任、内科治疗中心主任。兼任中国老年学和老年医学学会理事,老年肿瘤分会总干事,北京乳腺病防治学会群众工作委员会主任,健康管理专业委员会主任委员,中国抗癌协会青年理事,乳腺癌青年委员会副主任委员,科技部创新人才推进计划、国家自然科学基金等评审专家,*Cancer Translational Medicine*、《国际肿瘤学杂志》《中华心力衰竭和心肌病杂志》等期刊编委。

　　长期从事肿瘤内科的临床诊治和科学研究工作,尤其擅长肿瘤精准治疗和乳腺癌化疗、内分泌及靶向治疗。参与制定《乳腺癌合理化用药指南》《乳腺癌筛查与早诊早治指南》《中国抗癌协会乳腺癌诊治指南与规范》等8部国家或行业规范与指南。先后承担国家自然科学基金、国家863重大科技专项、国家重大新药创制等多项国家级重大科研项目。在 *Journal of Clinical Oncology* (*JCO*)等国内外著名杂志发表文章60余篇,编译肿瘤学专著13部,主译中国首部跨学科专著《肿瘤心脏病学》。获中国抗癌协会科技奖一等奖、华夏医学科技奖一等奖等科技成果奖7项,中国肿瘤青年科学家奖1项,国家发明专利4项。

　　长期坚持开展肿瘤科普教育,创建乳腺癌病友组织——“乐活者联盟”,开设乳腺癌健康教育学院,曾获得“中华肿瘤明日之星”“首都十大杰出青年医生”等荣誉称号。

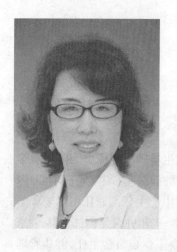

卢雯平 ......

　　名老中医传承博士后,博士生导师。现任中国中医科学院广安门医院肿瘤科副主任。兼任北京乳腺病防治学会中西医结合专业委员会候任主任委员,北京乳腺病防治学会健康管理专业委员会副主任委员,世界中医药学会联合会名医传承工作委员会常务理事,中国医疗保健国际交流促进会健康科普分会常务委员。国家自然科学基金、北京自然基金、北京科学技术委员会评审专家,《中国医药》编委。

　　师从全国名中医、首都国医名师朴炳奎、孙桂芝教授,从事中西医结合肿瘤防治工作20余年,擅长中西医结合防治乳腺癌及妇科肿瘤,强调调节体质是肿瘤防治的源头,重视肝、脾、肾三脏在乳腺癌及妇科肿瘤发生发展中的作用,辨证、辨体、辨病结合,中西医互补防治肿瘤。

　　曾作为高级访问学者赴美国著名医学机构 Mayo Clinic 留学一年,在世界著名遗传学教授 Fergus Couch 实验室从事乳腺癌遗传研究并在乳腺中心从事临床工作。作为第一负责人承担国家自然科学基金、国家中医药管理局课题、留学人员基金、博士后课题、北京科学技术委员会重大项目横向课题等6项,参与国家“八五”“九五”“十五”“十一五”和“十二五”攻关课题,多次获得国家及省部级奖励,发表 SCI 及核心期刊文章70余篇,主编、参编肿瘤专著5部。

　　2017年组织建立了旨在“凝聚力量、重塑生命”的以女性肿瘤患者为主体的“风信子康复之家”病友会。

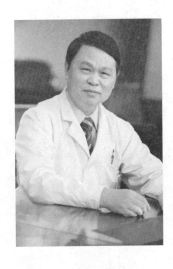

徐兵河

医学博士,博士生导师。现任中国医学科学院、北京协和医学院肿瘤医院(国家癌症中心)内科主任。兼任中国抗癌协会乳腺癌专业委员会第七届主任委员,北京乳腺病防治学会理事长兼内科专业委员会主任委员,中国临床肿瘤学会常务理事,中国医师协会肿瘤医师分会常委,国家科技重大专项课题评审专家,国家自然科学基金评审专家,科技部创新人才推进计划评议专家,国家科学技术奖励评审专家,国家药典委员会委员等。担任《中国肿瘤临床与康复》《中华乳腺病杂志》副总编,*Translational Cancer Research* 副主编,*International Journal of Biological markers*、*Chinese Journal of Cancer Research*、*The Breast*、《中华内分泌外科杂志》等国内外学术期刊编委。

长期从事肿瘤内科临床和相关基础研究工作,在乳腺癌等实体瘤的个体化治疗及药物基因组学研究方面造诣颇深。先后主持完成了国家 863 重大科技专项、国家"十五"攻关课题等国家级重大科研项目。2013 年当选为晚期乳腺癌治疗共识指南国际专家组成员,2015 年当选为 St. Gallen 早期乳腺癌治疗国际专家共识组成员。在国内、外学术期刊发表文章 300 余篇,其中以第一或通讯作者在 *Lancet Oncology*、*Journal of Clinical Oncology*、*Annals of Oncology* 等杂志发表 SCI 论文 80 余篇。获中国抗癌协会科技奖一等奖、华夏医学科技奖一等奖等科技成果奖 6 项,国家发明专利 3 项。主编《乳腺癌》《乳腺癌靶向治疗原则与临床实践》《应对乳腺癌专家谈》《乳腺肿瘤学》《简明临床肿瘤学》《乳腺癌临床与转化性研究进展》等专著。

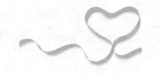

　　乳腺癌作为我国乃至全球女性发病率第一位的恶性肿瘤,是国家肿瘤防治的重点,其防治工作是探索并实现"健康中国"战略目标的重要环节。随着手术、放疗、化疗、内分泌治疗及靶向治疗等多学科综合诊疗模式(multidisciplinary team, MDT)的快速发展,乳腺癌的病死率已经逐年下降。我国国家癌症中心发布的肿瘤登记数据报告显示,虽然乳腺癌的发病率不断攀升,但病死率保持稳定。目前,北京、上海等大城市乳腺癌5年生存率已经达到80%以上,这意味着乳腺癌进入了慢性病(指一些长期存在、不易治愈的疾病,如高血压、糖尿病、冠心病、慢性支气管炎等)范畴,乳腺癌的防治将呈现慢性病管理的趋势。

　　一方面,乳腺癌患者可能需要面临更长期的药物治疗;另一方面,由于年龄、激素水平等自身因素的变化或癌症治疗的缘故,可能出现更多非癌症健康问题,如心血管健康、骨健康及心理健康问题,这些因素均导致乳腺癌患者的非癌症相关死亡风险大幅增加,极大地限制了乳腺癌患者生存期的进一步提升。此外,年轻乳腺癌患者的生育需求、治疗所致的卵巢功能抑制与保护问题,手术所致的形体改变与肢体功能障碍的康复问题,以及其他治疗相关不良反应的处理问题等,均需要肿瘤科以外的专业支持,需要组建包括整形科、心内科、内分泌科、妇科、骨科、精神科、营养科、康复科等众多科室与肿瘤科的跨学科健康管理团队(interdisciplinary teams, IDT),从而进一步提升乳腺癌患者的生存期及生活质量。

　　适逢十八届五中全会把"健康中国"上升到国家战略规划层面,"十九大"再次要求完善国民健康政策,为人民群众提供全方位全周期健康服务。我们以乳腺癌这一常见肿瘤作为试点,依据疾病特点和患者健康需求,在既往MDT诊疗模式基础上,创新性引入IDT模式,提出了乳腺癌全方位全周期健康管理的理念。为了普及该理念,并提供切实可行的操作规范,我们联合肿瘤界同行和众多相关跨学科专家,开始了本书的编写工作。

　　本书涉及很多跨学科方面的知识,例如肿瘤心脏病学、肿瘤生殖学等,均属于新兴交叉学科,在全球尚属起步阶段,给本书的编撰带来一定挑战。虽然我们协同了众多肿瘤及相关跨学科专家,本书的策划与组织编写工作亦历时两年余,但由于知识的局限和经验的缺乏,内容难免有缺陷与不足,但至少开启了肿瘤全方位全周期健康管理的先河。我们将本书定位为"患者的教科书、医生的科普书",希望能在乳腺癌领域的医生中树立"全方位提升"的肿瘤诊疗理念,同时在广大乳腺癌患者及社会大众中普及"全周期促进"的肿瘤防治及康复知识。出发点的差异,决定了本书的特色:既体现科普书的通俗易懂,也确保教科书的科学严谨。希望能够为包括乳腺癌在内的肿瘤防控、为"健康中国"国家战略目标的实现做出力所能及的贡献。

马 飞 卢雯平 徐兵河

2018 年 1 月

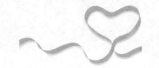

目 录

面对乳腺癌

曾以为有梦想就可以飞翔，

可如今却折断了翅膀，

我颤抖着被推入绝望，

在死亡线边缘挣扎彷徨……

直到有一天，世间的爱让我重沐阳光，

我有了敢与死亡宣战的神奇力量，

我重新挺起不屈的脊梁，

追逐人生之梦的冲动与痴狂……

　　我们将以"蓉蓉的故事"开始这本书。蓉蓉是一名国企的中层干部，优秀的通信工程师，同时也是一位业余作家，她不仅经历肿瘤治疗的风风雨雨，而且还目睹了很多有同样经历的女性努力挣扎的过程。把她的经历写出来与大家分享，希望你们能从她的故事中获得力量，坚强前行……

·生命是何等的美丽·

　　像往年一样，单位一年一度的例行体检开始了，因为去年出差错过了体检，最近又感到有些疲乏，所以今年我想认认真真地查一下。常规抽血及血压、脉搏、呼吸测完后，便开始内、外、妇科及胸片、超声等检查。转到普外科时，大夫按照常规为我进行检查，大夫问："我感觉你的右侧乳房上有个肿块，而且腋下淋巴结有点肿大，你平时有什么不舒服吗？"我答道："我从来没有觉得乳房有什么不舒服，既不疼也不胀，大夫，您可别吓唬我，我可胆儿小呀。"

　　说实在的，当时我并不紧张，虽然最近有些疲乏，但我觉得是因为工作太忙了。平时身体特别好，连感冒发烧都很少。但是大夫非常肯定地说道："咱们需要做进一步检查，你去做个B超和乳腺钼靶吧！"B超和钼靶检查的报告结果：BI-RADS 5级。从B超和放射科大夫对我说话的语气中我明白"真的出事了"，我感到头一阵阵眩晕，腿发软，幸亏一直陪伴着我的同事扶起了我。我想应该赶紧给我丈夫打电话，希望他能来和我一起去见外科大夫。我不敢独自面对大夫，拿着报告结果他们找到了外科主任，主任看过钼靶和B超报告，对我丈夫说："乳腺癌的诊断应该不会有错，尽快手术吧。""主任，她的情况有多严重？""这要等到手术后活检报告和相关检查结果出来后才能判定。"很快我被安排住院进行术前检查，我不想知道得太多，心理还没有准备好，一切听从丈夫与医生的安排。癌症曾经是那么遥远的事情，突然在一日降临到我的身上，我先是反思自己种种"不良的过去"：拼命三郎的工作态度，为了自己心爱的事业放弃了生育孩子，然后是各种听到过有关癌症不良预后的信息拼命地向我的大脑涌来，虽然实际上我知道很多得了乳腺癌的女性活得很好，但是我管不住自己，脑海里出现的都是死于乳腺癌的画面。

　　烦躁、孤独中等来了手术，术前大夫向我讲述了手术的流程，并说术中冷冻病理切片报告如果显示是恶性，则有两种手术可以选择，一种是肿块切除的保乳术，一种是乳房全切术，前者术后一定要配合放疗，而后者需要根据术后淋巴结转移的个数等决定是否放疗，当然全切术后还可以做乳房重建。我不知道如何选择，我的丈夫咨询了肿瘤内科大夫、放疗科大夫，又上网搜索了很多信息，突然感到选择也是个沉重的负担，但同时我也很庆幸有了选择的权利，这在过去是不可能的，时代在进步，医学也在进步。可能我的内心比较脆弱，虽然我很渴望保留乳房，但我又怕将来复发，综合了各类信息后，我选择了乳房全切术，我很感激我的手术大夫对我的提问总是那么的有耐心。

手术进行得非常顺利，不幸的是术后的病理显示我不属于早期，腋下淋巴结有4个出现了转移，但大夫说我的免疫组化结果显示是"ER＋、PR＋"。"我不懂这是什么意思。""这意味着你多了一种有效的治疗方法，就是常说的内分泌治疗。"我的精神为之一振："那我是不是不用做化疗了？"住了一段时间的医院，听着病房病友的议论及从互联网得来的知识，我希望能躲过那传说中的"红白药水"。"我们今天就是和你一起讨论下一步治疗的，按照国际上的乳腺癌治疗指南，有腋窝淋巴结转移的都应该做术后辅助化疗，你有4个腋窝淋巴结出现了问题，所以化疗结束后还需要放疗，之后服用5年的内分泌药物。"接着大夫向我讲述了化疗可能出现的不良反应，如恶心呕吐、骨髓抑制之类的问题。我的心再一次下沉，我无法想像原本年轻美丽的自己没了头发是什么样子？大夫从我变化的表情中读懂了我内心的忧虑。"你不要过分担心，我们会用最好的药物来减轻这些副作用的，再坚持几个月，一切就过去了，头发掉了还会再长，依然会很漂亮，不是吗？"

我的化疗反应太厉害了，虽然用了最好的辅助药，可是依然呕吐得厉害，白细胞也拼命地往下掉，要打"升白针"才能维持治疗。家人朋友心急如焚，如此这样怎么治疗下去呢？于是带我到最好的中医院看中医，神奇的是自从服了中药以后我的反应轻多了，白细胞也长得快了，慢慢地不觉得度日如年了。那是一段痛苦、失落、抗争、纠结的时期，夜晚轻松的音乐可以舒缓我的焦虑，我开始写诗抒发感情，这样真的缓解了部分焦虑。经历了化疗的我无论从心理还是生理都如凤凰涅槃一样，有了从头再来的勇气和豪迈，已经能比较坦然地接受了。

化疗后又进行了放疗，结束后我感觉身体还不错，很快就上班了，因为我是那么热爱我的工作。同时开始了戈舍瑞林（一种抑制卵巢的药物）加他莫昔芬（TAM，拮抗雌激素受体的药物）双重阻断雌激素的内分泌治疗，也一直在服中药治疗。5年多过去了，大夫告诉我，国际最新出来的几个大试验数据结果显示吃10年的TAM会好于5年，所以我继续服用TAM，并一直坚持服用中药，一切都安然无恙。

看了蓉蓉的故事，我们发现她最大的恐惧就是复发，这意味着又要开始新的治疗，这是所有的肿瘤患者都要面对并且极力避免思考的话题。假如那一天真的来了，提前做一些准备是非常有必要的。你最想知道什么信息？最可能帮助你的人是谁？得知后如何调整自己？如何获得带瘤生存下来的勇气？这些都是你需要思考的问题。

每次到体检她都像参加考试的孩子一样紧张,大夫告诉她无论结果是什么,都会有办法的,要学会放松、放松……

癌症是不是改变了她的一生?癌症确实在很多方面改变了她的人生,她需要重新学习一门学科——医学;认识很多原本不会有交集的人——医生、护士;计划会排得很满——定期到医院检查;关注镜子前身体所发生的很多改变;非常注意收集各种有关癌症研究、治疗的报道,关注生存数据;身体的些许不适都会和癌症联系起来,怀疑是不是复发了;还有体检前的焦虑等。毫无疑问,癌症确实改变了她曾经设想的人生轨迹,但只是轨迹变了,生活仍在继续……

每个人的生命中可能都要经历一些苦难,但经历了苦难才能体会到生命的美好。一路走来什么是最重要的呢?无数患者的亲身经历告诉我们,选择优秀的医疗团队、沐浴家人朋友的关怀、对未来充满希望是战胜癌症的永恒法宝。癌症是一个家庭的事情,每个人都应该为乳腺癌病友们提供精神上的理解和行动上的支持,有了家人的分担,它将不再是一场孤独沉重的旅程。想想带瘤生存下来的患者,她们的勇气和力量也许会成为你生存信念的源泉,你要坚信自己,别人可以优雅体面地与癌症抗击,蓉蓉可以,你们也可以!

了解乳腺癌

正常乳房是什么样子的?

乳腺良性肿瘤与恶性肿瘤有什么区别?

乳腺癌有哪些临床特点?

流产、堕胎和生育治疗会增加患乳腺癌的风险吗?

乳腺癌的全球发病情况有什么差异?

……

　　人的成长过程中,乳房是一对不可缺少的器官。哺乳对养育新生代及种族的繁衍至关重要。另外,母乳喂养还能够帮助子宫复旧,新生儿可以从母体获得免疫力并增进母婴感情,对母婴都有实质性的益处。乳腺癌是发生于乳房的癌症,它是女性恶性肿瘤中发病率最高的,但在我国2011～2015年5年内诊断为癌症且存活的所有患者中,女性乳腺癌为最多,达102万人,发病率呈上升趋势,但病死率稳中有降。本章从正常乳房的结构入手,带你了解乳腺的生理、病理、临床表现及发病情况等,为你打开乳腺癌这扇神秘大门。

了解正常乳腺

乳房结构及组织

乳房主要由皮肤、皮下组织、腺体、导管、脂肪组织和结缔组织等构成,其内部结构像一棵倒着生长的小树。乳房的皮肤很薄,包含毛囊、皮脂腺和汗腺,并含有丰富的感觉神经末梢,包括 Ruffini 小体和 Krause 球。皮脂腺和汗腺显露于外,但毛囊并非如此。乳腺本身没有肌肉,但是每一侧乳腺下都有覆于肋部的肌肉。

乳房腺体由 15～20 个腺叶组成,每一腺叶分成 20～40 个腺小叶,每个腺小叶由 10～100 个腺泡或囊状分泌小体组成,这些腺泡紧密地排列在小乳管周围,腺泡的开口与小乳管相连。多个小乳管汇集成小叶间乳管,多个小叶间乳管再进一步汇集成一根疏导整个腺叶乳汁的乳腺导管,又名输乳管,直径约 2 mm。输乳管以乳头为中心呈放射状排列,汇集于乳晕,开口于乳头,约有 10 个主要引流乳汁的输乳管开口于乳头,称为输乳孔。输乳管在乳头处较为狭窄,继之膨大为壶腹,称为输乳管窦,直径 5～8 mm,有储存乳汁的作用。

乳头周围一片暗色的皮肤区域为乳晕。乳晕呈环状,有色素沉着,直径 15～60 mm。位于乳晕周围的结节是由蒙氏腺导管开口形成的隆起。

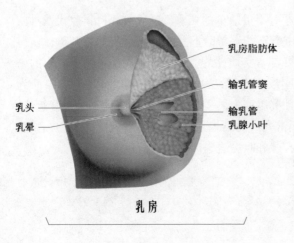

乳房脂肪体

输乳管窦

乳头

乳晕

输乳管

乳腺小叶

乳房

乳房形态

成年人乳房上下缘位于第二肋与第六肋之间,内外侧位于胸骨边缘与腋前线之间。平均直径 10～12 cm,平均中心厚度 5～7 cm。乳腺组织伸向腋窝,称为"Spence尾"。乳房的轮廓个体差异较大,但通常是半球形,在未产妇类似圆锥形,经产妇会下垂一些。

乳房悬韧带

乳腺下有胸肌筋膜,连接于乳房皮肤与胸肌筋膜之间的纤维束称为乳房悬韧带,又称 Cooper 韧带,对乳房起支持和固定作用。乳腺癌或者其他乳房疾病如慢性炎症、外伤侵及乳房悬韧带时,会引起韧带挛缩,导致乳房表面皮肤凹陷,出现"酒窝征"。

乳房血供

乳房的主要血液供应来自内乳动脉和胸外侧动脉。约 60％的乳房(主要是内侧和中央部分)靠内乳动脉穿支供应。约 30％的乳房(主要是上部和外侧)靠胸外侧动脉供应。其余由胸尖峰动脉穿支、第二至第五肋间动脉穿支、肩胛下动脉和胸背动脉供应。

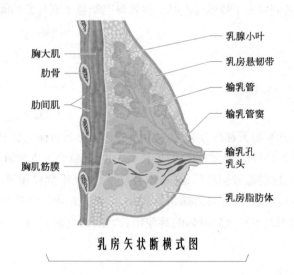

胸大肌
肋骨
肋间肌
胸肌筋膜

乳腺小叶
乳房悬韧带
输乳管
输乳管窦
输乳孔
乳头
乳房脂肪体

乳房矢状断横式图

乳房淋巴回流

乳腺的皮下淋巴管或乳头淋巴管丛通过体表淋巴管回流。据估计,乳房的淋巴液约有 3％回流到内乳淋巴结,97％回流到腋窝淋巴结。人们观察到,皮肤和腺体的淋巴回流到同一腋窝淋巴结,后者是乳房淋巴回流的主要汇聚地。腋窝淋巴结的分组,以胸小肌为标志分为 3 组:①Ⅰ组即腋下组,在胸小肌外侧,包括乳腺外侧组、中央组、肩胛下组及腋静脉淋巴结,胸大、小肌间的淋巴结(Rotter 淋巴结)。②Ⅱ组即腋中组,胸小肌深面的腋静脉淋巴结。③Ⅲ组即腋

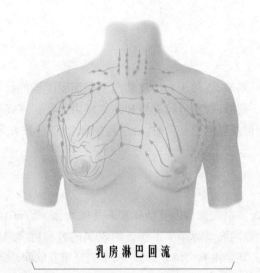

乳房淋巴回流

上组,胸小肌内侧锁骨下静脉淋巴结。内乳淋巴结位于胸骨旁肋间隙。

乳腺肿瘤

　　人体内的细胞每天都会分裂、生长和死亡。大多数时候,它们是按照这种规律进行的,但特殊情况下细胞的分裂生长失去控制,就会形成肿瘤。肿瘤有良性和恶性之分,良性肿瘤被切除后,通常不会复发,并且不会侵袭邻近的组织或扩散到身体的其他部位;而恶性肿瘤恰好相反,它们是由不正常的细胞组成的,会侵袭邻近的组织甚至扩散到身体的其他部位。所谓乳腺癌,就是在乳房中生长的恶性肿瘤。

乳腺良性肿瘤

　　乳房肿块大多数是良性的,不是癌。这些良性肿块并不向乳房外扩散也不致命。相比于乳腺恶性肿瘤,乳房的良性肿瘤更常见,它们也会引起乳房大小和感觉的改变。常见的良性肿瘤包括以下几种。

　　1. 乳腺纤维囊性改变　乳腺纤维囊性改变比较常见,纤维是指纤维连接组织的存在,囊性是指囊肿,装满液体的囊状物。你会触到乳房表面质地不均或者是乳房肿块,在月经前有肿胀、隐痛等表现。绝经后或者使用激素替代疗法的女性也可能会有纤维囊性改变。如果你的乳房有块状肿物,那么乳房的自我检查就十分重要,你可以通过每月的自我检查了解自己乳房的正常状况,以便于监测新的肿块和发展。

2. 囊肿　囊肿是装满液体的囊状物,这些液体大多数是腺体或导管上皮分泌的,并没有什么细胞成分。囊肿一般都是无痛的,可单发或者多发,和月经周期关系不大(有时囊肿表层的腺体会随着月经周期变化,会被误认为囊肿的变化),触之感觉好像是柔软的包块,通常见于35～50岁的女性,囊肿大小不等,小的极其微小,不易察觉;大的有鸡蛋大小。囊肿比正常腺体出现癌变的机会还小,B超的检查报告上一般写无回声,所以长了囊肿别有什么心理负担。

3. 纤维腺瘤　纤维腺瘤通常发生于生育期的年轻女性,是实性的良性肿瘤。纤维腺瘤大多是光滑的、有弹性的或是质韧的界限清楚的肿块。当触及时,通常活动度好、无痛感。

4. 乳腺炎性肿块　乳腺炎多发于母乳喂养或是刚断乳的女性,因为在哺乳期乳房易发生细菌感染,从而引起乳腺炎。发生乳腺炎时乳房会出现红、肿、热、痛及肿块等表现,腋下淋巴结也会肿大,有时会伴有全身发热的症状。与哺乳无关的因素也可能会导致乳腺炎,如浆细胞性乳腺炎,这是一种慢性非细菌性的炎症,临床表现与乳腺癌类似,诊断时需仔细鉴别。

 小知识

浆细胞性乳腺炎

浆细胞性乳腺炎又名乳腺导管扩张症,以明显的乳房红肿、乳头溢液、乳头凹陷、非周期性乳房疼痛、非哺乳期乳腺脓肿、乳晕部瘘管、乳晕区或乳房其他部位肿块等为主要临床表现,是一种以导管扩张、浆细胞浸润为病变基础的慢性非细菌性感染的乳腺化脓性疾病。约占乳腺良性疾病的4%～5%。其发病不是因为细菌感染,而是由于各种原因引起的脂性分泌物阻滞于乳腺导管内,导致导管阻塞。导管内积聚物进一步刺激导管壁,引起管壁上皮脱落,致使管腔内积聚的脂性分泌物溢出,刺激附近的腺体组织发生炎症反应,引起浆细胞浸润和纤维组织增生。根据不同的病理过程,将该病分为导管扩张期、肿块期、脓肿期、瘘管期。

本病与乳腺癌临床表现类似,极易被误诊。急性期浆细胞性乳腺炎与炎性乳腺癌类似,但前者发病年龄相比乳腺癌更加年轻,年龄范围为30～40岁,后者的诊断源于特征性临床表现:乳腺呈橘皮样改变、斑片状水肿、红肿面积占乳房的1/3以上,边界清晰。

对于浆细胞性乳腺炎的不同阶段有不同的治疗方法:对导管扩张期伴炎症患者应轻轻挤压乳头排出乳房内聚集的分泌物,生理盐水清洗乳头并消毒,可口服针对革兰阳性球菌和厌氧菌的抗生素,一般不进行手术治疗;对肿块期患者,因炎性病变突破了乳腺导管,应先给予抗生素治疗,然后行扩张乳腺导管附加部分乳腺组织楔形切除术；对于脓肿期患者，可先行切开引流，然后切除病变的导管及周围炎性肉芽组织；当肿块较大或与皮肤粘连过重、窦道形成时可行单纯乳房切除术。辨证分期中药治疗常能取得很好的效果。切忌在无病理结果的情况下盲目按乳腺癌治疗行乳腺癌根治术，以免造成不必要的损失。

亚急性或慢性期浆细胞性乳腺炎与乳腺癌的鉴别

项目	浆细胞性乳腺炎	乳腺癌
发病年龄	多发于30～40岁的非哺乳期女性	多发于45～55岁女性
发病时间	短	长
病情发展	快	较慢
肿块情况	肿块多位于以乳头为中心半径3 cm的范围内，呈扁平状，不侵犯胸筋膜，不固定于胸壁	肿块多数位于远离乳头的外上或内上象限，常向胸筋膜、胸肌浸润，固定于胸壁而不易被推动
乳头溢液	多为浆液性，呈黄色或奶油状	多为血性乳头溢液
淋巴结情况	早期可见同侧腋窝淋巴结肿大，随病情进展而消退	早期较少见淋巴结肿大，随病情进展出现淋巴结融合成块、固定
乳腺导管造影	导管扩张、增粗，管壁光滑、完整，无中断及破坏	导管有增生及破坏，管壁中断，失去连续性

5. 外伤肿块　有时乳房受到创伤或擦伤可以引起肿块，这并不意味着你患乳腺癌的可能性增加。

6. 钙沉积（微小钙化灶）　微小的钙沉积可出现在乳房的任何部位，通过钼靶检查可以显现出来，许多女性有一处或多区域的钙沉积。细胞分泌物或残骸、炎症、外伤、以前的辐射都会造成这种情况。补充钙剂与产生乳房微小钙化灶无关，大多数钙沉积是无害的，但是一小部分与癌症相关。与癌症相关的微小钙化灶在X线检查上有特殊的表现，如果发现这些特殊表现，医生会建议你做进一步检查。

一旦发现乳房内肿块或者是乳房异常状况，请及时就诊。

乳腺恶性肿瘤

乳腺癌的分类

乳腺癌常发生于导管及乳腺小叶细胞。如果癌细胞仅仅局限于导管或小叶，没有侵犯周围组织，这种情况称为原位癌。如果癌细胞扩散到导管或小叶的壁外，侵及结缔组织或脂肪组织，则称为浸润癌。根据肿瘤细胞的微观形态及是否侵及周围组织可将乳腺癌进行分类，以下是最常见的乳腺癌类型。

1. 导管原位癌（DCIS） 也就是所谓的导管内癌，是最常见的一种非浸润性乳腺癌。乳房钼靶检查示异常微小钙化灶是 DCIS 最常见的表现，随着乳房钼靶检查的普及，DCIS 的检出率显著增加。这种异常细胞并没有穿过导管内壁扩散到乳房结缔组织和脂肪组织，但如果这些细胞没有被清除，就有可能会发展成为可以扩散的浸润性癌症。

2. 小叶原位癌（LCIS） 最常见于 40～50 岁的女性，中位发病年龄一般比导管原位癌早 10 年。通常因为没有特异的临床症状，尤其是没有可触及的肿块，且不伴有微钙化，而导致乳腺钼靶检查不容易发现。LCIS 的异常细胞还没有扩散出小叶，因此通常不会发展成为浸润性癌症。由于这一点，LCIS 并不算是真正的癌症。然而，患有 LCIS 的女性将来任何一侧乳房发展成为浸润性癌的风险都很高，因此，LCIS 被看作是一个重要的乳腺癌高危风险。

3. 浸润性导管癌（IDC） 这类癌症始于导管内，继而突破管壁侵及乳房结缔组织或脂肪组织，进入血管，扩散到身体其他部位。浸润性导管癌是最常见的乳腺癌类型，占所有浸润性乳腺癌的 75％ 左右。表现为可触及的肿块或钼靶检查异常。

4. 浸润性小叶癌（ILC） 这类癌症初期在小叶内，继而侵袭乳房结缔组织或脂肪组织，扩散到身体其他部位。与 IDC 相比，ILC 常以乳腺多发病灶为特征，且易双侧乳腺发病，临床表现与 IDC 相似，是浸润性乳腺癌的第二大常见类型，约占浸润性乳腺癌的 15％。

此外，还有一些特殊类型的乳腺癌，如乳腺 Paget 病、典型髓样癌、黏液性癌、乳头状癌等，在之后的章节会有详细介绍。

乳腺癌的临床特点

乳腺癌起源于乳腺的各级导管和腺泡上皮，由腺上皮增生到不典型增生而逐步发展为原位癌、早期浸润癌至浸润癌。临床表现主要有以下几种。

1. 乳房肿块 乳腺癌细胞于乳腺上皮内生长扩散，浸入周围组织中，逐步形成肿块，80％的乳腺癌患者可以摸到肿块，以此为主诉而就诊。早期触摸乳房时，可能会摸到蚕豆大小的肿块，较硬，可活动，一般无明显疼痛，少数有阵发性隐痛、钝痛或刺痛。随着肿块的增大，质地也越来越硬，与周围组织的边界不清，表面不光滑。侵犯皮肤或胸大肌时肿块变得固定，不易推动。也有少数人发现疾病时并没有形成肿块，而是通过钼靶检查发现乳房内密集的砂砾样钙化，进行手术活检后才明确为乳腺癌，这样的情况往往是较早期乳腺癌或原位癌。

2. 乳房外形改变　乳腺癌细胞侵入乳腺小叶、Cooper 韧带、皮下组织时牵拉皮肤,致使乳房皮肤局部凹陷,被称为"酒窝征"。癌细胞侵犯乳房皮下淋巴管网,引起淋巴阻塞,出现局部皮肤水肿、毛囊深陷而呈橘皮状外观,被称为"橘皮征"。

3. 乳头回缩　若乳房肿瘤位于乳头后方,肿块侵犯乳腺的纤维组织和导管系统而导致乳头回缩或偏向一侧,所以短期内新出现乳头凹陷时要警惕乳头后方肿瘤的可能。

4. 乳头溢液　乳头溢液可因多种疾病引起,乳管内乳头状病变是乳头溢液最常见的原因,患者会出现乳头单孔无色、黄色或血性溢液,当导管内乳头状瘤恶变形成乳腺癌时,常表现为咖啡色或血性乳头溢液。

5. 皮肤红晕及溃疡　乳腺癌肿增大,与皮肤粘连时,因血运不佳,皮肤可能出现红肿、变色、溃疡形成等,是典型的晚期乳腺癌表现。

6. "卫星结节"和"铠甲胸"　乳腺癌的局部扩散可表现为病灶周围皮肤的多发的红色粟粒状结节,叫"卫星结节"。无数的皮肤癌性结节融合成片,覆盖在皮肤表面,好似铠甲,被称为"铠甲胸"。

7. 区域淋巴结肿大　乳腺癌最常见的转移部位是腋窝淋巴结,可出现同侧腋窝淋巴结肿大、质硬、融合固定,进一步还会出现锁骨上淋巴结肿大。少数患者乳腺上未发现包块,首先出现的是腋窝淋巴结的转移,称为隐匿性乳腺癌。

乳腺癌的转移

乳腺癌一旦发生,可通过局部扩散、淋巴道播散、血行转移 3 种途径来进展。乳腺癌如不经治疗,或者给药无效,常会逐渐侵犯淋巴腺、骨、肺、肝、脑、胸膜腔、心包等部位。骨、肺、肝、脑是乳腺癌最常见的远处转移部位,转移性乳腺癌患者中,骨转移的发生率约为 70%、肺转移约为 66%,肝转移约为 61%、脑转移约为 30%。

1. 乳腺癌骨转移　晚期乳腺癌骨转移的发生率较高,70%～85%复发转移的乳腺癌合并骨转移,骨转移时常表现为骨痛、病理性骨折、脊髓压迫或椎体骨折,甚至导致截瘫。

2. 乳腺癌肺、胸膜转移　肺转移是乳腺癌第二位最常见的转移部位,发生率为 15%～20%,患者常出现咳嗽、胸闷等肺部症状。胸膜转移可引起恶性胸腔积液,患者会出现严重憋气、呼吸困难、低蛋白血症等症状。

3. 乳腺癌肝转移　乳腺癌细胞主要通过肝动脉转移至肝,也可经纵隔淋巴管转移至肝,乳腺癌肝转移早期常无特异性症状,随着病情进展,会出现乏力、消瘦、纳差、肝区隐痛,继而出现黄疸、腹腔积液、腹胀、肝区疼痛、低蛋白血症,肝昏迷等临床症状与体征。

4. 乳腺癌脑转移　乳腺癌脑转移的病死率高,存活率低,严重影响患者的生活质量,其发生率为5%～21%。大部分患者的首发症状为头痛,颅内肿瘤即使很小也会引起颅内压增高表现,如头痛、恶心、呕吐、智力改变、嗅觉减退等,还可能表现为精神症状,如躁狂、健忘、淡漠、谵妄,至晚期则进入昏睡状态。局灶性压迫也可出现偏瘫、失语。10%～20%的患者会出现癫痫样发作。

乳腺癌的发病情况

世界卫生组织(WHO)国际癌症研究机构(IARC)通过搜集、储存、整理、分析和评价全球的肿瘤登记数据并公布:2012年全球新发恶性肿瘤病例1 409万,死亡820万,肺癌、乳腺癌、结直肠癌、前列腺癌以及胃癌是主要的恶性肿瘤。其中乳腺癌亦是女性中发病率最高、最常见的恶性肿瘤。全球女性有超过167万乳腺癌新发病例,占女性全部恶性肿瘤发病构成的首位,几乎每4例女性恶性肿瘤病例中,就有1例是乳腺癌病例。

全球癌症发病情况

	预计新发病例					
	男性			女性		
前列腺癌	161 360	19%		30%	252 710	乳腺癌
肺癌 & 支气管癌	116 990	14%		12%	105 510	肺癌 & 支气管癌
结肠癌 & 直肠癌	71 420	9%		8%	64 010	结肠癌 & 直肠癌
膀胱癌	60 490	7%		7%	61 380	子宫癌
皮肤黑色素瘤	52 170	6%		5%	42 470	甲状腺癌
肾癌 & 肾盂癌	40 610	5%		4%	34 940	皮肤黑色素瘤
非霍奇金淋巴瘤	40 080	5%		4%	32 160	非霍奇金淋巴瘤
白血病	36 290	4%		3%	25 840	白血病
口腔癌 & 咽癌	35 720	4%		3%	25 700	胰腺癌
肝癌 & 肝内胆管癌	29 200	3%		3%	23 380	肾癌 & 肾盂癌
所有种类	836 150	100%		100%	852 630	所有种类

全球癌症死亡情况

预计死亡病例					
	男性		女性		
肺癌 & 支气管癌	84 590	27%	25%	71 280	肺癌 & 支气管癌
结肠癌 & 直肠癌	27 150	9%	14%	40 610	乳腺癌
前列腺癌	26 730	8%	8%	23 110	结肠癌 & 直肠癌
胰腺癌	22 300	7%	7%	20 790	胰腺癌
肝癌 & 肝内胆管癌	19 610	6%	5%	14 080	卵巢癌
白血病	14 300	4%	4%	10 920	子宫癌
食管癌	12 720	4%	4%	10 200	白血病
膀胱癌	12 240	4%	3%	9 310	肝癌 & 肝内胆管癌
非霍奇金淋巴瘤	11 450	4%	3%	8 690	非霍奇金淋巴瘤
脑 & 其他神经系统肿瘤	9 620	3%	3%	7 080	脑 & 其他神经系统肿瘤
所有种类	318 420	100%	100%	852 630	所有种类

注:数据来源于美国癌症协会,2017癌症统计。

　　乳腺癌的发病有明显的地域差异性,发达、富裕的地区是乳腺癌的高发地区,乳腺癌病死率也最高,如美国、英国、北欧、西欧和澳大利亚,发病率大约为80/10万(每10万人中有80位乳腺癌患者)。但由于早期诊断和治疗方法的改善,乳腺癌的病死率显著下降。相比于欧美国家,大多数亚洲和非洲国家的乳腺癌发病率和病死率较低,多数非洲国家的发病率极低。处于中间的是欧洲南部和南美国家。不同的种族和民族,乳腺癌发病率也有所不同。在美国,白人和黑人女性的乳腺癌风险最高,而西班牙裔和美国印第安女性、亚洲女性和太平洋岛民的风险较低。朝鲜和越南女性患乳腺癌的风险最低。相比非犹太籍女性,犹太籍女性乳腺癌更为常见。

　　各地乳腺癌的发病年龄分布模式也有显著差异,大致可分为3种类型:一是以北美为代表的持续增长型,发病高峰出现在65岁以上的老年人群;二是以东欧为代表的平台维持型,发病高峰往往出现在55~64岁,65岁以后发病率开始降低,但程度不明显;三是以东亚为代表的逐渐下降型,发病高峰提前到45~54岁,55岁以后发病率逐渐降低,下降幅度也较大,但60~69岁有小幅上升。

　　中国肿瘤登记年报显示,我国乳腺癌发病率位居女性恶性肿瘤的第一位,高达43/10万,每年新增病例约21万,病死率近10/10万。最值得我们关注的是中国乳腺癌发病率的增速是全球平均增速的两倍,在全世界排第一。统计数据显示我国女性乳腺癌每年新增病例约 21 万,发病率最高的年龄为 42 岁,女性乳腺癌发病平均年龄比西方国家提早了 10 年！女性在 30 岁以后就到了乳腺癌的多发期,45 岁以后达到发病高峰,即进入高危期,并持续到 80 岁后才开始下降。

我国女性乳腺癌的发病率和病死率存在着明显的城乡差异。最新公布的 2012 年全国肿瘤登记报告的数据显示,城市地区乳腺癌的发病率为 51. 82/10万,是农村地区 29. 56/10 万的 1. 75 倍。城市地区女性乳腺癌病死率为 10. 40/10 万,比农村地区死亡率 8. 42/10 万高 23. 52%。在过去的几十年间,京、沪等大城市成为乳腺癌发病的重灾区,上海乳腺癌发病率位居全国首位。

乳腺癌的发生、发展是多种风险因素共同作用引起的。主要影响因素有:生殖因素:如未进行母乳喂养以及母乳喂养的周期短;初潮年龄早、绝经年龄晚以及未生育等。遗传因素:研究显示,有 BRCA 基因突变的女性,其乳腺癌的发病风险要比普通女性高很多。饮食及生活方式因素:肥胖与乳腺癌的发病风险呈现显著的正相关,饮酒亦是乳腺癌发病的相关危险因素。环境因素:相关研究表明,长期接触环境中的外源性雌激素物质也能增加罹患乳腺癌的风险。除此之外,心理因素、乳腺疾病史、高龄等因素的联合作用均可造成乳腺癌发病风险增加,有关乳腺癌风险因素的详细信息可参考"乳腺癌相关风险因素"章节。

小知识

流产、堕胎和促生殖治疗与乳腺癌的关系

众所周知,女性激素与乳腺癌发生风险有关,已经明确月经初潮早、从未生育和第一胎生育年龄大会增加乳腺癌的发病风险。而大量研究结果表明,流产或堕胎与乳腺癌之间并不存在必然联系。

研究者曾质疑促生殖的治疗手段,如辅助生殖技术会使接受不孕不育治疗的女性暴露于高浓度的雌激素和孕激素之下,可能促进乳腺癌的发展。但现有研究表明,这种短期暴露于高浓度雌激素和孕激素之下的辅助生殖技术,并没有明显增加女性患乳腺癌的风险,同时,在辅助生殖对年轻乳腺癌复发影响的研究中也未表明其会增加乳腺癌复发的风险。

了解了乳腺癌的发病情况,你会发现乳腺癌离我们也许很近,但是你无需恐慌,因为乳腺癌是可以预防的,在接下来的章节中,我们将为你全面展开乳腺癌健康管理的相关内容,希望你能从本书中获益良多。

乳腺癌相关风险因素

乳腺癌相关的风险因素有哪些?

如何计算患乳腺癌的风险?

患乳腺癌对后代有什么影响?

……

　　随着乳腺癌发病率的持续升高,很多女性想知道她们患乳腺癌的风险有多大,哪些措施可以降低患乳腺癌的风险。对于那些已患乳腺癌的女性,她们常常问:"我女儿得乳腺癌的风险有多大?"所以,评估女性患乳腺癌的风险对于乳腺癌高风险女性的健康管理非常必要。本章将帮助你了解乳腺癌风险统计的相关信息,帮助你规范自己的医疗行为,改变不良的生活方式,正确评估你的风险,并实施相关措施来应对风险。

了解乳腺癌相关风险因素

风险因素是指任何增加患病机会的因素。不同的癌症有不同的风险因素。被确诊为乳腺癌的女性通常会疑惑:"我做过什么? 我是怎样把身体弄垮的呢?"请摆脱这一困惑吧! 因为根本不可能是因为你做了什么引起乳腺癌。现在并没有发现与乳腺癌相关的较强风险因素。因此,通常很难说出为什么一位女性会患这种疾病而另一位则不会。并且大多数已知的风险因素,比如性别、年龄、月经史和家族史,并不是你能控制或改变的东西。

性别

性别是乳腺癌的一个重要的风险因素,仅仅作为女性就是主要的患乳腺癌的风险因素。虽然男性也有乳腺组织可以得乳腺癌,但这种疾病在女性中更为普遍。女性比男性得乳腺癌的可能性高 100 倍。这是因为女性比男性有更多的乳腺细胞,并且她们的乳腺细胞在不断接触雌激素的促生长作用。

年龄

年龄也是一个主要的风险因素。3/4 的女性乳腺癌患者确诊时的年龄均超过 50 岁。

家族史

除了性别和年龄,乳腺癌家族史是已知的乳腺癌相关的最强风险因素。有 15%～20% 的乳腺癌女性有家族史。不良风险因素可能是来自母亲一方,也可以来自父亲一方。

家族性乳腺癌是指在一个家族中有 2 个或 2 个以上具有血缘关系的成员患有乳腺癌,呈现出一定家族聚集性的乳腺癌。在欧美国家,家族性乳腺癌占所有乳腺癌的 20%～25%,而在我国,家族性乳腺癌仅占所有乳腺癌患者的 5%～10%。

遗传性乳腺癌是指具有明确遗传基因的乳腺癌,肿瘤的易感性通过易感基因被遗传。在欧美国家白人女性中,这部分乳腺癌占整个乳腺癌人群的 5%～10%,而在我国,遗传性乳腺癌仅占所有乳腺癌患者的 5% 以下。遗传性乳腺癌

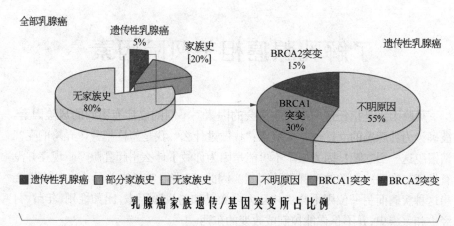

乳腺癌家族遗传/基因突变所占比例

注:大约有5%的乳腺癌患者是由某种单一基因的遗传变异(突变)引起。最早被发现的乳腺癌易感基因是乳腺癌1号基因(BRCA1)和乳腺癌2号基因(BRCA2)。这些基因的缺陷共占遗传性乳腺癌病例的45%左右,或占所有乳腺癌患者的1.5%~3%。

通常具有发病年龄早(例如<35岁)、双侧乳腺癌、多中心多病灶乳腺癌、ER(-)或三阴性乳腺癌等特点。

大部分遗传性乳腺癌都具有家族聚集性,属于家族性乳腺癌的一个子集,约占家族性乳腺癌的一半,但有一小部分遗传性乳腺癌在分布上表现为散发性而没有家族史。这可能是因为与乳腺癌相关的突变基因由男性家族成员携带,未能形成乳腺癌表型。部分遗传性乳腺癌与乳腺癌易感基因(BRCA1、BRCA2)有关。其他乳腺癌易感基因还包括 p53、PTEN、CHEK2、PALB2、STK11、CDH1、ATM 等,与这些基因突变相关的乳腺癌都被归为遗传性乳腺癌。美国国家癌症综合网络(NCCN)的权威指南《遗传性/家族性高危评估指南:乳腺癌/卵巢癌》对上述问题以及有乳腺癌家族史的遗传学咨询都有详细规范性介绍,供大家免费查阅。(网址:https://www.nccn.org/professionals/physician_gls/f_guidelines.asp#breast)

如果你有一个直系亲属(母亲、姐妹或女儿)患乳腺癌,相比于没有直系亲属患有乳腺癌的女性来说,你患病的相对风险是2.0。如果你有一个二级亲属,比如一个姑、姨或祖母患有乳腺癌,你的相对风险是1.5。一般来说,你直系亲属患乳腺癌的人数越多,你的风险就越大。此外,你的亲属确诊时的年龄越年轻,你的风险越大。

仅仅因为你有一两个患乳腺癌的亲属并不意味着你的家族中有遗传性乳腺癌。有乳腺癌家族史的大多数女性,并不存在造成癌症的特定的遗传基因,相反,另有其他的增加患乳腺癌风险的因素在起作用。

由于共同的生殖或环境风险因素,乳腺癌可能会经常发生在同一家族女性中。在这些女性中,患乳腺癌的风险远比那些有遗传突变的女性低。假如一位女性她有一个母亲或姐妹患乳腺癌,其他亲属并没有乳腺癌,也没有明确的遗传变异,她在70岁的时候患乳腺癌的概率是7%~18%。风险随着患乳腺癌的亲属的数量增加而增加,但是仍低于携带某种已知的突变基因的女性。

此处所说的基因主要是指 BRCA1 和 BRCA2 基因,它们是抑癌基因。通常,它们在细胞内进行调控,有助于抑制癌症发生。BRCA 基因产生的蛋白质,就是帮助发现和修复发生在正常细胞分裂中的 DNA 损伤。当 BRCA 基因发生突变,可能无法进行 DNA 修复,基因缺陷就会累积,最终造成细胞异常增殖和癌症发生。

 小知识

BRCA1 & BRCA2

● 乳腺癌 1 号基因(BRCA1) 这个基因缺陷位于人类的第 17 号染色体上。这种基因缺陷的存在可能是 30%左右的乳腺癌家族和 90%左右的乳腺癌和卵巢癌双重癌家族疾病发生的原因。70 岁的时候,携带该突变基因的女性约 55%~65%的概率患乳腺癌和 39%的概率患卵巢癌。BRCA1 基因突变也可能与前列腺癌和结肠癌的风险增加有关。

● 乳腺癌 2 号基因(BRCA2) 这种基因突变位于人类第 13 号染色体上。这种基因缺陷引起的乳腺癌约占多发性家族乳腺癌的 15%。70 岁时,携带这种突变基因的女性有大约 45%的概率患乳腺癌和 11%~17%的概率患卵巢癌。BRCA2 突变也可能与结肠癌、前列腺癌、胰腺癌、胃癌和黑色素瘤等疾病发病有关。同时 BRCA2 突变也与男性乳腺癌风险的增加有关。

 小知识

相对风险与绝对风险

● 相对风险 是一个比值,而不是一个绝对值。它通过将一组有特殊暴露或特性的人群患癌症的数量(比如有乳腺癌家族史的女性)和一组没有特殊暴露但是其他方面均类似的人群患癌症的数量(比如没有乳腺癌家族史的女性)相比较,从而揭示出一种风险因素与一种特殊类型的癌症之间关系的强度。相对风险也揭示了使用某种治疗方案或预防策略的人比使用另一种策略或什么也不做的人将会增加或减少患乳腺癌风险的可能性。例如,吸烟会增加患肺癌的风险。相比不吸烟者,吸烟者患肺癌的相对风险是 25。这意味着吸烟者患肺癌的可能性是不吸烟者的 25 倍。

● 绝对风险　是指在特定时间内患乳腺癌的概率,是一个绝对值。例如,在接下来的 1 年、在未来的 5 年、在 50 岁、在 70 岁或你一生中患乳腺癌的风险。绝对风险可以被描述为"1 000 名服用某种特定药物 5 年的女性相比没服用药物的女性多出 10 例乳腺癌患者"或者是"服用某种药物的女性相比于没服用药物的女性一年之内患乳腺癌的数量降低 1.3%"。

部分癌症相对风险因素

风 险 因 素	癌症类型	增加百分比	相对风险
吸烟	肺癌	2 400%	25
BRCA1 基因突变	乳腺癌	1 900%	20
无黄体酮患者的雌激素治疗	子宫内膜癌	500%	6
导管原位癌	乳腺癌	400%或更多	5 或更大
霍奇金病患者曾行胸部放射治疗	乳腺癌	400%或更多	5 或更大
乳腺癌病史	乳腺癌	200%～300%	3～4
直系亲属患绝经前乳腺癌	乳腺癌	100%～200%	2～3
绝经后肥胖	乳腺癌	50%	1.5
适度饮酒	乳腺癌	25%	1.25
激素替代治疗	乳腺癌	25%	1.25

　　BRCA1 和 BRCA2 基因被发现之前,大家通常都认为有乳腺癌家族史的妇女是基因突变携带者,但没有工具可以检测它们。虽然没有办法断定这些女性携带遗传缺陷,她们中有人仍切除乳房或卵巢以预防癌症。现在我们有了先进的基因图谱和基因检测,有乳腺癌家族史的女性可以在做出如此重大的决定之前进行的一项检测。

　　大家应该注意的是,在存在 BRCA1 或 BRCA2 基因突变的家族中,并不是所有的家庭成员都会遗传这种基因突变。这就是为什么基因检测的用处非常大。只有检测到 BRCA1 或 BRCA2 基因突变呈阳性的家庭成员患乳腺癌及卵巢癌的风险比较大。基因突变检测呈阴性的家庭成员的患癌风险与任何普通女性并无差异。

遗传咨询和基因检测

　　BRCA1 和 BRCA2 基因突变是以常染色体显性形式进行遗传的。这就表示父母中的任一方(父亲或母亲)将该基因遗传给他(她)孩子的概率是 50%。孩子有 50% 的可能性遗传到该突变。这是由于父母体内染色体的异常复制,任一方都可以遗传给下一代。

男性和女性都具有 17 号和 13 号染色体,这些突变基因可来自父方或母方。如果家族的父方出现患有乳腺癌的家人,女性可能不会意识到她们拥有乳腺癌家族史。

小知识

与遗传相关的乳腺癌的线索

- 母亲一方或父亲一方家族的女性有乳腺癌病史。
- 两方家庭诊断出患有这种疾病的女性数量和亲属远近程度。
- 这些女性是否在年轻的时候即被确诊(<50 岁)。
- 母亲一方或父亲一方家族的女性有卵巢癌病史。
- 母亲一方或父亲一方家族的男性有乳腺癌病史。

遗传某个突变基因与乳腺癌的发展密切相关,大大增加了患乳腺癌的概率,但是它并不一定发生。一位有 25% 患乳腺癌概率的女性可能真的患了病,而一位有 75% 患病概率的可能一辈子也没患乳腺癌。一些女性有 BRCA1 或 BRCA2 突变基因可能很早会发病并且是多发性癌症,然而另一些人可能会较晚发病或是终生不患病。

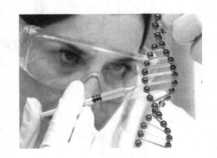

基因检测

关于 BRCA1、BRCA2 携带者的癌症易感性中的个体差异存在几个可能的原因。首先,位于这些基因不同位置的基因突变可能会引发不同程度的风险。其次,其他的风险因素可能会影响与这些变异相关的乳腺癌风险。环境因素也会作用于基因易感性。其他基因可能会与 BRCA 基因相互作用,从而影响个体患乳腺癌的风险。

在以下的例子中,该夫妇拥有 4 个子女。母亲从母方或父方获得 BRCA1 突变基因。母亲的突变基因遗传给两个子女,包括其儿子,他很可能不会患有乳腺癌,但是他会将该突变基因遗传给他其中的一个女儿,导致其女儿患乳腺癌的风险增加。

例:

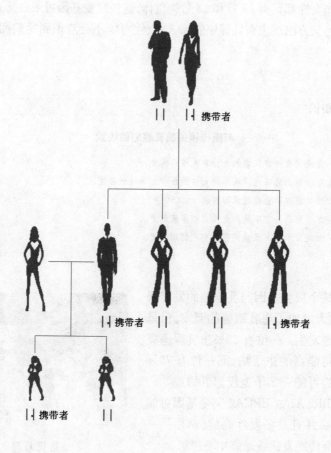

基因检测适用人群

医生目前通常只对有 BRCA1 或 BRCA2 突变家族史的个人建议进行遗传测试。首先通过家族健康系谱筛选出可能携带 BRCA1 或 BRCA2 突变基因的个体,然后对这部分人进行遗传测试。这是一项普通的验血测试,大约 3～4 周后取得结果。基因检测可将携带突变基因的女性与不携带突变基因的女性区别开来。若一个家庭中的女孩检测结果为阳性,那么她很有可能患乳腺癌,而另一个女孩可能测试结果为阴性,意味着她不是携带者,她患乳腺癌的风险与无乳腺癌家族史的女性患病的风险相同。

乳腺癌发病率

年龄	BRCA1 携带者发病率（%）	BRCA2 携带者发病率（%）
20	0	0
25	0.1	0.1
30	0.6	0.7
35	4.3	2.5
40	11.6	6.2
45	23.7	10.4
50	38.4	16.2
55	46.0	23.3
60	53.5	30.6
65	59.2	37.8
70	64.7	44.7

注：通过年龄，看出一位携带 BACA 突变基因的女性患乳腺癌的概率，发病率用百分比表示。例如，一位女性 BRCA1 基因携带者 50 岁时患乳腺癌的可能性是 38.4%。随着年龄的增加，她的风险也在增加。

卵巢癌发病率（BRCA 突变携带者中）

年龄	BRCA1 携带者发病率（%）	BRCA2 携带者发病率（%）
20	0	0
25	0	0
30	0	0
35	0.9	0
40	2.3	0.1
45	6.5	0.5
50	13.2	1.2
55	17.3	4.1
60	22.1	7.6
65	30.4	9.4
70	38.6	11.3

注：通过年龄，看出一位携带 BACA 突变基因的女性患卵巢癌的概率，发病率用百分比表示。例如，一位女性 BRCA1 携带者 50 岁时患卵巢癌的可能性是 13.2%。随着年龄的增加，她的风险也在增加。

如果基因检测结果是阳性的，那么测试者之后应咨询医生并制订个人管理计划，该计划应该包含定期筛查以及采取相应的预防措施。

大家需要注意的是，检测结果阳性并不意味着测试者将来一定会患有癌症，检测结果阴性并不表示测试者没有患病的风险。

绘制家族健康系谱

为了判断你是否有患遗传性乳腺癌的风险，医生会构建你的家族健康系谱。

系谱是图表的形式,上面显示你的族谱,并标示出哪一位家庭成员患有癌症,他们患有何种癌症以及其在多大年龄患上的癌症。一张系谱(如图所示),可明确显示乳腺癌、卵巢癌和其他癌症的遗传方式。

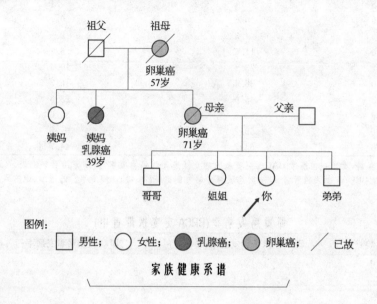

图例:

☐ 男性; ○ 女性; ● 乳腺癌; ● 卵巢癌; ／ 已故

家族健康系谱

激素和生殖因素

据报道,大约1个世纪以前,第一个治疗绝经前女性乳腺癌的方法是切除卵巢。尽管如此,它并没有被广泛应用。直到多年以后,研究者发现了卵巢与女性雌激素和孕激素的产生之间的内在联系。到了20世纪60年代,雌激素受体被发现,雌激素受体是乳腺组织细胞里的蛋白质,与雌激素相互作用。雌激素受体还在其他组织被发现,如子宫、骨骼、大脑和心脏,这些组织都是雌激素的作用"靶点"。当雌激素与雌激素受体结合时,激素就会影响细胞的活动。

实验表明,雌激素在乳腺癌的发生中起着关键的作用。对动物而言,雌激素和孕激素刺激乳腺肿瘤的生长。虽然它们之间确切的因果关系尚未建立,但是众所周知,一个女人一生产生的雌激素越多,她患乳腺癌的概率越高。如果一个绝经前妇女切除卵巢以减少雌激素的产生,那么她患乳腺癌的概率可以降低约50%。

月经史

女性在12岁之前开始月经或在55岁以后经历更年期有较高的概率患乳腺

癌。与那些 15 岁之后开始月经的人相比，一个在 12 岁之前开始月经的女性患有乳腺癌的概率高出 30％。另一方面，在 55 岁或者更晚才到达更年期的女性比在 45～55 岁之间到达更年期的女性患乳腺癌的概率高 50％。过早的月经和过晚的绝经让乳房组织更长时间地暴露于过高的性激素中，从而使患乳腺癌的概率升高。

怀孕和哺乳

从来没有怀过孕的女性或在 30 岁以后才生育第一个孩子的女性患有乳腺癌的概率大约是那些在 30 岁之前生育的女性的 2 倍。在年轻的时候生孩子明显会减少患乳腺癌的风险。但是如果年轻时怀孕却没有完成生子，就没有减少患乳腺癌风险的作用。

一些研究表明，女性选择母乳喂养可以减少自己患乳腺癌的风险。但是，也有些研究得出相反的结论。一项关于 10 万女性的研究结果显示，每 12 个月的哺乳降低了女性 4.3％患乳腺癌的风险。这项研究也表明每生一个孩子都会降低女性 7％的患乳腺癌的概率。

较年轻时怀孕和哺乳可以减少患乳腺癌的风险的原因之一是它们将乳腺细胞推入最后的成熟阶段。完全分化成熟的乳腺细胞可能不太容易受到之后生活中致癌物质的影响。

使用口服避孕药

曾几何时，美国本土的乳腺癌发生率是亚洲国家的 4～7 倍，可是亚裔移民进入美国后其乳腺癌的发生率也明显上升。这些亚裔进入美国后使用口服避孕药增多，这是否与乳腺癌发生率增高有关？基于这个现象，在 1983～1987 年美国进行了一项对照研究，可是结果显示口服避孕药与乳腺癌的发生无关。但另一些研究表明，有过乳腺癌家族史的女性，如果使用避孕药的话，她们患病的风险升高。

值得注意的是，一些研究表明患乳腺癌的风险升高与早期避孕药的配方有关。自从 20 世纪 60 年代口服避孕药开始使用，原来的配方包含高浓度的雌激素和孕激素，但近年来它们的浓度已持续减少。今天避孕药中的雌孕激素含量很低。因此目前许多研究并没有发现口服避孕药会提高患病风险，大多数专家认为当前常用的口服避孕药不会增加患乳腺癌的风险。

激素替代疗法

在 20 世纪 70 年代,推荐使用雌激素和孕激素(黄体酮)来缓解更年期症状。20 年后,近 40％的绝经后美国妇女使用激素替代疗法(HRT),用来控制更年期症状和防止骨质疏松。关于激素替代疗法和患乳腺癌风险的最确凿的证据来源于妇女健康倡议组织(WHI)。WHI 组织的一项金标准的临床试验包括了成千上万的绝经后女性。她们服用随机收到的安慰剂或激素替代药来控制更年期症状和防止骨质疏松。这项研究的主要目的是验证 HRT 可防止和减少心脏病、骨质疏松及大肠癌的发生,并同时观察性激素对乳腺癌的作用。结果在 2002 年的夏天,WHI 研究人员提前终止了试验。研究人员发现绝经期后女性联合应用雌激素和孕激素会使乳腺癌的患病风险增加 26％,治疗中可能出现的风险大于益处。

饮食

目前有关饮食与乳腺癌关系的研究已经开展。研究结果显示,大多数亚洲国家和发展中国家的乳腺癌的发病率远远低于西方富裕的国家,这可能与不同国家的饮食结构及习惯有关。

脂肪的摄取量与乳腺癌的关系已得到大家的广泛关注。一般认为高脂肪饮食会增加患乳腺癌的风险。这个观点在很大程度上源自乳腺癌发病率最高的国家饮食中的脂肪摄取量也高。但是一项高质量的对照研究表明,饮食中的脂肪含量和乳腺癌的发病还不能建立一个明确的联系。

体重

研究显示,超重或肥胖的绝经后妇女患乳腺癌的概率高达 50％。虽然女性的雌激素大部分是由卵巢产生,但是绝经后卵巢停止分泌雌激素,雌激素的主要来源是将脂肪组织中的雄激素通过芳香化酶转换成雌激素。因此,有更多的脂肪组织,会增加你的雌激素含量并可能增加患乳腺癌的风险。同时,肥胖也增加了人体胰岛素和胰岛素样生长因子的含量,这与较高的患乳腺癌的风险也有关联。

运动

运动与乳腺癌的发病是一个新的研究领域。一些研究表明,缺乏体育锻炼,如久坐的生活方式,会增加患乳腺癌的风险。一些证据表明,青少年时期的剧烈运动可能减少患乳腺癌的终生风险(指一个个体在其一生中患癌症的可能性)。作为一个成年人,适量的体力活动可以降低患乳腺癌的风险。

运动可能会影响女性雌激素和孕激素的含量。它可以使绝经后妇女体内脂肪转化为雌激素的效率降低。运动还可以提高你的免疫功能，因此，运动可能会降低患乳腺癌的风险。

 小知识

健康生活，远离癌症

虽然大家普遍认为职业或工业的危害，以及环境污染或化学制剂可以引起大多数癌症，但是科学研究并不支持这一说法。污染物和环境因素的影响占所有癌症发病因素的百分比不足10%。

目前许多癌症的死亡并不是源于环境污染物，而是不健康的生活方式，如吸烟、不健康的饮食、肥胖、缺乏体力活动及过度饮酒等。保持健康的生活习惯，如不吸烟、维持健康的体重、经常体力活动、多吃水果和蔬菜、避免过度饮酒，都可以降低您患癌症的风险。

饮酒

大量的研究明确显示饮酒可以增加女性患乳腺癌的风险，饮酒量越多，患病的风险越高。与不饮酒的人相比，每天消耗1瓶酒精饮料的妇女患乳腺癌风险会有轻微的增加，而每天饮用3瓶以上酒精饮料的女性患乳腺癌的风险是不饮酒女性的1.5倍。与不饮酒的女性相比，每天饮酒的女性患乳腺癌的风险增加了7%～9%。不管你喝葡萄酒还是啤酒，患病的风险是相同的。

辐射

已经做过胸部放疗的女性，尤其是孩子和年轻的女性，在之后的生活中患乳腺癌的风险更大。例如，对一位女性而言，为治疗霍奇金淋巴瘤进行胸部放疗，尤其是当她30岁前治疗时，她患有乳腺癌的风险是未接受治疗的人的5倍。暴露在辐射下会损伤细胞，大量的辐射引起的细胞损伤足够引起癌变。而我们在普通诊断检查时受到的少量辐射，例如乳房X线检查和胸部X线检查，并不会显著增加患乳腺癌的风险。

农药和环境污染

很多人都关心农药、危险化学品、食品、饮用水、空气污染的潜在致癌影响。和普通老百姓一样，癌症学家们也对揭示可能影响乳腺癌发病的环境因素非常感兴趣。但是目前大量的研究显示,除了辐射以外尚没有环境因素与乳腺癌的发病直接相关。

职业暴露

在工作过程中直接、频繁地接触如苯、苯乙烯、化学溶剂、化学染料、放射性同位素、肥料和杀虫剂材料等,可能会增加一小部分人患癌症的风险。但是目前大多数职业暴露与乳腺癌风险相关的证据尚无定论。虽然一些工人中乳腺癌的发病率更高,但是这种风险的增加可能与晚孕或没有怀孕等生殖因素有关,而不是与本职工作相关。

继发乳腺癌

已患乳腺癌意味着这个女性患对侧乳腺癌的风险会增加。患有乳腺癌的女性,对侧乳房患新的癌症的风险会增加3～4倍。这是继发的癌症,不是第一个癌症的复发。对于有乳腺癌家族史的女性,首发癌症起源于小叶以及首次确诊时年龄低于40岁的女性,继发乳腺癌的风险更高。

良性乳腺疾病

1. 增生 上皮增生可能涉及排列在乳腺导管或小叶的细胞增生。基于显微镜下的细胞形态和排列,增生分为普通(典型的)和非典型的。在典型增生中,正常的细胞按照一个常规的排列数目不断增加。非典型增生中,细胞不仅仅数量增加,同时也表现出一些形态异常。有典型增生的女性患乳腺癌的风险略微增加,约是没有这种情况的女性的2倍。而在非典型增生的女性中,风险增加较高,约4～5倍。有乳腺癌家族史的非典型增生女性存在更高的患病风险,约是其他女性的11倍左右。

2. 小叶原位癌 小叶原位癌(LCIS)是指在乳腺小叶中有异常细胞的存在。因为细胞仍局限在小叶基底膜内,并没有扩散到邻近的乳腺组织,这种情况被称为原位癌。LCIS是比较少见的,通常是由于其他原因在乳房中偶然被发现。与LCIS有关的女性的患病风险比那些有乳腺癌家族史的女性要高。研究表明,有LCIS的女性在以后发展为浸润性乳腺癌的可能性是正常女性的5倍。这种浸润性癌症可以发生在任何一侧乳房,但是研究显示它更有可能发生在发现LCIS的同侧乳房。

乳腺密度

如果乳房包含更多的腺体和结缔组织(致密组织)以及更少的脂肪,那么它们在乳房 X 线检查中会表现为致密相。目前大家普遍认为女性乳房 X 线检查为致密相就存在较高的患乳腺癌的风险，同时在乳房 X 线检查中，致密乳房中的异常也较难被发现。

 小知识

不会增加患乳腺癌风险的因素

● **止汗剂**　有人认为，腋下止汗剂中的化学物质干扰淋巴循环，从而使毒素堆积在乳房中，导致乳腺癌。然而一些深入研究并没有发现使用止汗剂会增加患乳腺癌的风险。

● **钢托胸罩**　同止汗剂会导致乳腺癌的说法类似，有人认为钢托胸罩可以阻断淋巴液回流导致癌症。目前，这样一个说法并没有科学依据。

● **咖啡**　有报道指出，在患有乳腺良性肿物的女性的饮食中消除咖啡因后，她们的症状会得到缓解。因此研究人员推测，咖啡因可能是乳腺癌的危险因素。但目前的研究表明喝咖啡或茶与乳腺癌风险的增加无关。

● **大乳房**　目前研究者认为大胸的女性同小胸的女性患乳腺癌的风险是一样的。

● **隆胸**　目前几项研究已经得出结论，隆胸的女性并不增加自己患乳腺癌的概率。

你需要知道的是，具备一种风险因素，甚至一些风险因素，并不意味着你一定会患乳腺癌。有的女性具备好多风险因素但从未患乳腺癌，而某些女性没有确切的主要风险因素却得了这种疾病。

虽然医学专业人士知道一些风险因素会增加女性患乳腺癌的概率，但是他们也不能确定所有这些风险因素究竟是怎样或在什么情况下导致了正常细胞发生癌变。

乳腺癌风险测评工具

盖尔模型（Gail 乳腺癌风险评估模型测评工具）

由于目前我国的医疗资源有限，女性乳腺癌的筛查尚无法大面积普及，所以我们现在常用的乳腺癌风险模型都是由发达国家研究和指定的。比如说我们最常用的 Gail 乳腺癌风险评估模型测评工具，它作为一种快速、简单、经济、有效的乳腺癌风险筛查工具在发达国家得到广泛应用且为美国国家综合癌症网(NCCN)乳腺癌防治策略采用,成为美国临床评估采取干预性预防措施或手术必要性的重要手段。

盖尔模型是 Gail 等基于乳腺癌检测示范项目(breast cancer detection demonstration project, BCDDP)收集的 284 780 例白种人妇女的样本,通过对获得的详细流行病学和危险因素的资料进行统计分析,得到相应的风险评价结果。这个模型可以评估一位具备某些风险因素的女性在未来 5 年或在她的一生中患浸润性乳腺癌的可能性。

盖尔模型用到的风险因素包括以下内容:①目前年龄。②初潮年龄(月经)。③首次生育年龄。④以前乳房活检的次数。⑤乳房活检中存在非典型增生。⑥直系亲属(母亲、姐妹或女儿)患乳腺癌的人数。

医生使用电脑或类似于计算器的设备对以上资料做出评估,结果通过一个绝对风险百分比给出。

以下举两个应用盖尔模型的例子。

例 1 王女士,女,51 岁,目前正考虑使用雌激素治疗更年期的潮热症状。但是因为她的母亲在 60 岁时患了乳腺癌,所以她担心她也会患乳腺癌。

为了计算王女士患乳腺癌的风险,我们采用盖尔模型评估王女士和她家族健康史如下:①目前年龄:51。②初潮年龄:13。③首次生育年龄:28。④以前乳房活检次数:0。⑤直系亲属患乳腺癌的人数:1。

把这些数据放在程序中,盖尔模型预测王女士在接下来的 5 年里有 2%的风险会患乳腺癌,她的终身风险是 16.6%。许多乳腺癌专家不认为王女士处于非常高的患病风险之中。

例 2 张女士,女,51 岁。她与王女士有许多相同之处,但有一些关键的差别。张女士的母亲和两个姐妹都患有乳腺癌,张女士曾经做过乳房活检。张女士及她的家人健康史如下:①目前年龄:51。②初潮年龄:18。③首次生育年龄:28。④以前乳房活检次数:2。⑤直系亲属患乳腺癌的人数:3。

张女士使用盖尔模型预测未来 5 年患乳腺癌的风险是 5.2%,终身风险是 37.8%。大多数的癌症专家均认为张女士患乳腺癌的风险很高,做一下基因检测并进一步回顾她的家族史对她来说是很有必要的。

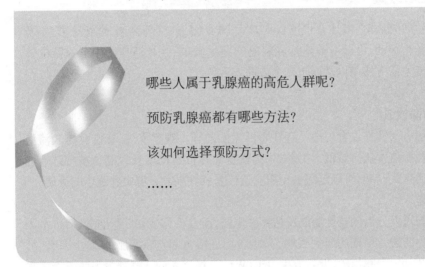

乳腺癌的预防

哪些人属于乳腺癌的高危人群呢?

预防乳腺癌都有哪些方法?

该如何选择预防方式?

……

　　虽然乳腺癌筛查能够提早发现乳腺癌,改善预后,增加治愈的可能性,但筛查本身不会预防乳腺癌。每一位女性可能罹患乳腺癌的潜在风险不同,只有充分了解了你的患癌风险,了解哪些危险因素是难以改变的,哪些危险因素是可以改变的,才能有针对性地进行调整、改变,从而达到预防乳腺癌的目的。例如,对于中危患病风险的女性来说,一个日常生活习惯的改变,比如戒烟、限制饮酒、加强有氧运动并控制体重,也许能在一定程度上降低你的患病风险。对于高危患病风险的女性来说,除了采用上述适用于中危风险者的健康生活方式,还可以进一步选择包括药物或者手术的方式进行预防。当然需要指出的是,预防性乳腺切除是否适用于中国女性,目前还存在一定的争议。本章将重点为你介绍针对乳腺癌高危人群的预防方式及其选择。

正确的生活方式预防

改善生活方式

大量研究表明,健康合理的饮食方式、戒烟限酒、管理情绪、舒缓压力、坚持规律的体育运动,可以有效降低乳腺癌的发生概率,尤其适用于中危风险的女性。改善生活方式可以从以下几个方面入手。

均衡饮食

东西方女性在饮食习惯上存在着巨大的差异。观察发现,在饮食比较清淡的国家乳腺癌发病率较低。另外,均衡饮食与体育运动以及控制体重相结合的综合生活方式调理,可以延缓甚至阻止遗传易感性高危人群中乳腺癌的进展。

脂肪

脂肪可以分为动物性脂肪及植物性脂肪,前者多为饱和性脂肪酸,后者多为不饱和脂肪酸。早期的研究表明,高膳食脂肪摄入量与高乳腺癌发生率有关。因此在 20 世纪 80 年代,世界卫生组织(WHO)建议人们通过减少脂肪摄入量来降低患癌的风险。然而,后续的研究发现,食物中的脂肪与乳腺癌之间似乎没有关联——乳腺癌患病风险对于高脂肪摄入和低脂肪摄入的女性是一样的,没有明确证据可以证明低脂肪摄入能抑制癌症的发生。但是,高脂肪饮食含有较高的卡路里,能导致肥胖,这对绝经后的妇女是一个患乳腺癌的危险因素。肥胖会提高体内雌激素水平,这也可能会导致乳腺癌。很可能饮食的影响和乳腺癌的发生具有时间依赖性,在儿童期和青春期乳房发育时,饮食方面对乳腺癌发生的风险影响可能会在几十年后出现。一些初步的研究表明橄榄油对乳腺癌的发生有一定的预防作用,用橄榄油替换饱和脂肪或其他单一不饱和脂肪可以减少

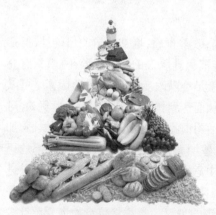

均衡饮食

患心脏病的风险,或许这样对减少乳腺癌的患病风险也有一定的作用。

小知识

脂肪的组成及分类

脂肪是由脂肪酸和甘油组成,可以根据其含有的脂肪酸类型对脂肪进行分类。脂肪酸分为饱和脂肪酸和不饱和脂肪酸,不饱和脂肪酸又分为单不饱和脂肪酸和多不饱和脂肪酸。饱和脂肪酸耐热,较稳定,在室温下是固体,油烟少,适合使用于油炸,但是它会增加低密度脂蛋白(LDL-C)的浓度,易导致心血管疾病的发生。饱和脂肪酸多在动物类食品卤肉类制品和乳制品中含量高,此外,植物油中的椰子油和棕榈油中也含有较多饱和脂肪酸。饱和脂肪类食物有黄油、全脂牛奶、猪油、起酥油等。多不饱和脂肪酸不耐热,不稳定,在室温下是液体,易产生油烟。植物来源的食品中多不饱和脂肪酸含量较高,如玉米油、葵花籽油、黄豆油等。单不饱和脂肪酸耐热,稳定,油烟少,室温下是液体,温度降低时开始凝固。单不饱和脂肪酸在橄榄油、菜籽油、花生油和大多数坚果中含量丰富。

让我们以 ω-3 和 ω-6 脂肪酸这两种多不饱和脂肪酸为例。ω-3 脂肪酸存在于如鲑鱼、鲭鱼、鲱鱼、沙丁鱼、鲈鱼、鲨鱼、剑鱼和金枪鱼的脂肪中,同时也存在于亚麻籽、核桃和菜籽油中。在动物的试验中,从鱼油中高摄入 ω-3 脂肪酸能延缓乳房肿瘤的发生和增长,但在人体的研究中,还没有证据来支持大量食用鱼类能减少患乳腺癌风险这个观点。ω-6 脂肪酸富含于蔬菜油中。在动物试验中,高 ω-3 和 ω-6 脂肪酸比例的饮食能降低乳房肿瘤的数量、大小和肿瘤的增长速度。在人体中的研究也发现,高 ω-3 和 ω-6 脂肪酸比例的饮食可降低绝经前妇女患乳腺癌的风险。

水果和蔬菜

虽然饮食中富含新鲜水果和蔬菜对机体健康有益,但是,目前还没有足够证据提示这些食物可以保护乳腺并对抗乳腺癌。关于水果蔬菜的消耗量和乳腺癌风险的研究产生了不一致的结果。一项纳入了 26 项研究的荟萃分析报告了乳腺癌的风险会随着蔬菜消耗量的增高而降低,以及随着水果的摄入适度降低。然而,另一项先前已经发表的 8 项研究

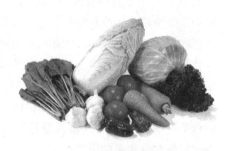

新鲜蔬菜

的荟萃分析表明,包括 350 000 余例女性,并没有发现水果和蔬菜消耗量和乳腺癌风险之间有联系。食用水果蔬菜可以降低包括糖尿病、肥胖、心脏病及其他癌症(如肺癌、结肠癌)的风险,水果蔬菜中的抗氧化剂也可以中和机体的自由基(详见后文)。美国癌症协会建议每天食用 5 种以上的水果蔬菜。

大豆和植物雌激素

大豆的潜在健康效益报告使大豆食品越来越受欢迎。常见的豆类食品有豆腐、豆奶、豆浆、豆类能量棒、大豆蛋白粉、大豆坚果等。在许多大豆制品为主食的亚洲国家,乳腺癌的发病率较低。研究还表明,当亚洲女性移居到美国,采用西方的生活方式,她们患乳腺癌的风险就会上升。但影响种族、移民乳腺癌发病率的因素很多,豆类食谱可能并非是主要影响因素之一。关于黄豆对于乳腺癌的真正作用还不明确。大豆异黄酮是一种来源于大豆的植物雌激素,属于植物化学物质,在体内有很微弱的雌激素样作用,但是不如体内天然雌激素或摄入的外源动物雌激素作用强。植物雌激素也可以在体内与雌激素受体结合,由于体内天然雌激素水平的不同,植物雌激素的作用可能不同。例如,当体内天然雌激素丰富时,植物雌激素可能会从细胞中移除雌激素,从而降低雌激素作用。但是,当体内只有少量天然雌激素存在时,如绝经后女性,植物雌激素会表现雌激素样作用。虽然目前很难准确定义大豆的抗癌角色与科学机制,但就像很多事物一样,关键是掌握适度的原则。如果你喜欢豆类食物,不管你是否有患乳腺癌的风险,或者是曾患此病,你的饮食中都可以有适量的豆制品。但专家不建议为降低患乳腺癌的风险特意食用大豆——食物就是食物,不要把它当药物吃。

维生素

一些维生素已被用来研究其在预防乳腺癌中可能的作用,包括维生素 A、维生素 C、维生素 E、叶酸(即维生素 B₉),似乎可以稍微降低患乳腺癌的风险。维生素 A 存在于动物性食物中,如牛奶、鸡蛋和肝脏;主要存在于水果和蔬菜中的植物化学物质类胡萝卜素是维生素 A 的另一来源,可在体内被转换成维生素 A。黄色和橙色的蔬菜、水果,例如哈密瓜、胡萝卜和红薯可能具有一定的抗癌作用,但其抗癌作用可能来自这些食物除维生素 A 以外的成分。一些研究表明,适当摄入叶酸可能可以预防乳腺癌,尤其是针对经常喝酒的女性。天然叶酸(folate)存在于食物中;合成叶酸(folic acid)是一种维生素复合体,见于营养强化食品和膳食补充剂,推荐的叶酸摄取量是每日 0.4 mg。酒精会干扰体内叶酸的吸收,增加肾脏对维生素的排泄。

抗氧化剂

类胡萝卜素、硒、维生素 C 和维生素 E 都是抗氧化物质,可以保护身体的细胞免受自由基的破坏。自由基是细胞内部有潜在毒性的氧化代谢产物,是机体正常能量代谢的副产品,个性活跃。自然衰老和慢性疾病过程中也会产生自由基。当仅有少量自由基时,这些氧化代谢物可以协助免疫系统工作。但随着自由基的积累,它们会破坏细胞,并增加癌症风险。抗氧化剂可中和、减少自由基,从而预防癌症。抗氧化物质存在于维生素、矿物质、水果和蔬菜中。但是,目前还没有找到抗氧化剂(无论来源于食物或是口服补剂)能预防乳腺癌的有力依据。推测服用抗氧化补充剂可能会扰乱体内自由基和抗氧化剂的正常平衡,增加疾病的风险或干扰治疗。在一项关于 90 名乳腺癌妇女的研究中,她们除了标准的治疗还服用高剂量的维生素和矿物质组合,而她们的生存时间却不如那些没有服用补充剂的女性长。另一个关于吸烟者的大型研究,大量补充维生素的参与者患肺癌的概率比服用安慰剂的参与者还高。由于口服补剂疗效的不确定性,建议抗氧化剂的补充来源于食物而不是补充剂,就是"食补胜于药补"的道理。

木酚素

木酚素是一种植物中发现的天然多酚类化合物,拥有很强的抗氧化作用,其抗氧化能力甚至超过维生素 E。木酚素最丰富的来源是亚麻籽,但是亚麻籽油中并不包含大量的木酚素。其他来源包括大豆、越橘、西兰花、胡萝卜、花椰菜、菠菜、红茶、绿茶等。木酚素对心血管疾病、乳腺癌、肠癌和黑色素癌可能具有一定的预防作用。一些研究表明癌症发生率低的人群食用了更多含木酚素的食品,但是研究者也担心过量的摄入木酚素可能促进乳腺癌的发展。据分析,亚麻籽的医疗功效可能来自于其富含的木酚素和不饱和脂肪酸,通过抑制女性内源性雌激素的合成,降低乳腺癌的发病率。关于亚麻籽和其他木酚素食物的潜在益处,还需要更多地研究证实。

酒精

饮酒会增加患乳腺癌的风险,并且随饮酒量的增加患癌风险增高。一天喝两杯啤酒、葡萄酒或白酒,你患乳腺癌的风险会增加约 20%。过度摄入酒精也会引起其他健康问题。再次强调,过犹不及,适度是关键。适度饮酒是指女性、体型瘦小的男性、65 岁以上的男性每日饮酒量不超过一杯,65 岁以下的体型壮实的男性不多于两杯。红酒因含有葡萄皮中的物质白藜芦醇,可能具有一定的抗癌抗衰老、保护心血管的作用,但这种作用不应被过分夸大,饮用红酒也应遵循上述"适度适量"的原则。

控制体重

体重是否超重、是否达到肥胖症标准,通常是以体重指数(body mass index,

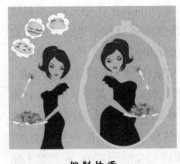

控制体重

BMI)的方法衡量的。体重指数是用体重(kg)除以身高(m)的平方得出。研究发现,在成年早期和中年之间的年龄段,即 20～50 岁,体重上升增加了绝经后妇女患乳腺癌的风险。因为多余的脂肪会导致更高水平的雌激素和其他激素。体重过高也有可能增加结肠、子宫内膜、胆囊、食道、胰腺和肾脏的癌症发病率。因此,美国癌症协会、中国抗癌协会等各类指南及专家共识都建议保持健康体重。专家建议,超重和久坐不动的绝经后妇女应该减肥和积极锻炼身体,无论对于癌症的预防还是对于整体身心健康都有好处。

适当的体力活动与体育锻炼

从家务劳动到专门的体育锻炼的各类体力活动,都对健康十分有益。不仅减少患癌症的风险(例如结肠癌和乳腺癌),还有助于预防心脏病,降低糖尿病风险。在关于乳腺癌和体力活动关系的 44 个研究调查中,有 32 个研究发现,体力活动可以降低乳腺癌风险,平均降低风险为 30％～40％。有规律的锻炼可以防

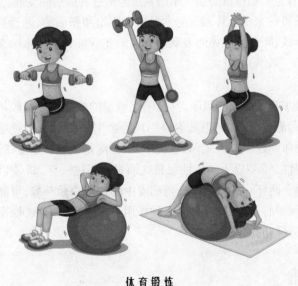

体育锻炼

止肥胖和体重增加,降低性激素(包括雌激素)水平,并降低循环胰岛素和胰岛素样生长因素的水平,这些都可以进一步降低乳腺癌风险。国际癌症研究机构估计,25%～33%的癌症可归因于超重并且同时缺乏体力活动。需要特别指出,有氧运动是指心率保持在140(或定义为180－年龄)次/分钟的运动强度,此时血液可以供给心肌足够的氧气,人体在氧气充分供应的情况下进行体育锻炼,在运动过程中,人体吸入的氧气与需求相等,达到生理上的平衡状态。有氧运动的特点是强度低、有节奏,持续时间较长;运动强度在中等或中上的程度,持续5～10分钟以上还有余力,达到最大心率值的60%～80%。专家建议每周5天参与不少于45分钟的适度活动(例如有氧运动)可降低患乳腺癌的风险。具体活动项目如骑自行车、快走、慢跑、游泳、瑜伽以及稍繁重的家务劳动或整理庭院等。

舒缓生活压力、控制不良情绪与避免频繁夜班

现代社会女性在工作和生活中承担的压力增大,也是乳腺癌在高教育水平、高收入女性中发病率较高的原因之一,因为神经、内分泌、免疫系统是一个相互关联、相互影响的整体,因此精神因素可以影响内分泌系统以及机体免疫力。精神上的巨大压力可能会造成内分泌系统的紊乱、免疫力下降。乳腺癌与内分泌、免疫系统都有着非常紧密的联系,因而教师、文秘、会计、金融、医生护士等高压力职业的女性患乳腺癌较为多见。同理,焦虑、抑郁、多疑、好生闷气等不良情绪也是癌细胞产生和发展的媒介。在各种不良性格导致癌症的统计中,情绪压抑得不到释放的人也容易患癌。此外,频繁规律上夜班者患乳腺癌的概率也会增加。如果一周至少上3个夜班,持续至少6年,患乳腺癌的概率翻倍;既上夜班又喜欢早起的人患乳腺癌风险最高,比不上夜班者高近4倍。另一项研究纳入了世界范围内16项大型前瞻性队列研究,结果发现夜班工作总体上提高了5.7%的乳腺癌发病率。夜班工作在5年以内者无显著性的提高,但是5年夜班工作的乳腺癌发病率提高了1.9%,5～10年提高了2.5%,10～20年提高了7.4%,20年以上夜班工作者提高了8.8%。所以适当控制、舒缓生活压力,做好情绪管理,在力所能及的范围内避免频繁上夜班,都有助于降低乳腺癌发病率。

手术预防

如果把乳腺癌筛查和随访监测看作乳腺癌的二级预防(其目的是早期发现

乳腺癌),那么手术预防与化学预防可以实现乳腺癌的一级预防(其目的是避免患乳腺癌)。

预防性乳腺切除术

关于乳腺癌的手术预防,让我们从影星安吉丽娜·朱莉(Angelina Jolie)的故事讲起吧。朱莉体内携带有遗传性 BRCA1 突变基因。BRCA1 和 BRCA2 是肿瘤抑制基因(也称抑癌基因),当它们正常工作时,可以控制细胞生长和帮助修复有损伤的细胞,防止癌症的发生。但是当这两个基因突变后,正常的功能丧失,机体发生癌症的概率大大增加,尤其是女性的乳腺癌和卵巢癌。BRCA1 基因突变者患乳腺癌的概率从普通人群的 12% 上升到 55%~65%,而且乳腺癌容易在年轻时发病;患卵巢癌的概率更是从普通人群的 1.3% 上升到 39%。BRCA2 基因突变也会使乳腺癌的发病概率上升到 45%,患卵巢癌的概率则为 11%~17%。这两个基因的突变是家族遗传性的,男女双方都有可能发生,但受影响更多的是女性携带者,而且这个基因突变是显性表达,也就是说,只要父母双方有一人携带此突变基因,孩子携带的概率就会有 50%;如果父母双方都携带,孩子携带的概率则高达 75% 甚至 100%。

BRCA1 或 BRCA2 基因突变在亚洲人中的发生率并不高,仅为 0.5%,但在犹太人中的发生率却高达 8.3%。很不幸,朱莉家族就属于此列。朱莉是犹太人,她的家人中,有 3 位女性年纪轻轻就患有乳腺癌或卵巢癌,包括她的母亲。朱莉的母亲 49 岁时发现有卵巢癌,朱莉亲眼目睹了妈妈近十年与癌症搏斗的过程,多次的化疗,反复的病情,难以描述的身体上的痛苦和精神上的折磨,最后还是在 56 岁的年龄辞世。所以,当朱莉的基因检测显示她也带有此突变基因,医生预测她将来患乳腺癌的概率高达 87%,患卵巢癌的概率高达 50% 时,她毫不犹豫地做出了决定:她要健康地活着,陪孩子们长大,把孙辈们抱在怀里(这是她的母亲没能做到的),她要主动出击,而不是活在癌症的阴影里!

2013 年 2 月,朱莉 37 岁的时候,她接受了预防性双侧乳房切除术;2015 年,39 岁的时候,她又做了双侧卵巢和输卵管切除术(BSO 手术)。预防性双侧乳房切除术后,朱莉患乳腺癌的风险从 87% 降到了 5%,已经远远低于普通人群。两次手术,她都在《纽约时报》上撰文,描述自己的亲身经历,鼓励和她一样有癌症高危风险的女性,前去筛查并寻求医生的帮助,积极治疗。除了被动地等待癌症的发生,你其实还有别的选择!朱莉的勇敢举动,在美国获得了绝大多数人的赞赏和认同,也引起了社会对此问题的广泛关注,鼓励了许多同样带有 BRCA1 或 BRCA2 突变基因的女性更积极主动地决定自己的命运。

有人也许会问：切除乳房，难道不是对身体造成了损害吗？首先，乳房切除术其实是一个小手术，既不要开胸，也不要开腹，对身体的创伤比较小。其次，乳房作为育龄期妇女哺乳的器官，在其功能完成后，切除它并不会影响身体的其他任何功能，不会影响日常生活和运动，也不会影响健康。在配方奶几乎已经可以取代人奶的今天，哺乳这一功能在患癌风险较高时也是可以牺牲的了。另外，预防性乳腺切除术一般可以保留乳头、乳晕、乳房的皮肤，而只需要将皮下的腺体切除即可，加上整形手术的飞速发展，使重建的乳房外观越来越令人满意，甚至可以比以前更漂亮。术后并不会影响身体的外观，不会使你的女人味减少，也不会影响性生活的质量。

在欧美女性中，对于已经患有单侧乳腺癌的女性而言，如果检测出胚系（通过抽血测定）的 BRCA1 或 BRCA2 突变，对侧乳腺患癌的风险分别约为 60% 和 62%。故对单侧乳腺癌且携带 BRCA1 或 BRCA2 突变的女性，可行对侧乳腺的预防性切除手术。最新的美国乳腺外科医师协会针对单侧乳腺癌女性的对侧乳腺预防性切除（CPM）手术的共识推荐，对于有 BRCA1 或 BRCA2 突变者、乳腺癌家族史极为显著者、在 30 岁之前接受过胸部斗篷照射野放疗的淋巴瘤女性，因这些人罹患对侧乳腺癌的风险比较高，建议行 CPM 手术。而对于除 BRCA1 或 BRCA2 之外的其他基因突变携带者（例如：CHEK－2、PALB2、p53、CDH1），以及有显著家族史但 BRCA1 或 BRCA2 在家族中均无突变者，鉴于这部分患单侧乳腺癌女性仍有一定罹患对侧乳腺癌的风险，故共识推荐可以对上述人群行 CPM 手术。

当然，在我国女性中是否需要对有 BRCA1 或 BRCA2 突变者实施预防性乳腺切除手术，目前尚存在一定争议。因我国女性总体患乳腺癌的风险低于欧美女性、BRCA1 或 BRCA2 突变率低，而且我国携带 BRCA1 或 BRCA2 突变者的患乳腺癌风险约为欧美女性中 BRCA1 或 BRCA2 突变者风险的 2/3。故有学者提出，对我国女性而言，携带 BRCA1 或 BRCA2 突变者并不意味着一定需要手术预防性切除双侧乳腺，可根据个体情况、患者意愿、选择个体化的预防方式，例如化学预防、生活方式预防等，并适当增加乳腺癌筛查的频率与强度。

预防性卵巢切除术（BSO 手术）

卵巢位于盆腔的深处，体积小，如发生癌变很难早期发现，因而现有的筛查技术对卵巢癌的早期诊断几乎无能为力。一旦发现，85% 已是腹腔转移的 Ⅲ 期（5 年生存率约为 39%）或者已有远处转移的 Ⅳ 期（5 年生存率约为 17%）。英国一项涵盖了 978 名 BRCA1 及 909 名 BRCA2 致病性突变基因携带者的前瞻性研究表明：分别为 BRCA1 突变基因携带者患卵巢癌风险约为 59%、BRCA2 突变基因携带者约为 17%，而无 BRCA1 或 BRCA2 突变的普通人群患卵巢癌风险＜1%。因此，对于有 BRCA1 或 BRCA2 基因突变的高危人群进行预防性双侧卵巢切除，才更能有效地减少恶性肿瘤的发生，显著改善这些人的生存质量和生命预期。从经济和医疗资源的角度，也能显著减少以后反复多次手术和化疗的庞大的癌症治疗开支，对患者本人和整个社会都有益。另一项纳入了 1 557 名 BRCA1 或 BRCA2 基因突变携带者的前瞻性国际性研究发现：预防性双侧卵巢及输卵管切除术（即双侧附件切除术，BSO 手术）使这些人的卵巢癌风险下降 72%，尤其是 BRCA1 突变基因携带者；患乳腺癌的概率也有显著下降。更值得关注的是，BSO 手术降低了她们各种原因的死亡率，尤其是卵巢癌相关的死亡率。另一项更大规模的临床研究也得出了类似的结论。他们调查了 5 783 名 BRCA 基因突变携带者，发现 BSO 手术使她们发生卵巢癌、输卵管癌或腹膜癌的概率下降 80%。同时，到 70 岁时，曾做了预防性 BSO 手术的，各种原因的死亡率下降 77%。

当然，因为卵巢在女性体内有着不可替代的重要功能——生育和分泌女性激素，切除卵巢势必会造成提前绝经。理论上讲，对于有家族史的女性，推荐在该家庭成员诊断癌症的年龄之前 10 岁进行，因为大多数癌症的发生都有 5～10 年的潜伏期，提前 10 年切除才能有效阻止癌症的发生。所以欧美人群的预防性 BSO 手术一般推荐在 35～40 岁之间，生育任务完成后，并且在绝经期之前进行，以尽量不影响生育功能，但依然能有效降低卵巢癌发生率的年龄段来进行。例如，安吉丽娜·朱莉的母亲 49 岁时诊断为卵巢癌，2015 年 39 岁的朱莉已经有了自己的 3 个孩子，便选择了预防性卵巢切除术。我国女性与欧美女性的患癌特征不尽相同，故我国女性行预防性卵巢切除的推荐年龄段尚有待研究。

需要指出，BSO 术后患者提前绝经，使得发生骨质疏松和心血管疾病的可能性增加。这可以通过补充维生素 D、加强锻炼、戒烟以及控制血压、血糖、血脂等方式来降低其危险。

指南推荐和专家共识

我们来看看美国国家综合癌症网（National Comprehensive Cancer Network）和相关专业医师协会对这一类高危人群的指南推荐。

（1）对已知 BRCA 突变基因携带者，预防性双侧乳房切除可以有效降低乳腺癌风险。对已诊断有晚期卵巢癌的携带者，则不再推荐乳房切除术（除非卵巢癌已有 5 年以上），因为此时患者的生存取决于卵巢癌。

（2）对已知 BRCA 基因突变携带者，预防性双侧卵巢和输卵管切除（BSO）是唯一证实可以有效降低卵巢癌风险的方法，推荐在 35～40 岁之间、生育功能已经完成后进行。对于已诊断有早期乳腺癌的携带者，此推荐依然适用。

（3）对于有很强的卵巢癌家族史的人，即使 BRCA 检查正常，进行预防性 BSO 手术也是合适的。对于有乳腺癌但没有卵巢癌家族史的人，如果 BRCA 检查正常，不推荐 BSO。

（4）对携带有 BRCA 突变基因，但选择不进行双侧乳房预防性切除的人，推荐每年进行乳腺钼靶扫描和乳腺磁共振进行癌症筛查。对她们予以抗雌激素类或芳香酶抑制剂类药物治疗，预防或减少癌症的发生，也是合适的。

（5）对携带有 BRCA 突变基因，但选择不进行或尚未进行 BSO 手术的人，推荐从 30 岁或家族中最早诊断有卵巢癌的年龄提前 5～10 岁开始，每 6 个月进行卵巢癌筛查，包括经阴道超声检查和血液 CA－125 检查。但目前尚无高质量的数据证实这样做有效。

（6）对携带有其他突变基因致乳腺癌和卵巢癌发病率显著增加的人，这些推荐同样适用。

（7）携带有 BRCA 突变基因的男性，其发生乳腺癌和前列腺癌的概率增加，推荐比常规年龄更早地开始前列腺癌筛查；推荐常规进行乳腺临床检查，发现有乳腺增生的，推荐进行乳腺钼靶检查。

化学预防

乳腺癌是激素依赖性肿瘤，这预示着它很可能是可预防的恶性肿瘤。选择性雌激素受体调节剂和芳香化酶抑制剂在乳腺癌患者辅助治疗中的广泛应用，使其成为乳腺癌预防用药的选择。运用药物预防癌症的方法称为化学预防。

他莫昔芬和雷洛昔芬同属于选择性雌激素受体调节剂。这些药物可与雌激素受体（ER）相结合。之所以称为调节剂，而不是激动剂、拮抗剂或抑制剂，是因为该类药物在不同的人体组织中呈现的针对雌激素受体的作用的不同的：一些组织中，例如子宫内膜，有类似雌激素样作用，会引起子宫内膜增厚。但是，在另一些组织中，例如乳腺组织，它们会对抗雌激素，对乳腺具有保护作用。雌激素受体调节类药物既可用于绝经前女性的化学预防，也可用于绝经后女性。

对于绝经后女性而言，体内雌激素的主要来源是外周组织（如脂肪、肌肉等）

中的雄激素经芳香化酶转化而成。因而,芳香化酶抑制剂主要用于绝经后高危女性的化学预防。

需要着重指出的是,我国女性的乳腺癌患病风险远远低于欧美白人女性,故在我国健康女性以及乳腺癌高危人群中考虑应用乳腺癌化学预防(即药物预防)时需要非常慎重,应仔细权衡患者的潜在获益及风险。

他莫昔芬

他莫昔芬(tamoxifen, TAM)用于乳腺癌的治疗已有 30 多年,可用于早期雌激素受体阳性乳腺癌的辅助治疗以及晚期雌激素受体阳性乳腺癌的解救治疗。另外,此药物还可以用于那些没有被诊断出乳腺癌,但是存在高风险患病率的女性。众多的临床试验证实乳腺癌患者术后辅助他莫昔芬治疗不仅能够降低复发转移及死亡风险,也降低了对侧乳腺新发乳腺癌的风险。将 TAM 作为乳腺癌化学预防最早的研究对象是基于其在乳腺癌辅助治疗中的优良表现。在一系列乳腺癌预防试验结果的基础上,1998 年 FDA 批准了他莫昔芬在 35 岁以上、5 年乳腺癌发病率高于 1.66% 的女性中使用,来降低乳腺癌的发病率。使用药物时,他莫昔芬的周期一般为 5 年。

他莫昔芬最常见的不良反应是潮热和阴道分泌物,一些女性也会出现月经不调的症状。服用他莫昔芬的女性容易产生血栓(发生率<1%)。他莫昔芬也有可能增加子宫内膜癌和子宫肉瘤的发生概率,故应定期行妇科超声检查,监测子宫内膜厚度。在乳腺癌预防试验中,服用他莫昔芬的女性与服用安慰剂的对照组女性比较,有大约 2.5 倍的子宫内膜癌发病率。但绝对风险是比较低的——在服用他莫昔芬的 100 位女性中,每年约有 2 个人罹患子宫内膜癌,并且都集中在 50 岁或以上的女性中;50 岁以下的服药女性的子宫内膜癌患病率没有增加。

 临床研究 ◇◇◇◇◇◇◇◇◇◇◇◇◇◇◇◇◇◇◇◇◇◇◇◇◇◇◇◇◇◇◇◇◇◇◇◇

他莫昔芬的预防作用

四大临床试验都曾就他莫昔芬是否可以降低乳腺癌高风险患病率女性的发病概率这个问题做过探讨。其中最大规模的就是乳腺癌预防试验(NSABP P-1 研究)。此项研究开始于 1992 年,超过 13 000 个美国女性参加了此项随机对照试验,研究结果于 1998 年公布,与安慰剂相比,他莫昔芬可以降低浸润性乳腺癌的短期患病率(5 年)达 49%,而非浸润性乳腺癌患病率则可以降低 50%。50%

的风险降低率指的是相对风险,这意味着一个女性在未来 5 年,在不服用他莫昔芬的情况下,有 4% 的乳腺癌发病率,通过服用药物,就可以把发病率降到 2%。换句话说,100 位相同患病风险的女性中,如果不服用药物的话,5 年内会有 4 个人患病,相反,如果服药的话,只有 2 个人会患病。

另一个大型临床试验是国际乳腺癌干预试验(IBIS 研究),发现了应用药物后 32% 的相对风险降低率,但另外两个欧洲试验并没有发现患病率的降低。在 2003 年,关于四项乳腺癌预防试验的结果概述被公布,分析显示他莫昔芬的使用降低了 38% 的乳腺癌总体发病率,并降低了 48% ER 阳性(具有雌激素受体并对激素敏感)的肿瘤的发病率。但对 ER 阴性的肿瘤无效。

◇◇

他莫昔芬对于雌激素受体阴性的乳腺癌患者无效,故也对雌激素受体阴性(ER−)的乳腺癌无预防效果。因而有学者提出,他莫昔芬可能对有基因遗传突变的高危女性无效,因为 BRCA1 突变基因携带者通常发生的是 ER(−)乳腺癌;BRCA2 突变基因携带者中发生 ER(+)乳腺癌的患者占很大一部分,但仍有一部分 BRCA2 突变基因携带者发生的是 ER(−)乳腺癌。故基因遗传突变的女性服用他莫昔芬是否可以降低乳腺癌风险的结论尚不明确。另外,目前尚无研究提示他莫昔芬可以提高总生存率。而国际乳腺癌干预研究中发现,服用他莫昔芬的女性死亡数轻微增加,主要是因为血栓的发生。

因我国女性的乳腺癌患病风险远低于欧美白人女性,故对我国女性考虑应用他莫昔芬进行乳腺癌预防时应慎重权衡患者的潜在获益及风险。可能从他莫昔芬预防中获益的高危人群包括:有乳腺小叶原位癌(LCIS)或不典型增生既往病史者、有家族性或遗传性乳腺癌家族史者、不易产生血栓或子宫癌的绝经前女性(尤其是<50 岁者)以及做过子宫切除手术的乳腺癌高危个体。相反,如果患者有血栓病史,则最好不要服用他莫昔芬。

雷洛昔芬

雷洛昔芬是结构不同于他莫昔芬的第二代雌激素受体调节剂,对乳腺组织具有抗雌激素作用,对骨以及脂代谢则有类雌激素样作用。美国 FDA 根据 MORE 研究结果,批准雷洛昔芬用于治疗绝经后妇女骨质疏松。

 临床研究 ◇◇◇

雷洛昔芬的预防作用

MORE 研究入组了 7 705 名绝经后骨质疏松妇女口服雷洛昔芬或安慰剂共达 4 年。结果显示雷洛昔芬组椎体骨折发生率明显下降,对非椎体骨折无明显影响;雷洛昔芬组浸润性乳腺癌的发生率降低了76%,并主要集中在激素受体阳性的乳腺癌中。雷洛昔芬组深静脉血栓及肺栓塞的发生率是安慰剂组的3.1倍,但是子宫内膜癌的发生率无显著差异。CORE研究作为MORE的后续试验,选择原有入组人群,将服药的时长由4年增加至8年,8年试验的数据显示雷洛昔芬较之安慰剂减少了66%的浸润性乳腺癌的发生概率,以及76%的激素受体阳性乳腺癌的发生。在CORE研究中,雷洛昔芬组血栓栓塞事件的发生率是安慰剂组的2.17倍。

◇◇

一系列研究结果表明,与他莫昔芬相比,雷诺昔芬的获益及风险与年龄、种族、乳腺癌发病风险以及是否行子宫切除相关。绝经后未行子宫切除的女性服用雷洛昔芬的获益稍高于他莫昔芬,对于已行子宫切除的绝经后女性而言,两者的获益相似。故对于绝经后乳腺癌高危人群而言,雷洛昔芬和他莫昔芬均可作为预防用药。因为雷洛昔芬还没有在绝经前的女性中做过研究,故它在年轻女性的治疗安全性是未知的,所以这种药物不推荐年轻女性使用。

芳香化酶抑制剂

芳香化酶抑制剂(Aromatase Inhibitors, AI)是一种通过阻断芳香化酶催化生成雌激素来降低女性体内雌激素水平的药物。3种芳香化酶抑制剂[阿那曲唑(瑞宁得)、来曲唑(弗隆),以及依西美坦(阿诺新)]目前用于治疗绝经后妇女的乳腺癌。

目前多个大型临床试验均显示在受体阳性的乳腺癌辅助治疗上AI具有比TAM更好的疗效。虽然芳香化酶抑制剂一般不会出现血栓和子宫内膜癌等不良反应,但有可能导致骨质疏松及骨痛,需要长期补充碳酸钙、维生素D,必要时补充骨化醇等。

 临床研究 ◇◇

AI类药物的预防作用

国际乳腺癌干预研究Ⅱ(IBIS-Ⅱ)是由英国癌症研究院癌症预防中心主任Jack Cuzick医生及其同事进行的16国、双盲、随机、安慰剂对照研究中,3 864例40~70岁的乳腺癌高危绝经后女性随机接受1 mg口服阿那曲唑或安慰剂,每日1次,持续5年。随访7年时,安慰剂组和阿那曲唑组所有乳腺癌的累积发生率分别为5.6%和2.8%,风险高度显著降低53%。这转化成的需治数为36,即估计治疗36例女性5年,将可在7年内预防1例乳腺癌。芳香酶抑制剂阿那曲唑使高危绝经后女性发生乳腺癌的风险显著相对降低53%，成为此类人群乳腺癌一级预防的重要新药。另外NCIC CTG MAP.3研究提示依西美坦能够有效降低高危患者的乳腺癌发病风险，并且无严重不良反应，可以考虑作为乳腺癌化学预防的一项新选择。

非甾体消炎药物

目前有一些研究正在探索阿司匹林和其他非甾体消炎药(NSAIDs)在预防患乳腺癌的风险中的作用。非甾体消炎药包括许多常见的非处方止痛药,如布洛芬和萘普生等。有研究发现,服用阿司匹林可能会稍微降低患乳腺癌的风险。在动物试验中,非甾体消炎药能抑制乳腺肿瘤的增长。最近的一项研究结果提示,那些每周服用两种或两种以上的非甾体消炎药(例如阿司匹林或布洛芬)长达5～9年的绝经后女性患乳腺癌的风险降低了21%;规律服用10年以上能减少28%患乳腺癌的风险。需要指出,对乙酰氨基酚的作用机制不同,与乳腺癌风险的降低无关。目前尚不清楚非甾体消炎药是如何预防乳腺癌发生的,推测具体的机制可能包括:非甾体消炎药能阻断环氧化物酶(COX)、抑制炎症和肿瘤的发展,并促进乳腺细胞凋亡。

医生如果知道如何预防癌症,这将是伟大的,但现实中的预防效果也许与理想情况相差甚远,因此,乳腺癌防治的重点需要进行更加深入的研究。相信通过对癌症的不断了解,一定能为实现乳腺癌的预防这一终极目标提供更多的信息和工具。

乳腺良性疾病与乳腺癌

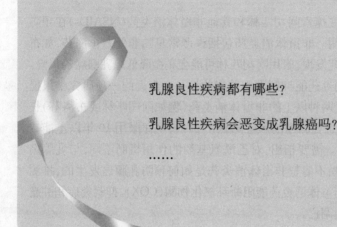

乳腺良性疾病都有哪些？

乳腺良性疾病会恶变成乳腺癌吗？

……

　　"了解乳腺癌"章节中，我们提到了乳腺良性肿瘤，但是除了良性肿瘤外，乳腺还有许多其他类型的良性问题。当你看到身边有人患上乳腺癌时，你也许会出现恐癌心理，担心自己的乳腺问题会向乳腺癌转化。那么乳腺良性疾病和乳腺癌是一个什么关系呢？是永不相会的平行线，还是在某种情况下两者会发生相交、产生转化呢？本章我们将为你解答以上疑问。

乳腺良性疾病的种类

乳腺疾病可以大体分为以下几类:先天发育性疾病、炎症、肿瘤、其他(非肿瘤、非炎症性疾病)。除了乳腺肿瘤中的恶性肿瘤外,其余的都可以称为乳腺良性疾病。

乳腺先天发育性疾病

在乳腺良性疾病中,先天发育性疾病或畸形在临床中其实很常见,比如先天性乳头缺如、副乳异常等。在胚胎发育过程中的某种原因下乳头不能生成就会产生先天性乳头缺如。副乳是指人体除了正常的一对乳房之外出现的多余乳房,一般在腋前或者腋下,也有发生在胸部正常乳房的上下、腹部、腹股沟等部位。副乳形成的原因是在胚胎时期,从腋窝到腹股沟的两条"乳线"上长有 6 到 8 对乳腺的始基,出生前,除胸前的一对继续保留以外,其余的都退化了。如果由于某些原因,这些乳腺始基未能完全退化,就形成了多个乳房,又称多乳房症。副乳可表现为有乳腺组织但无乳头、既有乳腺组织发育又有乳头、无乳腺组织但有乳头。有些人在妊娠或哺乳期会发现腋下或躯干两侧有多余的小乳头,少则 1~2 个,多则 10 余个,这些都是发育异常所致,对健康没有太大影响。副乳因为退化不全,在青春发育期、妊娠哺乳期可以随着激素水平的变化而增大,从而影响外观。随着年龄的增长,脂肪也会沉积在副乳区,形成副乳的增大。这些增大是生理性的,只要内部没有异常的肿块是无需处理的。如果增大后影响外观,从改善外观角度可以行副乳切除术。

乳腺炎症性疾病

就乳腺炎症性疾病而言,最常见的应该是哺乳期乳腺炎。这类疾病在初产妇产后 1 个月内最常见。主要的发病原因是细菌由乳头皮肤微小的破口侵入乳房内,哺乳期乳房内营养丰富的乳汁成为细菌生长的温床,形成乳腺炎。主要表现是乳房的红肿、疼痛、全身会出现发烧,严重者乳房内可以化脓,形成脓肿。另一大类是非哺乳期乳腺炎,目前病因尚不明确,可能和先天导管发育异常、乳头内陷、一些自身免疫反应相关,也表现为乳房的红肿、疼痛,严重的也会化脓。这两大类炎症性疾病总体预后良好,哺乳期乳腺炎经过抗炎治疗等处理后可痊愈,非哺乳期乳腺炎容易反复发作,中西医结合治疗可以获得较好的疗效。

小知识

产后乳腺炎的预防

● 正确护理乳房 在妊娠末期温水清洗乳头,增强乳房皮肤的柔韧和抵抗力,清洗时注意挤出乳管内的脂栓。

● 纠正乳头内陷 有些产妇先天乳头发育异常内陷,导致新生儿吮吸困难,乳汁吸出不彻底,导致乳腺炎的发生。该情况应在怀孕前挤出乳头,若在怀孕期间挤压按摩乳头易引起宫缩,如果诱发了宫缩要停止操作。

● 正确哺乳,早开奶 新生儿出生后要尽早开奶,有力而频繁地吮吸是保证乳管通畅、乳汁丰富、母乳喂养成功的关键。喂奶后不要强硬拉出乳头,轻捏宝贝下巴或鼻子,让其自己松开乳头,以免咬伤乳头。

● 定时及交替哺乳 养成每隔2～3小时喂一次奶,每次喂奶15～20分钟的习惯。哺乳后乳汁仍过多,可用吸奶器吸出。双侧交替哺乳,还能预防双侧乳房不对称。

● 注意婴儿口腔卫生 不要养成新生儿含乳而睡的习惯。新生儿口腔及周围有感染时应及时治疗,以防吮吸时细菌侵入乳头。

● 佩戴宽松的文胸。

● 产后补充营养要适量 有些初产妇在开始分泌乳汁时乳腺管尚未通畅,婴儿吮吸力量弱,这时过量补充鱼汤、肉汤、鸡汤易造成大量乳汁分泌造成积奶。产后下奶食物一定根据乳汁分泌多少适量补充,从少量开始。

乳腺良性肿瘤性疾病

乳腺纤维瘤、纤维腺瘤、脂肪瘤、乳管内乳头状瘤均为乳腺良性肿瘤。以上疾病一般无明显症状,多在洗澡时自检到乳房内有单发或者多发的圆形包块,活动良好,与皮肤及底部组织无粘连,皮肤无改变。辅助检查确诊后可经手术切除。

乳腺增生性疾病

乳腺增生症是乳腺良性疾病中发病率最高的,是一大类非肿瘤、非炎症性疾病。乳腺增生症是指乳腺上皮和纤维组织增生,乳腺组织导管和乳小叶在结构上的退行性病变,主要是由于内分泌激素水平的失调引起的。

近些年来该病发病率呈逐年上升的趋势,年龄也越来越低龄化。据报道高达70%~80%的女性都有不同程度的乳腺增生,其主要症状为乳房胀痛,月经前乳房胀痛明显,月经过后即见减轻并逐渐停止,下次月经来前疼痛再度出现,整个乳房有弥漫性结节感,并伴有触痛。有时可以表现为乳房肿块,乳房胀痛和轻触痛,且与月经周期无关。乳房疼痛的严重程度与结节的有无及范围无相关性,疼痛可向腋下、肩背部放散,少数人可伴发乳头溢液。症状和自身的情绪、焦虑、压力等密切相关。

如果你患有乳腺增生,首先应该建立良好的生活方式,调整好生活节奏,保持心情舒畅。避免和减少精神、心理紧张因素。学习和掌握乳房自我检查方法,自查中如发现异常或与以往不同体征时应及时到医院就诊。

乳腺良性疾病与乳腺癌的关系

乳腺先天发育性疾病与乳腺癌

在日常门诊中经常会遇到因为副乳而担心其癌变的患者。从副乳的由来你可以知道副乳其实是胚胎发育中残余的乳腺组织而已,不会因为叫副乳而更容易癌变。但有些副乳腺内是存在乳腺组织的,这样也就和正常乳房一样有患乳腺疾病包括乳腺癌的风险,因此当副乳内有可疑肿块时需要做一些影像或穿刺检查,如果肿块有癌变可能性或已经癌变,应手术切除,必要时予辅助放化疗。

先天性乳头缺如一般与乳腺癌无关。

乳腺炎症性疾病与乳腺癌

炎症和癌症的关系始终扑朔迷离。有些部位的炎症似乎和癌症关系密切,比如我们的消化系统,从食管、胃以及结直肠,这些部位的慢性炎症、非典型增生、自身免疫性炎症(炎症性肠病、溃疡性结肠炎)都已经证实是癌症的高危因素。

在临床乳腺癌患者的流行病学研究中(调查乳腺癌患者在生活习惯、成长经历、既往其他疾病等多因素是否和乳腺癌的发病相关)没有发现既往的乳腺炎症病史会增大患乳腺癌的风险。所以,乳腺炎和乳腺癌无明确相关性,不必过分担心。

乳腺良性肿瘤性疾病与乳腺癌

"肿瘤"一词可能让人触目惊心,你可能会觉得这总该和乳腺癌有点关系吧? 的确,有些良性肿瘤是乳腺癌发生的高危因素,但更多的、常见的良性肿瘤是和乳腺癌无关的。你需要了解的是,恶性肿瘤包括两类,即癌症和肉瘤。这两类疾病都是恶性的,但发生的来源不同,发生自上皮组织的叫癌症,而发生于间叶组织的是肉瘤。我们生活里常说的血癌、骨癌、淋巴癌等,虽然称呼里有"癌"字,但它们其实是肉瘤家族的成员。乳腺癌是乳腺上皮组织来源的恶性肿瘤。乳腺良性肿瘤里最常见、最多发的是纤维腺瘤,其发病高峰年龄为 20～30 岁,主要由纤维上皮及腺上皮组成,纤维腺瘤恶变率极低,约占纤维腺瘤总数的 0.13%。乳腺内另一种常见的良性肿瘤叫导管内乳头状瘤,其常见症状是单侧、单孔、自发的乳头溢液,当出现血性溢液或多发性乳头状瘤伴有不典型性增生时,要特别警惕,要在专业医生的指导下进行治疗。乳腺还可见一种良性肿瘤叫叶状肿瘤,它是源于叶间组织的、反复发作的良性叶状肿瘤,有变为恶性叶状肿瘤的可能。

乳腺增生性疾病与乳腺癌

从现有的临床资料和流行病学资料来看,大多数乳腺增生和乳腺癌并无直接关联,只有极少数伴有非典型增生病理改变的才会增加乳腺癌的发生风险。这种非典型增生是从手术切下的标本中才能发现和诊断的,与刚才说的伴乳房疼痛的乳腺增生症是完全不同的范畴,一个是病理诊断,一个是临床症候群,所以千万不要一听说乳腺增生就惶惶不安。如果你患有乳腺增生,建议定期进行乳腺癌筛查或每年 1 次的乳腺检查。

综上所述,大部分乳腺良性疾病和乳腺癌没有关联,只有伴有非典型增生的乳腺导管内乳头状瘤或乳腺组织的非典型增生才是乳腺癌发病的高危因素,因此你无需焦虑、恐慌,这些消极情绪的产生也会增加乳腺癌患病风险,时刻记住:乳癌虽可怕,防治有方法,科学面对它,心情要豁达!

乳腺癌合理筛查

如何进行乳房自检?

什么时候需要临床医师乳房检查?

多种影像检查如何选择?

影像检查报告如何解读?

……

　　你也许已经听过很多次,癌症越早期发现,治疗成功的机会越多,生存时间越长,乳腺癌亦如此。早期筛查十分重要,筛查的目的是在疾病尚未出现症状的阶段明确病情,此时治愈的可能性最高,所需接受的治疗也较少,承受的痛苦和所需的花费也会减少很多。很多研究证实乳腺癌合理筛查降低了乳腺癌的发病率和病死率。本章为大家详细介绍乳腺癌筛查的常见方法及如何选择适合你的筛查方法。

　　目前,常用的乳腺癌筛查方法包括乳房自我检查、临床医师乳房检查、乳房X线检查(乳腺钼靶检查)、乳腺多普勒检查(乳腺 B 超检查)、乳腺磁共振成像(乳腺 MRI 检查)等。其中乳腺钼靶检查为目前诊断和筛查乳腺癌最重要的方法,许多欧美发达国家将其作为乳腺癌筛查的首选手段。

乳房自我检查

多年以来,医生一直强调规律的乳房自我检查可以促使肿瘤早期被发现。然而,最近的研究并没有发现自我检查能降低乳腺癌的病死率。现在医生的立场逐渐转变为:如果乳房自我检查给你带来的焦虑大于它的价值,不做它也可以,或者是必要时再做。然而,这并不意味着自我检查没用。临床中大部分乳腺癌的发现都是自己摸到的肿块,随后经过一系列辅助检查确诊的。因此,部分医生依然支持乳房自我检查作为乳腺癌全面筛查程序的一部分。

增强乳房自我检查的意识是十分重要的。如果你有经常检查乳房的习惯,你会很容易发现什么时候是正常的,什么时候是不正常的。当发现新的变化时,应及时就医。

乳房自我检查的步骤

观察

首先,选择一个光线充足的地方,站在镜子前,衣服退至腰部,双臂垂于身体两侧,观察你的乳房。如果两个乳房形状和大小不一样,千万不要惊慌,多数女性双侧乳房的大小是有一定差别的。应仔细观察乳房的形状、位置、皮肤的任何变化(皮肤的皱褶、凹陷、溃疡或变色等)。

接着,将双臂举过头顶,双手在脑后扣紧,双臂使劲向前压,观察乳房的形态是否有变化。转动身体以观察乳房的外周部分,记住要查看乳房的边缘部位,检查边缘部位时,有时需要你用手托起乳房。然后,双手叉腰慢慢旋转身体,观察乳头及乳房是否有凹陷、红肿或皮肤破损。最后,将双手掌撑在臀部,并使劲向下压,以凸显乳房前的胸肌,同时转动身体,这样会使乳房的轮廓显得清晰。再次观察乳房的形态有无变化,如发现异常变化,需要与另一侧进行比较,查看双侧乳房是否对称。如果不对称,则要提高警惕,及时就医。

最后,观察你的乳头,看是否有凹陷、脱屑、查看乳头是否有液体流出。在另一侧乳房重复同样的动作进行检查。

触摸

1. 坐位或立位　首先,将你的左手举起放在头后,再用右手检查左侧乳房。乳房检查的正确范围:上至你的锁骨下方,下至乳房下皱襞,外至乳房外侧缘,内侧靠近胸骨。检查的正确手法:五指并拢,平放在乳房上,用手掌和手指的掌面(手指末节,第二节掌面最敏感)轻柔扪按。在乳房的外上、外下、内下、内上、中央五个区域(顺时针方向)依次扪按。正常乳房柔软、质地均匀一致。由于乳叶的结构可略呈分叶状,正常情况下不会触及肿块。若触及肿块则应及时就医。要检查整个乳房直至乳头。检查时手指不能脱离皮肤,用力要均匀,力度以手指能触压到肋骨为宜。常常有人检查手法不正确,用手指抓捏检查乳房,从而把乳腺叶误认为肿块,造成不必要的紧张。检查完左侧乳房后,将右手举起放在头后,用左手检查右侧乳房,检查方法同上。

2. 卧位　身体平躺在床上,肩下垫一小枕头或折叠的毛巾,使整个乳房平摊于胸壁,以便于检查乳房内有无异常肿块。由于坐位或立位时乳房下垂,特别是体型较胖的女性,容易漏检位于乳房下半部的肿块,所以卧位检查同样是十分必要的。检查的范围和手法同坐位或立位检查相同。

按压

检查乳头溢液情况,把拇指和示指捏住乳头外围组织,向乳头方向挤压,看是否有液体流出。最后,检查腋窝、锁骨上窝有没有可以触及的肿块。

当你觉得有任何异常,先不要紧张,请及时就医。

具体可参考下图:

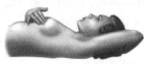

平躺检查:躺下时头下不放枕头。
左侧肩下垫一小枕,左手置于脑后。
触摸是否有硬块,淋巴结肿大,有无分泌物。

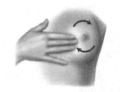

触诊的方式应取转圆圈的方式,
从乳头向外横向转动,检查延伸到
腋下尤其重要。

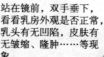

站在镜前，双手垂下，看看乳房外观是否正常，乳头有无凹陷，皮肤有无皱缩、隆肿……等现象。

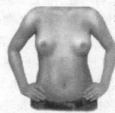

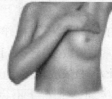

采用地毯式检查整个乳房范围；别忘了检查锁骨及腋下淋巴结。

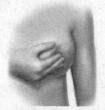

用大姆指、示指轻捏乳头，按压乳头下有无硬块，挤压有无分泌物流出。

乳房自我检查

绝经前女性乳腺组织在整个月经周期内是一直变化的。月经期间激素水平的变化，会导致乳房充血肿胀，行经时，乳房恢复到正常大小。如果你是绝经前女性，检查的最佳时间是月经开始后 7～10 天。因为此时雌激素对乳腺的影响最小，乳腺处于相对静止状态，乳腺的病变或异常容易被发现。而绝经后的女性则可随意选择检查乳房的时间。女性怀孕或哺乳时，乳房比平时更有肿物感。

癌症的可能迹象

检查乳房时应注意观察的一些变化包括：肿块、乳房"酒窝样"改变、皮肤增厚、乳头回缩、乳房皮肤变红、乳头周围发红或剥落、乳头溢液（血性的）、乳房皮肤"橘皮样"改变。如果你注意到了以上任何变化，要及时就医。

在这里要提醒大家，如果你摸到了任何肿块或异常，不要自己妄下断论，最好及时就医，请专科医师给你诊治，以免自己的误判耽误病情。

临床医生乳房检查

临床乳房检查是一种便宜、无创的筛查方式，常由医生来做。检查时，医生会先观察乳房的形状、大小、外貌,然后触诊乳房是否有肿块或其他异常。医生还会检查你的腋下是否有肿大的淋巴结。临床乳房检查和其余的影像检查常常作为常规筛查的一部分联合进行。

如果在做乳腺钼靶检查前进行临床乳房检查,就可以在钼靶检查时重点关注临床检查中感觉异常的乳房区域。如果你的医生发现可疑的肿块,即使乳腺钼靶检查是正常的,也要注意做进一步的检查。

肿块的出现并不一定是癌症。肿物有可能是良性的,另外,正常的乳房组织有时会有肿物样感觉。肿块大多数是良性的,只有不到 1% 的肿块最后证明是癌症,因此密切观察肿块的变化有重要意义。

乳腺影像检查

乳腺钼靶检查

乳腺钼靶检查原理

乳腺钼靶检查是运用 X 线对乳腺进行的特有检查,分为筛查性检查和诊断性检查。筛查性钼靶检查是在没有乳腺癌迹象的女性乳腺中寻找可疑的肿块或乳腺组织的变化。诊断性乳腺钼靶检查是针对乳房的变化(如肿块、乳头变厚、乳头溢液、乳房大小或形状改变、乳房表面皮肤的异常等)进行检查以明确诊断。也可用来评估筛查性钼靶检查时发现的异常,或是评估可掩盖疾病迹象的女性乳房植入物。

乳房通常要被照射两次,一次是从上向下看(轴位),一次是从乳房内侧向外侧看(侧斜位)。轴位摄片时,X 线胶片位于乳房下面,X 线束是从乳房上面穿过乳房照射到下面;乳房侧斜位摄片时,是将 X 线胶片置于一边,一般是腋窝下。如果发现有肿瘤或可疑区域,放射科医生结合两个方向的钼靶来确定病变的大概位置。初次筛查性乳腺钼靶检查通常称为基线钼靶检查。擅长读钼靶图像的放射科医生可以拿它和以后的检查比较以发现变化。

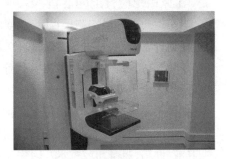

乳腺钼靶检查

乳腺钼靶检查的适用人群

目前,乳腺癌筛查的国际权威指南给出的建议是:年龄在 40 岁以上,而且没有乳腺癌家族史等高危因素,可以每 2 年行一次钼靶筛查。而如果是乳腺癌高危女性,应该从 35 岁开始就进行每年 1 次的钼靶筛查。

随着年龄的增加,乳腺癌钼靶筛查的受益就越明显,50 岁以后,受益最大。因为随着年龄的增加,患乳腺癌的风险也在增加。另外,绝经后女性正常的乳腺组织逐渐变得不再致密,这可以使得癌症更容易检测出。

 临床研究 ◇◇◇

钼靶在乳腺癌筛查中的作用

2014 年 Pace 和 Keating 在 JAMA 发表了一篇重要的综述文章,文中对近 50 年关于钼靶在乳腺癌筛查的风险及获益做了系统的评估,得出的结论是定期钼靶筛查可降低 19% 的乳腺癌死亡率。但是对于一个从 40 岁开始每年做钼靶筛查直到 50 岁,10 年假阳性的累计风险高达 60%,假阳性增加了不必要的焦虑、活检和金钱的支出。所以开始做钼靶筛查的年龄、频率一定要与个体情况结合。大多数机构建议:50～70 岁女性至少每 2 年进行一次乳腺钼靶检查,对早期发现乳腺癌有重要作用,当然这种筛查方法有过度诊断及假阳性的弊端,所以诊断时要考虑家族史、个人的患病风险、个人意愿及专家意见。对于有遗传史或家族史的女性,建议在 25 岁就开始进行每年一次的乳腺磁共振检查(MRI),30 岁以后每年再加做一次乳腺钼靶,这样保证乳房每半年有一次影像学检查。

◇◇◇

乳腺钼靶检查前的准备

当第一次做乳腺钼靶检查时,需要做好如下信息准备:你的乳房既往是否出现过任何异常问题,过去是否做过乳房活检或手术,是否进行过隆胸手术,是否怀孕或哺乳,是否正在使用激素替代疗法(HRT)或激素治疗乳房疾病,月经周期以及步入更年期的时间,同时最好能够提供家族史情况。

如果不是第一次就诊,请带上之前做过的钼靶检查胶片和报告,这可以让医生做出更准确的判断。在来做检查之前,双臂下或乳房上不能使用除臭剂、止汗剂、乳液、面霜、爽身粉或香水。因为爽身粉和除臭剂中的金属颗粒会在乳腺钼靶中看到,从而与病变混淆。

在做乳腺钼靶检查时,乳房会被挤压。在乳房最脆弱的时候(即在月经期以及之前的一个星期)应该尽量避免检查。一般乳房在月经后一周不再那么敏感。如果你有乳腺疼痛的病史,你可以考虑在乳腺钼靶检查的 1 小时之前服用止痛药(无需医生处方即可在药店购买)。

乳腺钼靶检查的步骤

与一次普通的胸部 X 线辐射量相比,钼靶辐射量很低。操作人员把平台调整到适合你的高度,平台上放着 X 线胶片,然后让你把乳房放到平台上。他(她)还会协助调整你的头部、手臂和躯干,以便让你的乳房被完全照射到。

你的乳房会慢慢地被一块透明塑料板压向平台,压力会持续数秒,以使乳房组织伸展开,这个压力是无害的,但是有可能会不舒服,有些女性甚至觉得很痛苦,如果不适难以承受,请告诉操作人员。由于辐射剂量低,乳房必须被挤压,使其厚度允许 X 线穿透,以保证可以将组织中的异常识别出来。压力一直挤压着你的乳房,此时应避免活动以免成像模糊。在 X 线照射时你要一直站立,屏住呼吸。操作人员在照射完双侧乳房之后,会要求你等待一会儿,检查图像的质量。整个过程通常不到 30 分钟。放射科医生会解读这些图片,然后将检查结果写成一个书面报告。

乳腺钼靶检查报告的解读

多数女性乳腺钼靶检查结果是正常的,按照美国癌症协会的说法,约有 10% 的女性结果显示异常,需要做进一步检查。这些女性中,只有 8%～10% 的人最终需要做活检,活检的 70% 会显示阴性。

需要再做其他检查的情况包括:乳腺组织内钙沉积(钙化灶)、肿块、组织扭曲、仅有一侧乳房出现高密度区域、上次钼靶检查没有出现的高密度区域。乳腺癌性肿块形状常不规则,边缘有毛刺,密度较周围腺体高。

乳房钙化灶比较常见。很多女性钼靶检查时都会发现至少一侧有乳房钙化灶,微小的不规则的沉积成为微小钙化点,可能与癌症相关。较大的、粗糙的沉积成为巨大钙化灶,往往显示是良性病变,比如老化、损伤。如果它的外形很可疑,医生会建议你做诊断性乳腺钼靶检查,提供放大的图像以发现可疑区域。如果进一步检查后钙化灶的外形仍然可疑,医生会建议你做活检。

高密度区域可能是组织与腺体的重叠影,有时很难与肿块影辨别,但重叠影往往只出现在一个投射位 X 线片上,也就是说只出现在一张图片上,而肿块往往在两个投射位 X 线片上都可见,即可以在两张图片上看见高密度影。

小知识

BI-RADS

BI-RADS 是乳腺钼靶、B超、磁共振报告中最常出现的英文缩写,即乳腺影像报告数据系统(breast imaging-reporting and data system, BI-RADS)的英文首字母缩写。这是一种报告术语,使临床治疗医生一看放射科医生的报告就知道下一步该做什么了。

BI-RADS 分级

BI-RADS 分级
BI-RADS 0 级:需要结合其他检查
BI-RADS 1 级:阴性
BI-RADS 2 级:良性
BI-RADS 3 级:良性可能,需短期随访
BI-RADS 4 级:可疑恶性,建议活检
4A:低度可疑
4B:中度可疑
4C:高度可疑,但不肯定
BI-RADS 5 级:高度恶性
BI-RADS 6 级:已经病理确诊为恶性

组织扭曲可能是肿瘤侵犯了邻近组织。单纯的乳腺钼靶检查并不能证明异常肿块就是乳腺癌。要辨别肿块的性质,有必要做一些额外的诊断性检查。

你一定要注意,在解读钼靶检查报告时不要过分钻牛角尖,把咬文嚼字的工作交给临床医生。

乳腺钼靶检查的局限性

乳腺钼靶检查并不是万无一失的。这个过程的精确性在某种程度上取决于所采用的 X 线的质量以及放射科医生的经验和技巧。如果这些欠缺,就有可能会漏诊。然而,即使有最好的技术和医生,一些乳腺癌仍有可能未被检测出。有一些女性的乳房比其他人含有的腺体和纤维组织要多,一般来说,东方女性的乳腺较西方女性而言更致密,年轻女性和绝经后服用雌激素的女性乳房比老年女性更致密。这一特征可以隐藏肿瘤,使得乳腺钼靶检查的图像更难解读。

筛查性乳腺钼靶检查的缺点包括以下几点。

1. 假阴性 假阴性是指当癌症存在的时候,检查结果却是正常的,导致安全的错觉。如果你发现乳房里有肿块，但是钼靶检查却没有发现肿瘤，得出阴性的结果，此时你就会认为"没事"，而肿块有可能就是癌症。美国国家癌症研究所数据显示，在乳腺钼靶检查筛查时，有 10%～20% 的乳腺癌会被漏诊。假阴性常见于较年轻的女性，因为其乳房腺体致密，X 线片显示密度较高，所以肿块或钙化灶较难与正常腺体相鉴别。

2. 假阳性 假阳性是指并没有癌症时，结果却显示有癌症迹象。假阳性常见于较年轻的女性、以前做过乳房活检的女性。另外，一些钼靶筛查发现的癌症可能生长十分缓慢，不会对生命带来任何威胁。但是假阳性结果带来的不必要的额外检查、治疗以及害怕、焦虑，随之而来财力、物力、人力的消耗是不容忽视的问题。

3. X 线辐射 乳腺钼靶的基本原理是 X 线照射原理，会存在不可避免的 X 线辐射，多次的照射确实存在致癌的风险，但是钼靶检查所用的照射剂量低于普通 X 线摄片，所以，只要你接受的是正常剂量的检查，而且并不频繁，那么你大可放心，并不会对你的健康造成影响。

乳腺 B 超检查

乳腺 B 超检查的原理

超声成像方法是利用高频的声波射向组织，声波被身体组织反弹，返回波被分析和记录，在屏幕上产生显示人体内部的影像。做超声检查时，会在你的乳房皮肤周围涂上一层凝胶状物质。这层凝胶有利于声波的传导，并有助于消除皮肤和传感器之间的气泡。传感器是一个小的塑料装置，可以发出声波，并且当声波反弹回来的时候可以将其接收。超声科医生在你乳房周围来回移动传感器，将声波发送至乳房组织，并及时采集声波回音。返回的声波通过电脑转化成屏幕上明亮或黑暗的图像。

通过乳腺组织在计算机的成像，医生可以告知在乳腺钼靶检查或体格检查时所发现的肿块是囊性肿物还是实体肿物。囊性肿物内充满液体，不是癌，但实体肿物有可能是癌。

乳腺 B 超筛查利弊

对于东方女性而言，尤其是年轻女性，B 超筛查越来越受大家的推崇。因为我国妇女乳腺都普遍存在脂肪含量少、体积小的现象，多为致密型乳腺，一旦发生病变，借助钼靶进行检查时，很容易漏诊。然而，B 超检查比较敏感，可查出钼

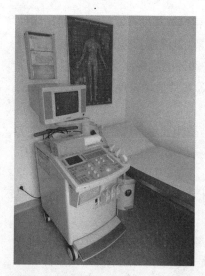

乳腺B超检查

靶检查中可能遗留的病灶；B超筛查较钼靶筛查，无X线辐射影响，所以相对安全，且重复性较高，尤其对妊娠期妇女而言，是一种安全、有效的检查方法；B超筛查中乳腺层次显示清晰，对肿块的检出特别敏感，甚至可以发现直径2 mm大小的囊肿；B超筛查的优势还在于可以明确鉴别肿块是囊性还是实性，而且有经验的医生可以鉴别实性肿块的良恶性；B超筛查费用也相对较低。

B超筛查不适用于检测小的钙化，细小钙化常常是癌症的先兆，而B超对其敏感度较低，较难发现腺体中的细小钙化，从而造成漏诊，这就是为什么不能以B超替代乳腺钼靶检查的原因；B超检查报告较为主观，受检查医生的经验影响较大，经验欠缺的医生对于B超下肿块良恶性的判断缺乏经验，故而有可能造成偏差，延误病情，或者将良性的肿块判定为恶性，给你带来不必要的恐慌和焦虑，甚至是过度检查和治疗；对于乳房较大而且下垂的女性而言，B超筛查的漏诊率较高。

乳腺B超报告的解读

一般来说，标准的乳房超声对于肿块的描述分为以下3种。

1. 高回声结节　这种情况一般为脂肪瘤，无需过多关注，医生绝大部分情况下会让你观察随访即可。

2. 无回声结节　这种情况一般为乳腺囊肿，单纯的乳腺囊肿恶变概率很低，医生绝大部分情况下会让你观察随访即可。

3. 低回声结节　这种情况一般为实性的肿块，就是临床医生最为关注的，最可能与乳腺癌有关的超声表现，大家就需要重视了。

如果你的超声报告内出现了以下字眼：低回声结节，边界不清楚、边界高回声晕，毛刺、成角或分叶状，形态不规则，无明显包膜，呈蟹足样生长，纵横比>1，微钙化（<0.5 mm），肿块内血流信号丰富。这些都是需要警惕的信号，请抓紧时间专科就诊。

乳腺磁共振筛查

乳腺磁共振检查的原理

磁共振成像(MRI)是利用磁场和无线电波来生成一个比较详细的身体二维图像以发现体内组织的异常。MRI 已应用于乳房成像,在检查前或检查过程中需静脉注射一种对比剂。已有医生将乳腺磁共振检查应用于乳腺癌筛查中,但乳腺磁共振检查更多的是用于进一步评估乳腺钼靶检查和 B 超检查中可疑的区域或者是确定肿块的范围。

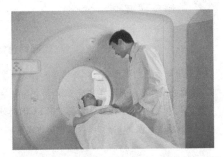

磁共振筛查

乳腺磁共振筛查的利弊

乳腺磁共振检查具有分辨率高,检查安全、无电离辐射、肿瘤检出率高等优势,对发生在致密型乳腺和置入假体后的乳腺肿瘤检出率高。双侧乳腺可以同时成像,且在任意方向成像,不受患者体型和病灶位置的影响。

乳腺磁共振检查也存在一定的局限,如良、恶性病变的表现上有一定重叠性,所以有时候存在鉴别困难;乳腺磁共振检查对钙化不敏感,而微小钙化恰恰是诊断早期乳腺癌的有力依据,所以对于早期乳腺癌的诊断可能存在一定的难度;乳腺磁共振检查可能会发现你乳房里的所有问题,所以存在误判的可能,即本来是正常的,可能会被认为是有病变的,从而造成不必要的恐慌和担心,而且乳腺磁共振检查费用高昂,检查耗时也较长,重复性较差。但相信随着磁共振技术的发展,乳腺磁共振检查在乳腺癌的诊断中会起到越来越重要的作用。

乳腺磁共振筛查的适用人群

1. 高度怀疑乳腺癌的人群 当 B 超或钼靶检查结果提示乳腺癌可能时,进一步的磁共振检查可以帮助分析病灶是单发的还是多发的,病灶与周围的皮肤、胸肌的位置关系如何,是否有做保乳手术的条件等。此外,如果已确诊乳腺癌,做术前化疗后,也需要用乳腺磁共振来评估化疗的效果。

2. 触诊、B 超、钼靶均无法明确诊断的人群 临床上最常见的是钼靶摄片上显示 BI - RADS 4A 的钙化灶,而触诊无法触及、B 超图像也无法探查到。这时该怎么办呢？需要手术吗？请加做乳腺磁共振检查！

 临床研究 ◇◇◇◇◇◇◇◇◇◇◇◇◇◇◇◇◇◇◇◇◇◇◇◇◇◇◇◇◇◇◇◇◇◇◇◇◇◇◇

乳腺钙化灶意味着什么

当钼靶检查发现可疑钙化而磁共振检查未发现强化病灶时,该如何判断疾病情况? 最新研究证实,当磁共振检查未发现强化病灶时,即使钼靶检查发现的病灶是恶性的,其基因型多具有较弱的侵袭性。此外,研究显示所有的非低级别 DCIS 病灶在增强磁共振检查中都能显示出来。因此,当磁共振检查没有发现显著病灶时,可以先随访观察,不必太过惊慌,避免过度诊断和治疗。

◇◇

3. **乳头溢液** 特别是单孔的乳头溢液,常常是由导管内乳头状瘤引起的。临床上表现为乳头单孔"出水",淡黄色、暗红色,甚至鲜红色。出现以上症状请加做乳腺磁共振检查,因为扩张的导管和导管内的病变在磁共振图像中将一览无遗。

乳腺磁共振筛查前的准备

做磁共振检查时你需要注意以下几点:①摘掉所有饰物:检查过程中,强大的磁场会吸附所有金属物件,并可能使你受伤。因此一定要记得摘掉所有首饰,包括肚脐和脚上的饰物。②不要化妆:有些化妆品中含有金属,它们会与磁场发生反应。所以检查当天不要化妆,包括指甲油、止汗药、防晒霜等,最好护发产品也不要用。③缓解焦虑情绪:有些人会在接受检查时感到恐惧或焦虑,类似幽闭恐惧症的感觉。所以,最好在进入机器前先闭上眼睛,在整个过程中不要睁开。你不妨想像一些比较有趣的事情,或者你喜欢的人或宠物。有的人需要服用抗焦虑的药物。④让医生了解你的文身情况:检查过程中,文身中的颜料会加热,导致皮肤受到刺激甚至灼伤,遮盖也不管用。检查中如果皮肤有刺激感,应立刻停止。⑤检查时间也许比你预期的长:标准的检查程序只有 15 分钟左右,但有可能被延长到 1 小时,所以你不妨在检查前吃点东西,而且一定要去趟卫生间。⑥检查过程中噪声很大:你可能会听到很大的噪声,像一台冲击钻在施工,音量高达 82～118 分贝,所以最好提前戴上耳塞。⑦你可能感觉到热:在无线电波的作用下,体表温度可能会升高 1 ℃左右,因此有些人会在检查过程中感到热,这时不要担心,保持冷静。⑧别乱动:如果你在检查过程中移动了,就得重新做一遍。⑨不必担心放射线辐射：磁共振使用的是强大的磁场和无线电波,没有 X 线,因此不用担心辐射危险。

需要注意的是体内如果安装心脏起搏器,强大的磁场会影响起搏器的运作；体内存在金属物质,如骨折术后钢板、钢钉等,会影响磁共振的成像效果。如果你属于以上人群,是不适合做乳腺磁共振检查的。但是如果体内仅有金属节育环,是不影响乳腺磁共振检查的。

乳腺磁共振报告的解读

磁共振报告中会出现 T_1、T_2 成像,T_2 成像是屏蔽了 T_1 成像中的脂肪组织,使得病灶的信号更加清晰。放射科医生根据图像描述病灶的形态、大小、边界等特征。也会采用 BI－RADS 分级对病灶进行描述。需要强调的是,如果造影剂分布均匀,是良性病变的特征；如果分布不均匀,四周呈环状,或者内部有分隔,通常是恶性病变的表现。

当报告中出现以下字眼：结节、形态欠规则、边界不清、毛刺、造影剂的分布不均匀强化、造影剂四周呈环状等,需要引起重视,请及时专科就诊。

除了以上几种筛查方法,一些新兴的筛查手段也越来越多地被应用于临床,例如：血液中循环肿瘤细胞和循环肿瘤 DNA 的检测为早期筛查提供了前沿的分子生物学的方法,但需要进一步研究确认其在临床的价值。循环肿瘤 DNA 的检测可作为影像筛查方法的补充。对 30％不愿意接受影像筛查的患者也提供了一项新的易于接受的选择。

中国对肿瘤的筛查早已有之,乳腺癌在各地区的群体性筛查也已开展多年,但尚无相关指南发布,目前通常采取临床触诊、彩超和钼靶检查相互结合为主的筛查方法。

乳腺癌的诊断

乳腺癌是如何诊断的?

如何读懂病理报告?

乳腺癌的分期是如何界定的?

预期生存是指什么?

……

如果发现乳房肿块、乳房 X 线或其他检查出现异常,接下来就是乳腺癌诊断的过程。医生会对症状、体征和影像学检查进行评估,最终通过病理活检确诊。一般情况下,乳房良性肿瘤发生率远比癌症要高得多。如果已经确诊为癌症,你还需要做其他的检查以确定癌细胞是否扩散到身体的其他区域,这会指导接下来的治疗方案。

诊断过程可能花费一段时间,这段时间你会感觉到莫大的压力,因为未来充满了不确定性,整个等待的过程是令人煎熬的。本章会教给你一些关于乳腺癌诊断的知识,让你心中明了每一步检查的作用,并且即使最后结果确定是癌,你也知道接下来该做些什么,以减少你的恐慌。

乳腺癌的诊断依据

症状和体征

乳腺癌最典型的症状就是乳房肿块，或者是触诊感觉乳房变厚。通常肿块是无痛的，但是有时候会引起疼痛。癌性肿块通常质地坚硬，边界不规则，不过也有一些是柔软的、圆形的。大部分肿瘤长在乳房外上象限靠近腋窝处。

肿块通常是自己通过偶然的机会或者是乳房自我检查时发现的，时常出现的不适感或者意外对乳房造成的挤压都可能会引起对肿块的注意。此外，伴侣做爱过程中或者是医生在体检的时候也可能会发现乳房肿块。

除了肿块，还有以下一些症状和体征。

（1）两侧乳房大小、形状有所差异。

（2）乳房局部有肿胀感。

（3）乳头自发溢液，不是母乳，一般液体呈血色、清稀的淡黄色或绿色。

（4）一侧乳头内陷。

（5）乳房皮肤变厚，刺激乳头会痒，有发热或黏腻感（乳头 Paget 病）。

（6）一侧乳房有凹陷，或者皮肤有皱纹。

（7）乳房皮肤持续"橘皮样"改变。

（8）腋窝部淋巴结肿大，或者是锁骨上淋巴结肿大。

有些人在乳腺癌最早期，甚至到了晚期阶段，可能也没有任何症状、体征，而是偶然去医院检查时通过乳腺钼靶或 B 超检查才被发现。

病史

如果你的接诊医生怀疑你可能患有乳腺癌，他（她）首先想要了解你的完整病史，医生可能需要以下信息，这些信息有助于医生对你的病情进行客观地评估。

（1）乳房出现的新的症状和改变。

（2）既往是否有过乳腺疾病，是否做过活检。

（3）对侧是否曾患过乳腺癌，如果是，对侧乳腺癌的诊断及相关检查结果。

（4）以前是否做过子宫切除术，包括切除原因以及卵巢是否已切除。

（5）是否有乳腺癌或卵巢癌家族史。

（6）是否使用激素替代疗法。

（7）是否服用口服避孕药。

（8）月经史、生育史：包括初潮年龄、绝经年龄、怀孕次数、初次怀孕年龄、是否完成哺乳等。

就诊时你需要弄清楚以上内容，并提供给你的医生，他（她）会参考以上病史及你之前的乳房X线检查或超声检查结果，从而评估此次病情。

体格检查

在尽可能地收集你的个人史和家族史后，医生会进行双侧乳房的临床体格检查。他（她）可能会先进行乳房视诊，查看双侧乳房有无不同，有无瘢痕或其他特征。一些肿块在正常坐姿的时候不易被发现，你需要双手置于臀后，然后举手过头部，让医生可以从不同角度查看你的乳房。

然后，你会被要求躺下，医生进行乳房触诊，与乳房自我检查的方法类似。医生评估可视或可触及的肿块的大小、形状以及坚硬度。另外，还要检查乳头是否对称、内陷、过度敏感以及溢液。医生还会触摸你的腋下以及锁骨周围，检查是否有肿大的淋巴结。

如果你的症状和体征提示有乳腺癌的可能，即便你以前的检查是正常的，医生也会建议你做更多的检查。对于40岁及以上的女性，可能需要做诊断性乳房X线检查；如果你是40岁以下，医生会建议做超声检查，因为较年轻、致密的乳腺组织可能会使肿块在钼靶检查上不易看出。超声可以有助于判断肿块是坚硬的实体还是液性的囊肿。如果肿块是实体，医生会根据影像学BI-RADS级别，建议你活检（细针吸引术或者是粗针活检）。如果影像学BI-RADS级别较低，医生通常会建议定期检查。

如果你没有任何症状和体征，但是乳房X线检查却显示可疑异常，通常也会被建议再做进一步的检查，比如乳腺磁共振（MRI）检查、超声检查或者活检。

影像学检查

影像学检查最大的优点在于它可以定位乳腺组织深处不易被察觉的肿瘤。它也可以发现是否有多处的可疑病灶。另外影像学检查也可以用来指导针刺活检。

乳腺癌诊断中最常用的影像学检查是乳房钼靶检查和超声，其他还包括磁共振成像（MRI），正电子发射型断层显像（PET-CT）扫描，以及其他放射性追踪检查。PET－CT 更多用来检查癌症是否转移到身体的其他部位。

乳房钼靶检查

乳房钼靶检查可用来评估乳腺癌的症状和体征,精确定位,并用于之前做过肿块切除术的乳腺癌女性的复查。加摄点压像可以加压于乳房组织的异常区域(病变部位),使乳房组织伸展,便于更好地观察病变部位。放大像可以放大一个区域内小的结构以及细小不规则的钙化点。

在做乳房钼靶检查时,医生需要在你乳房上标记出病变位置,以便于放射科医生知道哪里需要重点关注。放射科医生也可能让你自己指出哪里不舒服。一般来讲,两侧乳房都要照射以便于对称比较。最理想的做法是,将现在的检查图像与以前的图像比较,找到乳房组织的细小变化。

在乳房钼靶检查中,恶性的迹象包括:边界不规则的高密度影、可疑的微小钙化点、组织结构扭曲以及乳房不对称。当发现属于 BI－RADS 4 级或 5 级病变时,需要做活检。

超声检查

超声检查对于乳腺癌的诊断也有几点重要之处,具体如下。

1. **评估可疑的 X 线检查**　超声检查可用于进一步评估 X 线检查上可疑的异常。

2. **区分囊肿和实体肿块**　囊肿是良性的液体囊状物,声波穿过液体比穿过实体肿块容易得多。囊肿不是恶性的,在超声成像上与实体肿块的表现不同,而实体肿块可能是恶性的也可能是良性的。单纯的囊肿可以通过超声明确诊断,通常不需要进一步检查。如果肿块有复杂的结构,会建议你做活检。

3. **评估致密乳房组织**　年轻女性,特别是 30 岁以下,乳房组织是致密的。致密型乳房在 X 线检查上显示较为模糊,这种情况下,超声检查可以提供一个比较清晰的影像。这就是超声作为评估年轻女性可触及肿块的常用工具的原因。

4. **评估乳房植入物**　超声检查可以区分植入的乳房组织和自身乳房组织,因此可以对植入并发症或新生肿块进行鉴别。

5. **指导穿刺活检**　当穿刺针刺入乳房组织的时候,超声可以提供针的影像,这对于指导穿刺活检过程很有帮助。这个影像也可以帮助医生直接找到正确的区域。

超声检查的一个不足之处是不能真实地发现常伴随癌症出现的微小钙化点。因此超声不能用来作为筛查的唯一工具。

活检

活检是指从组织中切除一小块标本用来病理学分析。活检是乳腺癌诊断的"金标准",是确诊乳腺癌唯一的方法。在进行完一系列的体格检查和影像学检查后,你可能会被要求进行活检。除了明确是否是癌症,活检还会提供关于你所患癌症的类型和是否对类似抗雌激素治疗的治疗方案有反应等重要的信息。

目前,3种最常见的活检是细针穿刺活检、粗针活检和手术活检。每一种方法都有自己的优点和缺点,下面分别给予介绍。

细针穿刺活检

这是最简单的一种活检。进行抽取时,医生一只手稳定乳房,另一只手用细针扎进肿块,针后连着注射器,抽取异常区域的组织。在每个地方进行一次,样本细胞就被采集了,可能会出现以下几种结果。

1. 囊肿 囊肿由液体填充,医生可能会抽出所有的液体。如果液体是透明的并且肿块消失了,这意味着只是单纯的囊肿。若是癌症,液体很难被抽取,液体通常为血色,抽出后肿块还在。在这种情况下,液体通常被送往实验室进行检测是否有癌细胞。

2. 实体肿块 如果肿块是实体的,在针刺的时候,医生会感到阻力,并且不会有液体流出。通过几次针刺并不断吸取,细胞的样本就可以获得了。收集到的细胞放到一个或几个切片上,然后送到实验室。病理科医生将会检查细胞标本。若是收集到的细胞不够的话,活检就会被重复进行以便获得足够的样本细胞。

细针穿刺活检的优点是快速、便宜和几乎无痛感,并且可以快速获得结果。

细针穿刺活检结果的准确度往往无法评估,这与进行活检人员的经验有关。此外,活检样本的处理也需要经验丰富的人员进行。

细针穿刺活检的缺点是穿刺只能获得细胞并非获得组织标本,难以鉴别浸润性乳腺癌还是原位癌。因此,医生更倾向于选择粗针活检或手术活检。

粗针活检

粗针活检要用到比细针穿刺活检更大的针,这让病理科医生有更多的组织细胞去研究。通常情况下,粗针活检要在影像的引导下进行。

粗针活检的诊断准确率可达到90%,而且减少了手术活检的使用。但粗针活检存在小风险的感染和出血的可能。

1. 准备　在活检之前,告诉医生你是否正在使用阿司匹林或者其他抗凝药物。因为这些药物会让针芯活检过程中血液难以凝固,造成更多的流血。医生可能要求你暂时停止服用这些药物,在检查之后的一段时间内也暂时不要服用这些药物。

2. 活检过程

(1) 立体定位下粗针活检:在这个过程中,你通常面部朝下躺在手术台上,你的一个乳房置于手术台的一个洞里。手术台通常被升高几英寸,放射科医师通常坐在下面。医生会采用乳房钼靶来确定活检的精确位置,此时乳房会被两个金属板挤压。乳房被固定后,保持乳房的位置稳定十分重要,你不可以随便移动身体以便于医生在正确的位置上进行活检。

(2) 超声定位下粗针活检:在超声定位的粗针活检中,你会平躺在超声波台上。医生可能要求你把活检乳房侧的手臂放在头部上方,这样可以拉伸柔软的组织,让医生看到更为清晰的影像,从而定位肿瘤的位置。超声波定位通常在异常区域可以获得清晰超声波影像的情况下使用。

相对于细针穿刺活检,粗针活检的优势在于可以获得更多的组织样本,从而分辨是否是浸润性乳腺癌,并能更好地识别乳腺钙化点。有些时候,粗针活检可能会漏诊或出现极少的误诊。

粗针活检比细针穿刺活检的花费高。但是,粗针活检已经成为一种标准的活检方式。患者和医生都想在手术之前确定是否患有癌症,以及癌症是否具有浸润性以指导下一步的治疗。

手术活检

在一些情况下,通过粗针活检得到的组织仍不足,这种情况下就要进行手术活检。或者当可疑肿块很小而且可以触及时,医生可能在手术活检的过程中诊断并同时切除肿瘤,这时也建议你进行手术活检。此外,当肿块处于特殊部位,其他活检方式不能进行的情况下,就需要进行手术活检。

正如名字的含义,手术活检就是一个小的手术,比起针刺活检具有较高的准确性,包括两种类型:①切取活检:切取部分肿块进行检查。②切除活检:切除整个肿块。如果所有的癌症细胞被移除,切除活检既是诊断又是治疗。乳房肿瘤切除手术或扩大局部切除术都属于这个范畴。

1. 准备　手术活检通常在手术室里进行,通常使用镇静剂和局部麻醉,在特殊情况下会进行全身麻醉。告诉医生你是否正在服用抗凝药物,包括阿司匹林、非类固醇消炎药或其他影响凝血的药物。在手术之前的一段时间内,你可能会被要求禁食,且保证术后有人送你回家。

2. 导丝定位　在手术活检之前,医生可能会进行导丝定位。在乳房X线检查的指导下进行,定位前会进行局部麻醉(有时局麻带来的不适要比穿刺本身更大)。医生将将导丝的尖部送入肿块区域内,穿刺后进行乳腺X线检查以确保导丝进入肿块内,随时调整导丝位置。放于正确位置后,除去针头,留下导丝。导丝的头部有倒钩,保证固定导丝。拍摄此时的乳房X线图像送往手术室。如果乳腺超声成像比乳房X线成像更加清晰时,可以选用乳腺超声引导下放置导丝。

3. 活检过程　一旦所有的预备工作进行完毕,外科医生会仔细地诊查从前的钼靶图像从而确定最佳的手术路径。在手术中,医生会试图将整个肿瘤和导丝一起移除,然后缝合切除的组织,样本的边缘会用墨水标记,以便病理科医生可以发现边缘是否有癌细胞。

外科医生切除样本后,会进行X线照射,以检查是否所有的钙化点都在一个标本之内,然后交给病理科医生。如果样本切缘有癌细胞,这就意味着一些癌细胞仍在乳房内,更多的组织需要被切除;如果边缘是比较干净的,就可能说明所有的癌细胞都被清除了。有时只有切除整个乳房,才能将病变组织全部切除。

4. 活检后护理　手术活检比其他活检发生出血、感染及切口周围水肿等风险要高很多。因此,手术后1周的时间内应避免剧烈活动,特别是手术侧上肢活动。术后1~3天切口处可能有渗液,在胸罩内放置纱布垫有利于渗液的吸收。切口外敷料可以在术后2~4天在医生指导下去除。如果你发现切口周围有渗液伴异味、红肿、疼痛等,很有可能存在伤口感染,请及时就诊。

有时候同样的检查你需要做两次,因为不同的检查方式,比如体格检查、乳房X线检查及活检,有时候得到的结果可能会不一致。在这种情况下,一种或更多的检查需要重复做。例如,如果体格检查可触及一个肿块,但是乳房X线检查却什么也没有发现,你就需要再次做一次X线检查或者是其他可选择的影像学检查;再比如说如果乳房X线检查发现可疑的微小钙化灶,但是活检却显示没有异常,医生可能就会建议你再次做活检以确保取到可疑组织的样本。

检查报告的解读

乳房 X 线、超声报告的解读

乳腺 X 线检查或超声(磁共振报告中也会出现)报告中最常出现的英文缩写 BI - RADS, 即乳腺影像报告数据系统(breast imaging-reporting and data system)。这是由美国放射协会制定的一种统一报告术语, 从而降低解释的差异, 并且降低误差幅度, 使临床治疗医生看到放射科医生的报告就知道下一步该如何做。具体分类参考"乳腺癌合理筛查"章节。

病理报告的解读

病理科医生在检查标本后会给出一份详细的病理报告, 内容包括肿块的来源部位、肉眼所见(肿块的大小、形状、颜色、质地等)、切缘情况等。如果可见癌细胞, 报告会告知癌症是否具有浸润性、组织学类型及免疫组化情况等。

癌症类型

主要看肿块是否具有浸润性。

1. 浸润性乳腺癌 指癌细胞会突破乳腺导管或腺叶的包膜扩散至周围结缔组织甚至身体的其他器官中。大多数患者的报告中都会出现"浸润性导管癌""浸润性癌, 非特殊型"等字眼, 其他可见浸润性小叶癌和极少数的特殊类型的乳腺癌。浸润性小叶癌在乳房 X 线检查中很难被发现。特殊类型的浸润性癌包括腺样囊性癌、伴有大量淋巴细胞浸润的髓样癌、黏液性癌、乳头状癌、乳腺小管癌等, 这些类型的癌较浸润性导管癌的预后好。化生性癌也是一种特殊类型的乳腺癌, 但它的发展较浸润性导管癌快, 预后差。更多信息可参考"特殊类型乳腺癌"一章。

2. 非浸润性乳腺癌 指癌细胞局限在某个部位, 没有侵袭性, 但有转变为浸润性乳腺癌的可能。包括导管原位癌(DCIS)和小叶原位癌(LCIS)。很多专家并不认为小叶原位癌是真正的乳腺癌, 但患有小叶原位癌的女性患浸润性乳腺癌的概率比一般女性高。非浸润性乳腺癌经过规范的治疗后预后很好。

肿瘤分化及分级

病理科医生根据显微镜下癌细胞的异常程度对肿瘤细胞分化、分级进行评估,分化越高预后越好,分级越低预后越好。

乳腺癌的组织学分级及评分主要从以下 3 级 9 分法进行评估(参考我国恶性肿瘤诊治规范分级标准)。

1. 腺管形成的程度　①有多数明显腺管为 1 分;②有中度分化腺管为 2 分;③细胞呈实性片块或条索状生长为 3 分。

2. 细胞核的多形性　①细胞核大小、形状及染色质一致,与正常细胞很像为 1 分;②细胞核中度不规则,与正常细胞有部分差异为 2 分;③细胞核高度不规则,与正常细胞核有明显差异为 3 分。

3. 核分裂计数　①每 10 个高倍视野核分裂在 3 个以内为 1 分;②每 10 个高倍视野核分裂在 4～5 个之内为 2 分;③每 10 个高倍视野核分裂在 6 个以上为 3 分。

各标准的 3 项指标所得的分数相加,3～5 分为Ⅰ级(高分化),6～7 分为Ⅱ级(中分化),8～9 分为Ⅲ级(低分化)。

激素受体状态(ER/PR)

研究发现,乳腺细胞的生长及发育受雌激素与孕激素的影响,在大多数乳腺癌细胞表面存在雌激素与孕激素受体,即 ER 和 PR。病理科医生会检测癌细胞表面的激素受体情况,并报告具有受体的百分比及受体的阳性程度,这些决定着乳腺癌的分子分型以及下一步的内分泌治疗方案的制订。

如果你的 ER 或 PR 有一项为阳性,说明你可以从内分泌治疗中获益。受体百分比越高或阳性程度越强说明你可能受益更大。

HER-2 状态

HER-2 即人表皮生长因子受体 2,是通过 HER-2 基因表达的受体蛋白。HER-2 的激活可以刺激细胞分裂,因此,HER-2 过表达型乳腺癌预后较差。

通常通过免疫组化法进行 HER-2 受体的检测:如果报告中出现"0""一""+",说明 HER-2 是阴性;"++"表明有 HER-2 过表达的可能,但不能确定,还需要进一步行 FISH 检测,通过荧光 DNA 标记的数量来检测 HER-2 基因的数量,结果分为阳性和阴性;"+++"说明有 HER-2 过表达。

如果有 HER-2 过表达,你可能需要联合针对这一基因的靶向药[如曲妥珠单抗(赫赛汀)]进行治疗。

乳腺癌的分期

　　1959 年 1 月 9 日,美国癌症联合委员会(AJCC)成立,其建立了以解剖学 T、N、M 为基础的分期体系,每 6～8 年更新一次,是世界范围内癌症临床分期的统一标准。

　　T(肿瘤,tumor):指肿瘤大小,是否侵犯皮肤或胸壁,分为 0～4 期,Tis 表示原位癌,mic 代表微小浸润。

　　N(淋巴结,node):是否侵犯周围淋巴结,分为 0～3 期。

　　M(转移,metastasis):是否转移至身体其他部位,分为 0 和 1 期。

病理学分期(PTNM)

　　T:原始肿瘤情况

T_x:原发肿瘤无法确定(例如已切除)。

T_0:原发肿瘤未查出。

Tis:原位癌。

Tis (DCIS):导管原位癌。

Tis (Paget 病):不伴肿块的乳头 Paget 病。

(注:伴有肿块的 Paget 病根据肿块大小进行分期。)

T_1:肿瘤最大直径≤2 cm。

T_1mic:微小浸润性癌,最大直径≤0.1 cm。

T_{1a}:最大直径>0.1 cm,≤0.5 cm。

T_{1b}:最大直径>0.5 cm,≤1.0 cm。

T_{1c}:最大直径>1.0 cm,≤2.0 cm。

T_2:最大直径>2.0 cm,≤5.0 cm。

T_3:最大直径>5.0 cm。

T_4:不论肿瘤大小,直接侵犯胸壁或皮肤(胸壁包括肋骨、肋间肌、前锯肌,但不包括胸肌)。

T_{4a}:侵犯胸壁。

T_{4b}:患侧乳房皮肤水肿(包括橘皮样变)、溃疡或卫星状结节。

T_{4c}：T4a 和 T4b 并存。

T_{4d}：炎性乳腺癌。

N：区域淋巴结情况

N_X：区域淋巴结无法评估(例如已清除)。

N_0：区域淋巴结无转移。

N_1：同侧腋淋巴结转移,可活动。

N_2：同侧腋淋巴结相互融合,或与其他组织固定;或临床无证据显示腋淋巴结转移的情况下,存在临床明显的内乳淋巴结转移。

N_{2a}：同侧腋淋巴结相互融合,或与其他组织固定。

N_{2b}：临床无证据显示腋淋巴结转移的情况下,存在临床明显的内乳淋巴结转移。

N_3：同侧锁骨下淋巴结转移;或有临床证据显示腋淋巴结转移的情况下,存在临床明显的内乳淋巴结转移;或同侧锁骨上淋巴结转移,伴或不伴腋淋巴结或内乳淋巴结转移。

N_{3a}：同侧锁骨下淋巴结转移。

N_{3b}：同侧内乳淋巴结及腋淋巴结转移。

N_{3c}：同侧锁骨上淋巴结转移。

M：远处转移情况

M_X：无法评估有无远处转移。

M_0：无远处转移。

M_1：有远处转移。

[说明:临床明显是指通过临床体检或影像学检查(除外淋巴核素显像)发现;临床不明显是指临床体检或影像学检查(除外淋巴核素显像)不能发现的情况。]

TNM 分期与临床分期对应表

分期	T	N	M
0 期	Tis	N_0	M_0
ⅠA 期	T_1	N_0	M_0
ⅠB 期	T_0	$N_1 mi$	M_0
	T_1	$N_1 mi$	M_0

（续　表）

分期	T	N	M
ⅡA 期	T_0	N_1	M_0
	T_1	N_1	M_0
	T_2	N_0	M_0
ⅡB 期	T_2	N_1	M_0
	T_3	N_0	M_0
ⅢA 期	T_0	N_2	M_0
	T_1	N_2	M_0
	T_2	N_2	M_0
	T_3	N_1	M_0
	T_3	N_2	M_0
ⅢB 期	T_4	N_0	M_0
	T_4	N_1	M_0
	T_4	N_2	M_0
ⅢC 期	任何 T	N_3	M_0
Ⅳ期	任何 T	任何 N	M_1

确定肿瘤分期的相关检查

　　当你通过活检确诊为乳腺癌以后,医生可能建议你做以下检查以明确肿瘤是局限的还是已经扩散到身体的其他部位,从而确定肿瘤分期指导下一步治疗。

　　1. 血液学检查　包括血常规、生化全项、肿瘤标志物等。血常规包括血液中的白细胞(抗感染能力)、血红蛋白(携氧能力)、血小板(血液凝固能力)情况等,评估身体一般情况。生化全项可以评估你的肝、肾功能及体内电解质情况。肿瘤标志物如果有升高,说明体内可能还存在肿瘤,CA153 对乳腺癌的指导意义较大。但是,肿瘤标志物的特异性并不大,很多时候体内仍存在肿瘤,但肿瘤标志物却没有升高。

　　2. 胸片(胸部 X 线)　明确肺部有无转移。当转移灶很小且无淋巴结转移时,胸片可能意义不大。

　　3. CT　明确胸部、腹部及颅脑有无转移。相对于传统的 X 线,CT 扫描可以提供更明确的结果。PET - CT 是一种更先进的 CT 扫描方式,可以明确全身转移情况,在肿瘤转移筛查中的应用越来越广泛。

　　4. 骨扫描　明确是否存在骨转移。当有骨痛症状和血液学检查异常时,医生会建议你做骨扫描。检查时,会往你的体内注射一种放射性药物,2～3 小时后被骨骼充分吸收。当肿瘤转移至骨时,该处骨代谢比正常骨组织旺盛,从而出现放射性药物的浓聚现象,从而发现病灶。需要注意的是,关节炎、关节感染等疾病也会造成局部骨代谢旺盛。

小知识

肿瘤标志物与 PET－CT

● 肿瘤标志物 一些癌细胞产生某些能在血中检测到的物质,这些物质通常在健康的人群中是低浓度表达的。而在某些癌症中,这些指标的水平可能增加。

与乳腺癌相关的肿瘤标记物包括 CEA、CA153、CA125 等。肿瘤标志物特异性不足,不能作为诊断肿瘤的依据,但是若有相关临床表现并伴有肿瘤标记物的持续升高,则需进行进一步检查,以明确是否复发或转移。

● PET－CT PET－CT 是将正电子发射计算机断层显像技术与 X 线断层扫描技术相结合的一种检查方法。为了成像,检查时需要把放射性物质注入人体内,组织吸收的放射性物质可以显示其所需能量多少以及其代谢活动。肿瘤组织通常比正常组织具有更强的葡萄糖摄取,需注意,检查前除需禁食外,血糖应低于 6.4 mmol/L。

不同分期的预期生存

你也许经常听医生说到 5 年生存率,即确诊乳腺癌 5 年后依然生存的概率,不同类型及分期的乳腺癌 5 年生存率差别很大。

5 年生存率并不是确诊后只生存 5 年的时间,实际上,大部分人的总生存时间要比 5 年长。当然,5 年生存也不能说明癌症永远就不会复发了,只能说 5 年内癌症复发的概率较大,5 年内癌症没有复发那么之后复发的可能性也会比较小。

早发现早治疗可以显著延长乳腺癌患者的生存时间。分期较早的乳腺癌 5 年生存率要比分期较晚的高。美国癌症协会报告了不同分期乳腺癌患者的 5 年生存率:0～1 期,接近 100%;2 期,约为 93%;3 期约为 72%;4 期,约为 22%。需要提醒的是,当医生通过各方面的评估给出你的 5 年生存率时,你应该理性对待这个数字,它只是一个理想中的概率,也许和现实有所出入,只能当作一个参考。

乳腺原位癌

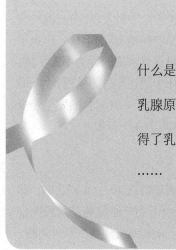

什么是乳腺原位癌?

乳腺原位癌会转移吗?

得了乳腺原位癌怎么办?

……

　　发现乳房异常肿块后,医生可能建议你穿刺活检,之后的病理报告中也许会出现"原位癌"这样的字眼,那么,乳腺原位癌究竟是不是癌? 如果是癌,它的恶性度如何? 如果不是癌,它又是什么? 本章就以上问题为你解答。

　　乳腺原位癌是指发生于乳腺的导管或小叶的组织学概念的早期癌,分别称为导管内原位癌与小叶原位癌。乳腺原位癌是一种临床相对少见的特殊类型的乳腺癌。众所周知,癌的生长和扩展都是由原位癌发展到早期浸润再发展为广泛浸润。因而不难理解乳腺癌也是一种由原位癌开始,逐渐发展成为临床上常见的浸润癌。可以说,乳腺原位癌并非真正的患病率低,而是临床诊断率低,因此临床上较少见。乳腺原位癌以导管原位癌为主,小叶原位癌相对少见。这两种原位癌具有不同的来源及组织学特征,一般认为它们是相互独立的疾病。

小叶原位癌（LCIS）

小叶原位癌的定义

小叶原位癌指的是乳腺小叶内终末导管或腺泡呈实性膨大，其中充满均匀一致的肿瘤细胞。你也许会注意到定义中并没有提到"癌细胞"的字样。应该说小叶原位癌是比较老的一种说法，开始的病理学家对这种病变的行为不太了解，仅凭细胞形态就断定为"癌"，但实际上细胞从好变坏中间还有过渡阶段，小叶原位癌内所含的肿瘤细胞就类似于过渡阶段的细胞。但由于小叶原位癌发生癌变的概率较正常人群高，为了提醒大家注意，这个名称就一直没有变。

小叶原位癌的诊断

小叶原位癌通常出现在绝经前女性，国外的发病年龄在 40～50 岁之间。虽然男性也会有乳腺发育，但小叶原位癌极其罕见。由于小叶原位癌基本没有症状，在乳房钼靶片检查上也没有特异性的表现，因此它的确切发病情况很难判断。

小叶原位癌基本没有肿块、疼痛等症状，也没有某些类似乳腺癌的体征如酒窝征、橘皮样变等。乳房 X 线检查也没有微钙化的表现，而微钙化往往是乳腺癌的典型表现。小叶原位癌的诊断都是通过活检确诊，活检的原因往往是怀疑乳房有问题，如可疑肿物等。小叶原位癌往往是多发的，而且大约 1/3 的患者是双侧病变。

小叶原位癌的治疗

由于小叶原位癌还不是癌症，因此对它的治疗就不能像对待癌症一样。像一般的化疗和放疗都不需要。但由于小叶原位癌发展为浸润性癌的机会比较大，所以还是需要一定的措施加以处理。在小叶原位癌确诊后，一般采用手术治疗降低以后的风险，这些手术方式基本包含在治疗乳腺癌的手术方式当中。如果只发现一处病变，可以采取局部肿物切除；如果发现至少两处病变，则采取乳房全部切除比较合适；如果是双侧乳房均有病变，则可能采取双侧乳房切除，由于这种手术的创伤很大，因此做出这样的决定就需要医生及家人反复沟通。从医生角度讲，如果患者有乳腺癌家族史，或者本人有 BRCA 基因突变，医生可能会倾向于更积极的治疗手段。手术结束后可能会应用药物来降低复发及进展风险,一般根据免疫组化结果采用内分泌治疗药物,如他莫昔芬、依西美坦、阿那曲唑等。当然这些药物也是乳腺癌治疗的常用药物。

小叶原位癌会进展成浸润性癌吗

　　既往有小叶原位癌的患者发生浸润性乳腺癌的概率明显高于普通人群,因而我们可以说小叶原位癌是浸润性乳腺癌的一个高风险因素。需要说明的是浸润性乳腺癌既可以由导管原位癌发展而来,也可以由小叶原位癌发展而来;既可以发生在原发小叶原位癌的部位,也可以发生在其他部位甚至另一侧乳房。那么有小叶原位癌的女性多久会发展为浸润性乳腺癌呢?有研究认为短期内不会发生,往往需要 10 年以上,甚至 20 多年。

 临床研究 ◇◇◇◇◇◇◇◇◇◇◇◇◇◇◇◇◇◇◇◇◇◇◇◇◇◇◇◇◇◇◇◇◇◇◇◇◇

小叶原位癌是一种良性表现

　　在最新的 2017 年 1 月美国癌症联合委员会发表的乳腺癌分期中指出:小叶原位癌是一种良性表现,无需像癌症一样来处理。它是一种增生性病变,只是具有发展为浸润性癌的风险,因此它将不出现在癌症分期系统之中。由此我们可以更加放心,不必担心这种"癌"的出现。但由于其仍有较高风险发展为浸润性癌,因此我们对它的治疗没有更改,仍然延续以往的治疗方案。

◇◇

导管原位癌(DCIS)

导管原位癌的定义

　　导管原位癌是指导管上皮的恶性增生,癌变只局限在乳腺导管内,还没有通过乳腺导管扩展到乳管以外的正常乳腺组织内。导管原位癌本身没有生命风险,但是它有发展为浸润性癌的高风险,因此需要高度重视。

导管原位癌的诊断

　　导管原位癌一般没有症状,少部分人会出现肿块或乳头溢液。在国外大约

80％的患者是体检时进行乳房钼靶检查发现的,国内往往是出现一定症状来就诊才发现的。

临床医生通过对患者的体格检查可能发现可疑肿块,这些肿块与周围组织比较一般质地较硬,之后会通过乳腺钼靶或 B 超检查进一步评估肿块的性质,若怀疑是恶性,通常需要进行活检,导管原位癌也是依靠活检来确诊的。

导管原位癌的分期和分级

所有的导管原位癌都被认为是 0 期(分期最早的一类)乳腺癌。大家容易产生的错误观念是:"0 期乳腺癌肿块一定很小",然而分期只是指病变从原发部位扩展到别处去的程度,不能只看原发肿瘤的大小,因此 0 期导管原位癌肿块体积可以很大,也可以是多发,但癌细胞没有跑到导管以外。

分级代表了癌细胞的恶性程度。导管原位癌可以分 3 级:低级别、中级别和高级别。低级别导管原位癌细胞很像正常细胞及不典型增生细胞;中级别导管原位癌细胞生长比正常细胞快而且两者不太像;在高级别导管原位癌中,癌细胞生长快,在形态上与正常乳腺细胞也有很大差别,其发展为浸润性乳腺癌的风险要高很多,而且其 5 年内的复发风险也比中、低级别者要高。在高级别导管原位癌中常可以看到"粉刺样坏死",这是在癌肿的中央部分,由于细胞生长过快但又缺乏养分造成的癌细胞坏死。可以说高级别导管原位癌的复发转移风险要高于低级别和中级别导管原位癌。

导管原位癌是癌吗

导管原位癌就是货真价实的"癌"了,只是它是一种最常见的非浸润性乳腺癌,也称为"导管内癌"。对乳腺原位癌行保乳手术的患者,如果没有经过放疗,则局部复发率为 25％～30％。加上放疗后局部复发率下降到 15％左右。复发后的病变一半是原位癌,一半是浸润性癌。随着人们寿命的延长、健康意识的提高以及筛查技术的进展,原位癌的发现会越来越多。

导管原位癌的治疗

手术

1. 乳房肿瘤扩大切除术　也被称作保乳治疗,是从乳房中切除肿瘤组织,但尽可能地保留乳房外形。这种手术方法不仅仅是切除肿瘤组织,还需要切除肿瘤周围部分正常的乳腺组织以保证乳房内没有癌细胞残留。同时,术后还需要进行放射治疗,才能在兼顾乳房外形的前提下将肿瘤复发的危险降至最低。

但临床中,会有一小部分患者仅仅需要采取肿瘤切除术而不进行放疗,这部分患者往往是肿瘤很小但年龄很大,伴发多种疾病如心脑血管疾病,过多的治疗可能弊大于利。

2. 全乳切除术　虽然乳房肿瘤切除术是目前公认的标准治疗,但仍有部分患者会选择全乳切除术。全乳切除术是指手术切除整个乳房,切除范围包括完整的乳腺组织、皮肤、乳晕和乳头,不包括腋窝淋巴结。全乳切除术后无需进行放疗,当出现以下情况时医生会推荐患者进行全乳切除术:①导管原位癌范围很大;②导管原位癌是多中心的;③做肿瘤切除术后检查发现乳房内仍有癌组织残留,再次局部切除无法达到乳房美容的效果;④有乳腺癌家族史或者基因检查显示有罹患乳腺癌高风险的突变;⑤既往做过胸壁或乳房放疗;⑥对放疗过敏或在怀孕早期手术。

理论上讲,导管原位癌因为没有侵出导管外,应该不会出现淋巴结转移,因此前哨淋巴结活检似无必要。但由于一小部分术前为单纯导管原位癌的患者术后诊断为浸润性癌,以及我们还没有完全掌握这种癌的发展规律,因此目前我国认为存在以下因素时可以行前哨淋巴结活检:①导管原位癌范围较大;②证实是高级别 DCIS;③年龄小于 40 岁。

此外,为避免乳腺外上象限或腋窝部肿瘤切除可能造成的对前哨淋巴结活检成功率的影响,可以考虑在手术当时进行前哨淋巴结活检。鉴于国内很多医院尚不能做连续切片进行病理检查,可能会产生导管原位癌微小浸润的漏诊情况,因此,前哨淋巴结活检尤为必要。

放疗

放射治疗运用高能 X 射线杀死癌细胞或损伤它们,直到它们失去生长和分裂的能力。生长失去控制的细胞比如癌细胞,比正常细胞更易受到射线的影响,从而更易受到损伤。导管原位癌行肿瘤切除术后必须进行放射治疗,一般需要全乳照射。如果行全乳切除,则术后无需放疗。

 临床研究 ◇◇◇◇◇◇◇◇◇◇◇◇◇◇◇◇◇◇◇◇◇◇◇◇◇◇◇◇◇◇◇◇◇◇◇◇◇◇◇

Oncotype DX DCIS

国外目前开发了一项基因检测技术,用于判断 DCIS 患者术后放疗获益的程度及复发转移的风险。这种方法是 Oncotype DX DCIS。如果检测结果小于 39 分,则认为患者在手术后继续放疗的获益很小,而且获益不大于放疗带来的不良反应;如果检测分数在39~54,说明患者处于中度复发风险,放疗获益与不良反应相当;如果分数大于54,则认为患者复发风险高,放疗获益超过其不良反应。

导管原位癌复发及发生同侧浸润性癌的风险

	只接受乳腺肿物切除术	肿物切除术后联合放疗
复发风险	15%	9%
发生同侧浸润性癌风险	20%	11%

内分泌治疗

导管原位癌还需要检测雌激素受体和孕激素受体情况,如果两者阳性的话,表明体内的雌激素和孕激素会刺激癌细胞的生长。因此,在治疗时可以应用对抗性激素的药物。

对激素受体阳性的导管原位癌患者来说,在手术和放疗基础上增加内分泌治疗可以降低患者复发转移的风险。内分泌治疗药物有两种:一种是雌激素受体拮抗剂,如他莫昔芬,另一种是芳香化酶抑制剂。

 临床研究

导管原位癌术后还需要服药吗

美国乳腺与肠道外科辅助治疗研究组在1991年就他莫昔芬是否能应用于导管原位癌设计了(NSABP)B-24试验。该试验涉及大约1 800名患有导管原位癌并接受了乳房肿瘤切除术和放射治疗的女性,这些女性被随机安排接受5年的他莫昔芬治疗或者使用安慰剂治疗。研究结果发现服用安慰剂的7%的妇女发展成了浸润性乳腺癌,相比之下服用他莫昔芬的女性发展成浸润性乳腺癌的只有4%。这项研究的结果使美国食品及药物管理局(FDA)批准他莫昔芬用于治疗女性导管原位癌。

对于激素受体状态是否影响研究结果这个问题,科研人员进一步分析了数据,他们发现在活检标本中雌激素受体阳性的女性受益于服用他莫昔芬,而雌激素受体阴性的女性则没有。因此,我们认为雌激素受体状态是决定治疗方法的重要因素。

对于选择了全乳切除术的女性来说,乳房切除后,发生浸润性乳腺癌或同侧导管原位癌的风险几乎为0,他莫昔芬的作用将只适用于预防对侧乳腺癌的发生。而且他莫昔芬也有不良反应,如子宫内膜癌的风险、血栓的风险等。应该与医生探讨服用他莫昔芬的利弊,了解更多有关他莫昔芬的信息。

另一类的内分泌治疗药物是芳香化酶抑制剂,但是只适合于绝经后的患者,常用药物有依西美坦、阿那曲唑等。

靶向治疗

靶向治疗主要是针对人表皮生长因子受体 2(HER‐2)阳性的患者,由于目前各指南均未推荐针对导管原位癌进行辅助抗 HER‐2 的靶向治疗,临床试验正在进行之中,因此目前尚不需要此项治疗。

治疗后随访

导管原位癌手术后还需要定期随访,每半年到一年一次。重点关注同侧乳房和对侧乳房是否有新发肿块。

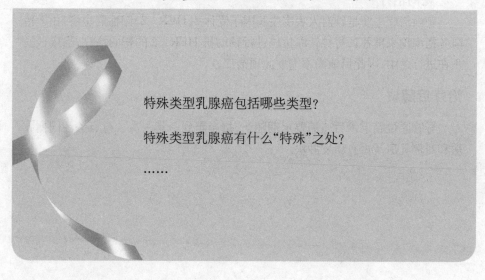

特殊类型乳腺癌

特殊类型乳腺癌包括哪些类型?

特殊类型乳腺癌有什么"特殊"之处?

......

　　除了临床常听到的"浸润性乳腺癌"之外,你也许会听医生或者病友们谈及"炎性乳腺癌""乳腺淋巴瘤和肉瘤""乳腺 Paget 病""哺乳期乳腺癌""第二原发癌"等特殊类型的乳腺癌,它们在诊断、治疗及预后方面与常见乳腺癌有所不同。如果你被诊断为某种特殊类型的乳腺癌,你需要咨询经验丰富的乳腺外科及肿瘤科医生。本章就特殊类型乳腺癌的相关问题为你进行解答。

炎性乳腺癌

炎性乳腺癌是局部进展期乳腺癌的一种,在女性乳腺癌中的发病率非常低。

炎性乳腺癌病灶除了扩展到乳腺内部与纤维相连的组织之外,还可以侵犯皮肤下的淋巴管道,造成肉眼可见的皮肤特征性改变。与典型乳腺癌不同的是,炎性乳腺癌肿块并不明显,其一般特征如下。

(1) 乳房颜色改变,外观变红,或紫,或粉红色,或者瘀青状超过1/3的乳房。

(2) 乳房比平时更加胀大。

(3) 用手触摸乳房表面时有热感。

(4) 瘙痒感。

(5) 乳房皮肤橘皮样改变。

(6) 腋下、锁骨上窝、锁骨下窝等一处或多处淋巴结肿大。

炎性乳腺癌与炎症的关系

尽管它的名字叫作炎性乳腺癌,实际上它并不是因为炎症或者感染而引起。乳房红肿是由于肿瘤压迫淋巴管道引起淋巴管梗阻。炎性乳腺癌进展十分迅速,皮肤改变在数天至数周内就会十分明显。

尽管炎性乳腺癌并不是因为感染引起,但它很容易并发乳房感染(急性乳腺炎)。乳房感染多发生在哺乳期妇女,表现为高烧并且需要抗生素治疗。而炎性乳腺癌并不引起发烧,而且也不需要抗生素治疗。

如果出现了炎性乳腺癌的症状和体征,医生会建议你进行活检,以确定乳房组织内是否有癌细胞。某些情况下,乳房部位(包括乳房表面或者腋下)的红、肿、热并不是因为炎症或者肿瘤,而仅仅是之前的手术或者放疗的后遗症,这些治疗会导致淋巴结管道的部分梗阻,产生水肿和皮肤发红。

治疗及预后

从预后上来说,此类乳腺癌已属于Ⅲ期,肯定没有Ⅰ期、Ⅱ期的预后好,然而,在治疗上仍有希望。Ⅰ期、Ⅱ期的乳腺癌患者的首选治疗方案是手术治疗,而Ⅲ期乳腺癌首选的治疗方案是化疗。通常推荐使用的药物是蒽环类抗肿瘤药物,如多柔比星(阿霉素)、表柔比星(表阿霉素);紫杉类药物,如紫杉醇(泰素)、多西他赛(泰索帝)等。化疗方案经常在 3～6 个月内进行 4～8 个周期。

　　化疗后有可能可以进行乳腺癌根治手术,切除乳房及腋下淋巴结。单纯的乳房肿块切除术并不适合炎性乳腺癌的治疗。

　　手术之后,可以根据术前所给的化疗药剂量以及癌细胞对于治疗的反应情况,来制订下一步的化疗方案。手术后的放疗可以将残余在胸壁区域的癌细胞清扫干净。如果免疫组化结果提示你的激素受体阳性,还需要进行辅助内分泌治疗。更多关于治疗方法的信息以及具体方案请参考"浸润性乳腺癌的治疗"一章。

第二原发癌

　　指乳腺癌患者在同侧或者对侧乳房再次出现的原发性肿瘤。有 BRCA1 或者 BRCA2 基因突变的女性以及为了治疗霍奇金淋巴瘤而在 30 岁之前做放射治疗的女性患乳腺癌的概率比其他女性要高,对于这些高危女性,她们的治疗方法比普通女性更加复杂。

高危人群

BRCA 基因突变携带者

　　如果你被诊断为乳腺癌并且基因检测的结果显示你有 BRCA1 或者 BRCA2 基因突变,你可能要考虑患侧(或双侧)乳房的根治术,这样就可以降低同侧或者对侧乳房再发乳腺癌的危险。因为携带 BRCA1 和 BRCA2 基因突变还会增加卵巢癌的发病概率,因此医生可能给你一些预防卵巢癌的治疗方案。关于预防性的治疗方法包括预防性乳房切除术和预防性卵巢切除术,请参考"乳腺癌的预防"一章。

霍奇金淋巴瘤的幸存者

　　得过霍奇金淋巴瘤的女性因为治疗需要会接受胸部淋巴结的放射治疗,这就增加了患乳腺癌的概率,在年轻时期接受过这种放疗的女性尤为明显。接受霍奇金淋巴瘤的放疗后,乳腺癌发病概率的高低与下列因素有关。

　　1. 年龄　如果一位女性在接受霍奇金淋巴瘤的治疗时正处在青春期,那么她患乳腺癌的发病会提高,因为在接受放疗的时候,乳房暴露在射线中,这对正在发育期的乳腺细胞影响很大。女性性成熟后,这种发病率会降低。如果年龄在 30 岁以后(包括 30 岁),虽然接受了霍奇金淋巴瘤的胸部放疗,但她们所患乳腺癌的概率和普通妇女基本上相同。

2. 时间　乳腺癌通常在接受霍奇金淋巴瘤放疗后 15 年左右发生。因此,如果一位女性因霍奇金淋巴瘤而接受放射治疗,那么在治疗结束后 10 年左右应该进行相关检查以防发生乳腺癌。有些研究者甚至认为这种检查应在接受放疗之后 5 年内进行。

3. 放射剂量　以前的放疗方法采取高剂量和大范围乳房暴露的方法,放疗剂量越高,继发乳腺癌的风险越高。近几年,霍奇金淋巴瘤的治疗方案有明显进步。现在,放疗剂量的降低和范围的缩小,减少了周围乳房组织的暴露。

治疗及预后

对于因接受了霍奇金淋巴瘤放疗后发展为乳腺癌的患者,乳房切除术被认为是标准的治疗方案。术后放射治疗一般不采用,因为正常组织很难耐受进一步的放疗损伤。

以上两类患者对侧乳房发生乳腺癌的概率升高了,因此,有些患者直接选择了双侧乳房的预防性切除术。

没有明确证据证明在肿瘤特征相同的情况下,这些女性会比普通女性有更高的复发概率。

双侧乳腺癌

极少数女性在乳腺癌确诊的时候,被告知是双侧乳腺癌,这种乳腺癌被称为同时性双侧原发性乳腺癌。双侧乳腺癌更容易出现在有乳腺癌家族史的女性身上。乳腺癌很少在早期就从一个乳房转移到另一个乳房,因此这两个在不同的乳房里的肿瘤很可能是两种完全不同的肿瘤类型。

同时性双侧乳腺癌的治疗要根据每个肿瘤肿块的大小、肿瘤的分级、淋巴结情况以及激素受体情况来进行。治疗方案主要包括双侧保乳手术联合术后放疗以及双侧乳房切除术。有时候,根据每个乳房前哨淋巴结的活检结果,需要切除同侧腋下的淋巴结而对侧的不需要切除。如果你选择了保乳手术治疗,术后通常联合放疗。

前哨淋巴结活检过程以及辅助治疗方案请参考"浸润性乳腺癌的治疗"一章。双侧乳腺癌同样也包括那些在不同时间发生的双侧乳腺原发肿瘤,它们被称为异时性双侧乳腺癌。异时性双侧乳腺癌的治疗方案要根据被治疗的肿瘤类型特征来决定。当治疗过程中或治疗后新发生肿瘤时,医生可能参考先发生的肿瘤类型以及其他因素(例如家族史等)来确定治疗方案。

得了双侧乳腺癌并不意味着预后的恶劣程度加倍了。和单侧乳腺癌相同,双侧乳腺癌的预后要根据肿瘤本身的特征来判定,包括肿块的大小、组织学分级、腋下淋巴结浸润情况以及激素受体情况等。需要注意的是,预后的判定以情况最差的那侧肿瘤为准。

隐匿性乳腺癌

有人可能偶然发现腋下肿大的淋巴结而并没有在乳房内发现可见的肿瘤。如果淋巴结活检提示肿瘤的可能性,病理学家会尽可能确定淋巴结内的肿瘤是否是乳腺来源,除非可以确诊为其他来源的肿瘤(比如骨髓瘤或者淋巴瘤),否则将被确诊为乳腺癌。

为了发现潜在肿瘤,对受累淋巴结邻近的淋巴结应进行仔细检查,对该侧乳房应进行全面的体格检查、乳房钼靶以及超声检查。如果这些检查并没有检测出问题,那么还需要更进一步的检查。

如果在乳房内发现肿瘤,应根据肿瘤的大小、分期以及侵犯淋巴结的数量来采取相应的治疗方案。如果在乳房内没有发现肿瘤且淋巴结内已找到乳房来源的肿瘤细胞,那么问题淋巴结和同侧的乳房都需要接受治疗。

手术治疗一般采用乳房切除术及腋下淋巴结清扫术。近一半的隐匿性乳腺癌患者在影像学诊断上并没有阳性发现,但在手术切除下来的组织中找到了癌细胞。术后可以选择化疗、内分泌治疗或者两者联合,具体方案参考"浸润性乳腺癌的治疗"一章。

化生性乳腺癌

大部分乳腺癌都属于腺癌(一种来自于腺体或者腺状组织的癌症),化生性乳腺癌是一种很罕见的乳腺癌,它经历了一个特殊的变形过程,称为"化生"(细胞开始的时候看起来像腺癌组织,然后它们向着非腺癌的生长方式转化)。这种形式的转化可能会影响所有的肿瘤细胞或者是其中的一小部分。当从显微镜下观察时,化生性乳腺癌细胞会表现出腺样细胞和非腺样细胞混合体的形式。

化生性乳腺癌的主要临床表现为乳房内肿块,经常发病于 50 岁以上的女性。该类型的乳腺癌基本上不会侵犯腋下淋巴结,其激素受体通常是阴性的。

化生性乳腺癌基本上采用乳房切除术或者保乳手术治疗,术后可能联合放射治疗。因为化生性乳腺癌的激素受体多是阴性的,因此内分泌治疗多是无效的。而且经验表明该类型的乳腺癌对化疗并不敏感。目前为止,还没有一种针对该类型乳腺癌的有效治疗方案。

化生性乳腺癌的侵袭性很强,它的复发风险比腺癌要高,预后差。

乳腺淋巴瘤和肉瘤

上文已经提到,大部分乳腺癌发生在乳房的腺体组织,比如乳腺导管和乳房小叶。只有大约 1% 的乳腺癌发生在淋巴组织和乳腺结缔组织。起源于淋巴组织的肿瘤称为淋巴瘤。起源于乳腺结缔组织的肿瘤称为肉瘤。淋巴瘤和肉瘤在身体的其他部位更容易发生。

小知识

恶性肿瘤的命名

来源于上皮组织的恶性肿瘤称为癌(carcinoma)。来源于鳞状上皮的恶性肿瘤称为鳞状细胞癌;来源于腺体和导管上皮的恶性肿瘤称为腺癌;两者均含的称为腺鳞癌。命名方式为来源组织加"癌",如乳腺癌、肺癌、结肠癌等。

来源于间叶组织(如纤维结缔组织、脂肪、肌肉、脉管、骨、软骨组织等)的恶性肿瘤称为肉瘤(sarcoma)。命名方式为来源组织加"肉瘤",如纤维肉瘤、横纹肌肉瘤、骨肉瘤等。

癌肉瘤是指肿瘤中既有肉瘤成分,又有癌成分。但近年来研究表明,真正的癌肉瘤十分罕见。

还有一些特殊的命名方式不按上述标准。如"视网膜母细胞瘤""肾母细胞瘤",一般来源于幼稚组织的肿瘤称为"母细胞瘤",带有"母细胞瘤"字眼的多数为恶性肿瘤;有些直接在肿瘤名称前加"恶性"两字以区分,如"恶性畸胎瘤""恶性脑膜瘤"等。还有一些恶性肿瘤以人名命名,如"霍奇金淋巴瘤""尤文肉瘤"等;还有一些习惯性命名如"白血病""黑色素瘤""精原细胞瘤"等都属于恶性肿瘤。

乳腺淋巴瘤

在乳腺恶性肿瘤中淋巴瘤的发病率只占到千分之一。跟其他乳房肿瘤一样，淋巴瘤也会发展成为一个肿块，但是它的增长速度比普通乳房肿瘤要快得多。淋巴瘤也可能发展成为多个肿块或者同时出现在双侧乳房。该类型的癌症常伴随着盗汗、发热以及体重下降，需要进行活检确诊。

乳房淋巴瘤的治疗方案为化疗和放疗。其分型非常复杂，具体放疗方案需按照淋巴瘤治疗指南进行。

乳房肉瘤

最常见的乳房肉瘤被称为乳房叶状肉瘤。它在乳房钼靶检查中表现为类似良性的肿物，如纤维腺瘤，但实际上它是恶性的。乳房叶状肉瘤多发生于 45 岁左右的女性。

为了确保诊断的准确性，需要做肿瘤组织活检。该类型肿瘤的预后要根据肿瘤的分期和肿块的大小来决定。因为乳房叶状肉瘤是通过血液扩散的，一旦扩散，就没有必要检查腋下淋巴结了。乳房叶状肉瘤如果复发通常会局限在乳房内或者扩散到肺部。

乳房肉瘤的最初治疗方案是像外科手术一样把肿瘤连同和正常组织相连的边缘一同切下来。根据肿瘤的大小以及它和乳房大小的关系，医生会选择乳房切除术或者是保乳手术。另外，根据手术情况，有时也采用辅助化疗和放疗。然而，目前还缺乏足够的证据证明这些治疗方式对乳腺肉瘤有效。

 临床研究 ◇◇

放疗会增加患肉瘤的风险吗

有研究显示针对腺癌（最普通的乳腺癌类型）的放疗会使放射局部区域的骨骼或组织患继发性肉瘤的风险升高。为了进一步调查这个问题，两组研究员参考了来自国立癌症监视研究所（NCIS）、美国流行病学和国家癌病署、流行病学数据（SEER），这是一个收集来自美国 9 个区域的肿瘤相关信息的数据库，这些区域一共占据了美国十分之一的人口，结果发现，放疗确实增加了女性患肉瘤的风险。但是这种概率增加得非常小，而且根本无法与治疗所带来的获益相比。

◇◇

乳腺 Paget 病

乳腺 Paget 病，又称湿疹样乳腺癌，在乳腺癌中很少见，它是起源于乳房的导管并向乳头周围的皮肤和乳晕扩散的疾病。乳腺 Paget 病与骨 Paget 病没有关系，后者是一种代谢性骨病。

乳腺 Paget 病在中年女性中容易发生，临床表现如下：①乳头和乳晕周围皮肤发红、硬皮状、鳞状改变；②乳头出血和液体渗出；③乳头区域灼热或者瘙痒感；④乳头区域的肿块。

如果乳头周围的局部皮肤出现肿块或者刺激性感觉持续超过 1 个月或 2 个月就应该就诊了。医生通过检测乳房渗液中是否有肿瘤细胞并进行乳头周围的组织活检来做出诊断。

Paget 病的治疗方案要根据肿瘤的大小以及肿瘤是否渗透到周围组织及附近的淋巴结而定。如果是一个较小且没有侵袭性的肿块，只需要将乳头周围的区域切除再加上边缘健康组织的放疗即可。如果是一个较大而且具有侵袭性的肿瘤则需要做乳房切除术和(或)腋下淋巴结清扫。

预后主要取决于肿瘤的大小。基本上肿瘤越小，预后越好。

孕期乳腺癌

如果在孕期被确诊为乳腺癌，治疗会变得非常困难。但是这种情况非常罕见，概率大约为 1/3 000，30 岁左右的女性高发。

在怀孕期间，女性乳房中的乳腺导管和乳房小叶都会增加，血管膨胀以保证增加血量供应，同时乳房的重量会比平时加倍。这使得乳房内部组织变得稠密并多发肿块，因此，很难检测乳房，这就增加了乳房钼靶阴性结果的概率，当肿瘤出现的时候不能被及时地发现。

建议你在孕前对乳房做仔细的检查，以便尽早发现是否有异常肿块出现。如果在孕期发现有肿块，医生会建议你做超声检查以确定肿块的性质是囊性的还是实性的。如果有必要做乳房 X 线或者其他放射性治疗，医生会保护好你的腹部,确保它不受射线的伤害。即使乳房 X 线检查结果为阴性,但是仍能够摸到可疑肿块,那么应该对肿块取活检。活检是确定肿瘤良恶性的"金标准",具体活检操作流程可参考"乳腺癌的诊断"一章。

如果发现肿瘤的时候你正值哺乳期,医生会建议你停止哺乳以降低并发症的风险。目前并没有证据证实癌细胞会随着母乳扩散到婴儿体内。

如果孕期患了乳腺癌,怀孕本身并不会使你的预后变差。大部分研究表明孕期乳腺癌妇女的预后和同等年龄患同期乳腺癌的妇女的预后相差无几。但是孕期乳腺癌的诊断可能会推迟,因为怀孕期间的妇女乳房自然膨胀、柔软,使得肿块很难被发现。推迟诊断意味着肿瘤在发现时可能已经处于晚期,减少了成功治愈的概率。终止妊娠并不会改善预后而且没有必要。

孕期乳腺癌的治疗和非孕期妇女的治疗基本相同,但为了保护婴儿,孕期乳腺癌的治疗方案需要做适当的改变。早期妊娠是婴儿器官发育成长的时期,这个时期也是对婴儿损伤风险最高的。如果可能的话,大部分治疗应该避免使用,其治疗方法选择如下。

1. 手术　如果肿瘤处在 I 期、II 期,推荐使用手术治疗,手术对婴儿和母亲都比较安全,尤其在妊娠中后期。在妊娠初期,麻醉药的使用可能对胎儿造成伤害。手术一般采取的是乳房切除术同时清扫腋下淋巴结,因为乳房切除术降低了放疗的必要性而放疗对胎儿是有害的。有些女性在确诊乳腺癌的时候已经在妊娠晚期,这时可以选择保乳手术联合产后放疗的方案。如果距离生产的时间较长,你可以在妊娠初期选择保乳手术,在妊娠中后期联合化疗,直到生产之后再联合放疗。手术会有很小的概率造成流产或早产,但是不会增加胎儿先天畸形的概率。

2. 放疗　对孕期妇女来说放疗基本上不推荐使用,因为放疗会增加胎儿流产、先天畸形以及少年肿瘤等问题。因为孕期乳房形态的改变,放疗也会导致乳房不良的外观变化。

3. 化疗　在妊娠初期化疗会导致流产和胎儿畸形,但是这种概率在妊娠的中后期会降低,因此可以选择在妊娠中后期使用化疗。需要注意的是,应避免化疗药甲氨蝶呤的使用,因为它有明确的胎盘毒性。长期使用化疗药对胎儿的影响尚未明确,但是现有的数据表明不会影响胎儿后续的生长和发展。由于化疗药可以进入到乳汁之内,因此化疗期间不推荐母乳喂养。

4. 内分泌治疗　对于孕期妇女来说,一般不推荐使用内分泌治疗,这是因为激素会影响妊娠,可能对胎儿造成负面影响。生产之后,对于内分泌受体阳性的女性可以采用内分泌治疗。

男性乳腺癌

男性乳腺癌非常罕见。所有的乳腺癌当中只有1％发生在男性中,而男性乳腺癌占所有男性肿瘤的比例要小于1％。

男性乳腺癌与女性乳腺癌基本类似,女性乳腺癌受激素水平的影响,男性乳腺癌同样如此,但男性乳腺癌多是因雌激素和雄激素不平衡导致的。将近85％的男性乳腺癌是雌激素受体阳性,而且70％的男性乳腺癌是孕激素受体阳性。男性在确诊时年龄往往更大。

增加男性乳腺癌发病率的因素如下:①睾丸异常,例如睾丸没有下降到阴囊、先天性腹股沟疝、睾丸炎以及睾丸摘除术后。②男性不育症。③克氏综合征,一种先天性染色体异常。④乳腺癌家族史。⑤良性的乳腺问题,比如乳头溢液或者乳房囊肿。⑥暴露在射线之下。⑦年龄。⑧德系犹太人的后代。

BRCA2基因的突变增加了男性患乳腺癌的概率,而BCRA1基因的突变并没有这么大的作用。如果在一个家族里有明显的乳腺癌史而且至少有一位男性被诊断为乳腺癌,BCRA2基因突变的概率将会大于50％。

男性乳腺癌的主要特征包括:无痛性肿块、乳头回缩、疼痛,还有乳头疼痛、乳头渗液和乳头出血。有时候,根本没有症状和体征。因为男性的乳房没有太多组织,如果出现一个肿块的话很容易被发现。乳房钼靶检查对于区分良恶性肿瘤有一定帮助。如果外在看起来比较可疑,需要做活检。

男性乳腺癌的标准治疗方案首选手术。手术方案推荐使用乳房切除术和腋下淋巴结清扫术。为了防止局部复发推荐术后放射治疗。

因为很多男性的乳腺癌是内分泌受体阳性的,因此推荐使用内分泌治疗。成功治疗女性乳腺癌的他莫昔芬在男性中同样可用。尽管并没有临床随机实验证明他莫昔芬对男性乳腺癌有益,但是从现存的资料表明它可能增加生存率。他莫昔芬的不良反应包括潮热和阳痿。在使用他莫昔芬治疗男性乳腺癌的同时,也可联合使用消除体内雄激素的内分泌治疗,从体内把睾酮消除,这就需要把睾丸切除。而现在普遍使用促黄体生成素释放激素类似物来阻止睾酮的产生,这和绝经前妇女使用药物来阻止卵巢雌激素产生的道理是一样的。如果一种内分泌治疗不起作用,则使用另一种。注意换用芳香化酶抑制剂时,务必要联合促黄体生成素释放激素类似物(GnRH)。如果对内分泌治疗无效,则考虑使用化疗。

男性乳腺癌的生存率和患同期乳腺癌的女性基本相同。不幸的是发生在男性身上的乳腺癌被诊断时一般都是较晚期，可能是因为男性缺乏警惕性。和女性一样，影响男性乳腺癌生存率的预后因素包括淋巴结情况、肿瘤大小和组织学分级等。肿瘤是否侵袭到淋巴结经常作为一个很重要的预后因素。

浸润性乳腺癌的治疗

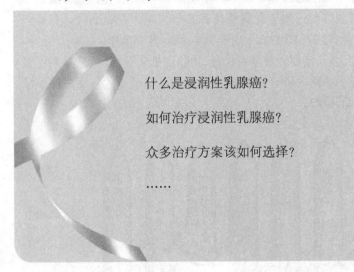

什么是浸润性乳腺癌?

如何治疗浸润性乳腺癌?

众多治疗方案该如何选择?

……

当你平静的生活突然被乳腺癌的诊断打破,多数人,尤其是中青年,往往感到茫然、恐惧、慌乱,甚至悲观。有些人急于手术,甚至还没有完成细致的检查;有些人毅然放弃西医的手术、化疗等规范化治疗,选择所谓的偏方药物"保守治疗"。此时,能否冷静思考、合理就医、充分沟通显得尤为重要,也是成功治疗的关键一步。

本章重点为你解答早期浸润性乳腺癌治疗相关的问题,即局部早期乳腺癌(Ⅰ期和Ⅱ期)阶段,这种乳腺癌未扩散到身体的其他部位,治愈的可能性很大,正在做的许多研究也旨在发现更好的治疗方案。晚期乳腺癌和复发性乳腺癌治疗的具体信息可以参考相关章节。

治疗方案

浸润性乳腺癌是指癌细胞已经穿破乳腺导管或小叶腺泡的基底膜,侵入了乳腺间质。浸润性乳腺癌约占所有乳腺癌患者的70%。因为癌细胞具有浸润性,部分可能已经侵袭到腋下淋巴结,一定要尽早诊断,及时治疗。

乳腺癌局部治疗之前,需要完善全身检查,排除远处转移,确认是早期乳腺癌。治疗目的主要是去除体内所有癌细胞,争取治愈。治疗方式包括局部治疗和系统治疗(全身辅助治疗)。

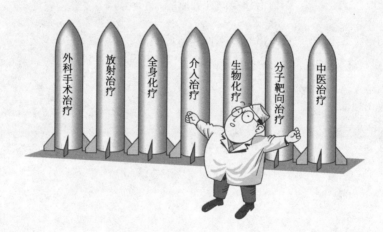

局部治疗

局部治疗包括手术和放疗,是直接针对肿瘤及其周围组织的治疗。手术有多种方式,需根据不同病情而选择,并不是所有早期乳腺癌都需要放疗。

手术

手术切除肿瘤是局部早期乳腺癌首选的治疗方案。除了切除肿块,手术治疗还可以知道癌症的病理类型和范围,以指导下一步治疗。一般有两种选择:仅切除肿块(肿块切除术)和切除整个乳房(乳房切除术)。肿块切除术联合腋窝淋巴结清扫(或前哨淋巴结活检)就是大家知道的保乳术,它可以让女性保留乳房,同时有效治疗乳腺癌。选择肿块切除术还是乳房切除术,这个决定很困难。希望以下内容能对患者有所帮助。它描述了每一种手术的过程及优缺点。

肿块切除术（保乳术）

肿块切除术，仅仅将乳房中长肿瘤的一部分切除。患者可以最大限度地保留乳房。保乳术和肿块切除术类似，都是部分乳房切除术，它比肿块切除术切除的组织要多。两者相比，保乳术是更为规范的治疗方式。保乳术对形体美观和心理健康影响较小，患者能够更好地回归社会，更有信心面对未来的工作、生活和家庭。

小知识

不适合保乳手术的人群

大多数Ⅰ期或Ⅱ期乳腺癌女性适合采用保乳术。但是以下情况不建议行保乳手术。

● 肿物直径≥5 cm。

● 相对于整个乳房来说，肿物较大。手术以后可能不会遗留足够的乳房组织，达不到理想的美观效果。

● 肿物位于乳头下，肿块切除术需要把乳头切除。对于一些女性而言，切除乳头不能达到理想的美观效果。

● 乳房不同部位有多个肿物。

● 乳房X线检查发现广泛的恶性样微小钙化点。

● 因为一些原因不能接受放疗：怀孕、胸部曾接受放疗，或有结缔组织疾病（比如系统性红斑狼疮或硬皮病）。

● 有另一侧新发乳腺癌的较高风险，并且正考虑做预防性手术切除双侧乳房。

手术中，外科医生会在乳房上开一个足够大的切口，可以取出肿瘤及其周围包裹的正常边缘组织。切除边缘的目的是确保所有的癌细胞都被切除。肿块切除术有诊断和治疗双重作用，如果患者之前没有活检，肿块切除术所切除的组织可以用来明确诊断。

这种手术方式适合肿瘤早期，肿块较小，切除病灶对乳腺外观影响较小。但随着整形外科技术的引入，扩大了保乳手术适应证，一些肿瘤较大的患者也可以采用保乳术。我国的保乳手术率偏低，患者及家属往往存在一个误区，认为"保乳"治疗是一种保守的治疗方式，可能无法将肿瘤完全切除。然而经过40多年的经验，已经证明保乳术联合腋窝淋巴结清扫（或前哨淋巴结活检）＋放疗能够取得与传统改良根治术相同的生存率。保乳术后有乳房组织剩余，如果术后不联合放疗,复发的概率会很高。因此,保乳术后规范的术后辅助治疗是必不可少的。

保乳术后如果癌症复发,还可以选择乳房切除术。然而,多数保乳术后的女性并没有局部癌症复发。即使行保乳手术,医生也会在手术过程中进行前哨淋巴结或腋窝淋巴结检测,通过病理检查,明确在乳腺局部病变的同时,是否存在淋巴结转移。

乳房切除术

乳房切除术即切除一侧整个乳房。当不能行单纯肿块切除术时,或者是女性选择全乳切除时,会实施乳房切除术。

大约直到 20 世纪 80 年代,乳房切除术一直是乳腺癌的首选治疗。研究者后来发现保乳手术联合放疗也可以很好地治疗疾病。研究发现两种术式的生存期都是一样的。换句话说,对于多数乳腺癌患者,没有必要采取乳房切除术。

行乳房切除术时,外科医生常会横穿半个胸壁做一条切口,切除整个乳房,必要的话,要同时切除邻近的腋下淋巴结。一般有以下几种常见的乳房切除术。

1. 根治性乳房切除术 根治性乳房切除术是要求切除尽可能多的组织,包括乳房、一些胸壁肌肉组织、所有腋下淋巴结,还有一些额外的脂肪和皮肤。从 20 世纪初至 20 世纪 70 年代,这一直是乳腺癌患者的标准治疗方法。如今只用于转移到胸壁肌肉的局部晚期乳腺癌患者。

2. 改良根治性乳房切除术 20 世纪最后 30 年,浸润性乳腺癌最常用的乳房切除术就是改良根治性乳房切除术。它要求切除整个乳房,包括皮肤、乳晕和乳头,以及一些腋下淋巴结。它留下了胸壁肌肉,这样就比根治性乳房切除术多了一个更正常的胸壁轮廓。

3. 单纯乳房切除术 单纯乳房切除术要切除乳腺组织、皮肤、乳晕和乳头,但没有切除腋下淋巴结。常用于腋下淋巴结不需要切除的患者,也就是前哨淋巴结检查没有发现癌细胞。单纯乳房切除术也是治疗非浸润性乳腺癌的一个选择,比如导管原位癌,也可以作为高危女性乳腺癌的预防措施。

淋巴结清除术

淋巴结是免疫细胞聚集之处。它们由细小淋巴系统管道联系在一起,常聚集在身体特定区域,如颈部、腋窝和腹股沟等处。淋巴管的作用是排出不能被血管吸收的液体。淋巴结可以过滤掉外来物质,如细菌或癌细胞。肿瘤生长时,癌细胞会扩散到邻近的淋巴结,有一些可能会通过淋巴结转移到身体其他部位。

乳腺癌转移最早见于病变同侧的腋下淋巴结。从乳腺到腋下,由淋巴管和淋巴结形成一个通道,位于通道前沿的淋巴结被称为前哨淋巴结。浸润性乳腺癌手术中必须检查这些淋巴结,如果医生没有这么做,有可能是因为你所患的是非浸润性乳腺癌,癌细胞不会转移至淋巴结。外科医生常用两种方法来检查腋下淋巴结有无癌细胞:腋窝淋巴结清扫术、前哨淋巴结活检术。

1. 腋窝淋巴结清扫术 腋窝淋巴结清扫术是要去除腋下大部分淋巴结,检查是否有原发肿瘤的癌细胞转移至此。如果淋巴结里面有癌细胞,癌症很有可能会转移到身体其他部位。医生会建议患者做其他的辅助治疗以杀灭转移的癌细胞。

淋巴结清扫术的一个潜在不良反应是手术可能会损坏淋巴管道,结果导致手臂广泛的肿胀(淋巴水肿)。其他不良反应包括手臂皮肤感染、上臂和胸部麻木、疼痛、活动范围受约束等。这些不良反应可能是短暂性的,也可能是永久性的。

2. 前哨淋巴结活检 前哨淋巴结活检旨在降低腋窝淋巴结清扫术导致淋巴水肿、上肢活动障碍的风险。近年来,这种技术越来越受重视。它可以发现癌细胞转移到的第一站淋巴结。如果这个淋巴结是阴性的,不含有癌细胞,在其余的腋下淋巴结发现癌细胞的可能性也会非常小,就不需要再做腋窝淋巴结清扫术。当然,这个结果也会存在"欺骗性",也就是假阴性的风险,即前哨淋巴结阴性,腋窝淋巴结阳性。近年来研究提示,前哨淋巴结检取数目≥3枚,假阴性率能降低到10%以下。

通常有两种方法可以找到前哨淋巴结。一种是在乳房内肿瘤区域注射蓝色染料,染料被淋巴管吸收,然后到达一个前哨淋巴结,或者是一些前哨淋巴结。在早期,染料要注射在癌症周围区域,但是后来,无论染料注射在乳房的哪个部位,都能到达同样的前哨淋巴结。另一种常用的方法是往乳房内注射小剂量的放射性溶液,然后用一种特殊的剂量探测器来检测哪一个淋巴结聚集了放射性溶液。这两种方法同时使用能够提高前哨淋巴结的检出率。

在肿块切除术中切除前哨淋巴结进行活检,外科医生会在患者的腋下单独切开一条刀口。在乳房切除术中,乳房和前哨淋巴结的切除只需要一条刀口。

乳房手术的类型并不影响前哨淋巴结的切除。另外,即使发现前哨淋巴结里有癌细胞,仍旧可以做保乳术,不一定要做乳房切除术。但是否需要做腋窝淋巴结清扫术呢?目前研究数据表明,大多数只有1~2个前哨淋巴结转移且计划行保乳手术或全乳放疗的乳腺癌患者,也可以不再行腋窝淋巴结清扫术。

较大的医院,术中切除的组织可以送去病理科检查,常用到的技术是快速冰冻病理切片分析,根据检查结果,可以判断是否要清扫腋窝淋巴结。虽然快速病理分析可以有助于避免多余的手术,但是它不能提供所有信息。所以病理科医生常在术后再次用石蜡切片方法检查切除的组织标本。极少数情况下,会在术后送检的组织边缘发现癌细胞,这时可能就需要进一步切除更多的乳腺组织及淋巴结了。

 小知识

腋窝淋巴结清扫术 vs. 前哨淋巴结活检

前哨淋巴结活检并不适用于所有女性。在以下情况下,腋窝淋巴结清扫术可能比前哨淋巴结活检更适合。

- 没有经验的医疗团队。
- 肿瘤直径>5 cm。
- 以前做过化疗或内分泌治疗。这种情况下前哨淋巴结活检是否适用仍有争议。
- 腋下淋巴结可感觉到肿大。这时前哨淋巴结可能全部被癌细胞占满,无法凸显蓝色染料或放射性示踪剂。
- 腋下肿大淋巴结细针活检阳性。

任何新的技术,都有许多关于其有效性、局限性及怎样应用于临床的诸多争议。前哨淋巴结活检也是如此。前哨淋巴结活检虽然已经应用于临床实践中,也有许多外科医生认为,这项技术非常有意义,并且似乎比传统的腋窝淋巴结清扫术更为先进。但是还有一些人认为,辨别前哨淋巴结活检是否能用于一般实践还需要更多证据。此外,前哨淋巴结活检还会出现很多不良反应,如刀口附近擦伤或流血、乳房皮肤蓝染持续数周或数月、染料注射部位疼痛或压痛感持续1～2周等。许多研究正在进行,以解决目前关于前哨淋巴结活检尚未定论的问题。

乳房重建术

随着医疗水平的提高,已行乳房切除手术的患者,不论乳房切除的手术方式如何,胸部肌肉是否保留,术后是否需要放疗或者化疗,都可以根据个人情况选择不同方式的乳房重建。

自己不愿意手术以及全身一般状况差,比如有其他内科疾病,如心肺疾患,不能耐受常规手术者,不宜进行乳房重建。已有局部复发或远处转移是乳房重建术的禁忌。乳房重建术不会限制乳房切除的手术类型。如果重建的乳房源于自体组织,它也不会影响放疗、化疗或内分泌治疗的效果。对于有经验的医师,乳房重建不影响术后复查,同样是通过定期的体格检查以及乳房 X 线检查、B 超或 MRI 检查等辅助手段可以及时发现复发的肿瘤。具体的乳房重建时机以及手术方式的选择可以参考"乳房重建"一章。

 小知识

住院手术过程

  无论曾经是否经历过手术,将要进行手术时都是非常紧张的。以下内容可以让你了解乳腺癌住院手术过程,解除疑惑,以便积极配合医生治疗。

  ● **手术前** 外科医生或麻醉师会与你交谈,回顾你的病史,然后决定你的麻醉方式(局部麻醉或全身麻醉)。局部麻醉不会让你沉睡,只是手术区域会感到麻木,你也会接受轻微镇静。换句话说,手术时你是清醒的,但是却没有任何不适。全身麻醉注射药物后,你就会失去意识及关于手术的记忆。

  手术之前,你要签订一份手术知情同意书,也可能会再签订另一份知情同意书,同意研究者拿你的组织或血液研究。你会被问及过敏史及其他慢性病史,你曾做过的治疗,每天是否吸烟或饮酒。一些药物如阿司匹林、其他非甾体消炎药及抗凝血药可能会导致手术中大出血。还有一些药物和中草药会影响麻醉效果,造成不良后果,医生会要求你在手术前后停用这些药物。

  另外,你还要做血液检查,做心电图评估心脏情况。手术前,一般会被要求禁食 6～12 小时。手术当天或手术前晚,你应该住院,护士会和你谈话,并做好手术前准备,你的家人、朋友会被告知在何处等你。

  ● **手术中** 麻醉起效之后,外科医生会在肿瘤生长的区域切开一个刀口,进行肿瘤及其周围组织的切除。组织切除的多少取决于你的手术类型。组织切除后,医生会在乳房组织切除的地方或腋下埋入 1～2 个如钢笔粗细的塑料引流管,引流管会被固定,末端接一个小引流袋。

  ● **手术后** 你会被移至一间恢复室,护士会监测你的生命体征,确保你从麻醉中清醒过来。你的一侧手臂上会有静脉留置针以便进行药物注射,伤口处会有绷带。如果置入了引流管,护士会检查引流是否通畅。如果每日引流量＜30 ml,医生会根据伤口情况决定引流管是否可以拔除。

  如果切除了腋下淋巴结,医生会建议你适当活动受伤的上肢,避免它变得僵硬。在乳房区域,你可能会感觉到麻木和腋下刺痛,这是由于手术中神经受损。大约几个月后,神经会长好,感觉会恢复。有些情况下,可能会遗留永久性的感觉障碍。

  外科医生和护士会指导你如何在家照顾好自己,如怎样处理感染,什么时候开始穿胸罩或者是开始佩戴假体,应该坚持做什么活动,怎样服药等。术后你需要和医生详细探讨你的病理化验结果,以确定下一步的辅助治疗方案。

放疗

  放疗就是使用高强度 X 线杀死癌细胞,或使它们失去生长分裂的能力。通常癌细胞属于快速生长的细胞,对放射线敏感,相比正常组织细胞,更容易被放射线消灭。

放疗时间

多数乳腺癌的治疗都需要放疗的参与。对于早期乳腺癌,保乳手术后常规接受放疗,而局部晚期乳腺癌,在保乳或改良根治术后常常进行术后放疗,以降低局部区域复发率;发生远处转移的乳腺癌,放疗也可以作为局部姑息治疗的手段之一,达到缓解症状的目的。几乎每一个阶段都可以采取放疗。本章讨论的放疗主要是对于早期乳腺癌的治疗。

1. **保乳术后放疗** 保乳手术是对肿块或肿块所在区域进行切除,保留大部分正常乳腺组织。保乳术后通常建议放疗,因为单纯的保乳手术仍有较高的复发风险,有文献报道10年内局部复发率在20%~35%,而术后对保留乳腺进行放疗会降低2/3的复发风险,一般复发率低于10%。对于少数不适合做放疗的情况,例如妊娠期乳腺癌、狼疮或硬皮病等结缔组织病、既往乳腺放疗史等,为了避免术后放疗需要改行乳房切除术。

2. **乳房切除术后放疗** 如果你做的是乳房切除术,因胸壁复发的风险很高,医生可能会建议你进行放疗以降低复发风险。胸壁复发的危险因素包括:①腋窝淋巴结检测癌细胞阳性。②乳腺肿瘤直径>5 cm。③切除的组织边缘残留癌细胞,切缘阳性。

少部分腋窝淋巴结阳性的乳腺癌放疗的价值是有争议的。早些年代的研究发现乳房切除术后放疗降低了乳腺癌的病死率,却增加了心脏病、第二肿瘤等原因的死亡率,是因为放疗会损伤冠状动脉、肺组织等。然而随着放疗设备的改进,如今的放疗对于心脏和肺的损伤已经大大降低。最新研究发现淋巴结阳性的患者接受术后放疗可以提高5%~10%的生存率。

放疗方法

乳腺癌的放疗可以通过外照射、近距离照射等方式进行。

1. **外照射** 外照射是最常用的放疗方式,一般开始于术后几周,在术后半年内进行。如果你也需要术后化疗,通常在化疗结束后休息3~4周再行放疗。放疗期间从周一至周五每天治疗一次,持续5~6周的时间。整个过程类似于X线检查,患者平躺在治疗床上,机器围绕人体转动,从不同角度向放疗区域发射射线。体外放射治疗是无痛的,仅需要几分钟。在许多治疗中心,你可以约定每天的同一时间去做放疗,这样便于安排你的生活。

一般来讲,放疗期间会有一些专业人士共同参与。常包括以下人员:①放射科肿瘤医生。他(她)精通于放射治疗,为你找到最合适的治疗方式,并进行随诊,及时调整治疗方案。②放射物理学家和剂量测定员。他们做出特殊的计算,确定放射剂量和放射方式。③放射治疗师。他们主管你的日常放射治疗。

(1) 治疗前:初次治疗前,你将经历一个模拟过程,放射科肿瘤医生会仔细检查你的乳房,精确定位乳腺癌区域。放射治疗师会帮助你找到一个最适合固定放疗区域的体位,有时可用衬垫或其他设备协助固定。然后用 X 线或 CT 扫描检查,精确定位需要治疗的区域,然后按照医生的指示实施精确放疗。在这个过程中,你可以听到 X 线或 CT 设备在你周围嗡嗡作响。有时,会让你感到紧张,这时候要试图放松并尽量保持不动。完成定位以后会用墨水或微小的文身点在皮肤上做出标记,为放射治疗师提供一个参考。不要洗去标记,如果标记看不到,你还需要重新定位。然后等待治疗计划,通常需要数天的时间。

(2) 治疗中:每次放疗,你会被带入一间专门用于治疗的特殊房间,你要脱去所有的衣物,穿上特殊病号服。放射治疗师会仔细帮助你找到正确的位置。然后离开房间,开启可发射射线的直线加速器。虽然治疗师不在屋内,但是他(她)可以通过显示器看到你,你可以通过对讲机和治疗师交谈。治疗只需要几分钟,但是整个就诊过程大概要 10~30 分钟。放疗常规安排是每周 5 天,持续5~6 周。

(3) 治疗后:放射治疗后,你就解放了,可以进行日常活动,一般没有什么特殊注意的。

2. 近距离放射　近距离放射治疗使用植入放射性物质,封闭在细电线或导管内,对乳房的一部分发射高剂量的放射线。目的是将放射物置于尽可能接近肿物切除的部位。这种方式将射线集中于癌症复发风险最高的区域,并可以降低对周围正常组织的损伤,比如心、肺和正常的乳腺组织。相对于体外放射,内部放射治疗可以在很短的时间内完成,通常 3~5 天。

低剂量的体内放射治疗可能会被要求住院几天。如果放射物没有在手术时植入,医生可能会通过一个单独的手术在局麻或全麻下将装有放射性粒子的容器植入。探视者应该有限,因为其他人可能会暴露于你体内的放射性材料的放射范围中,儿童和孕妇应该等你出院以后再看望你。医院工作人员和你接触的时候也要缩短时间。但是,如果你需要帮助的时候,请及时寻求帮助。到了规定时间,植入物就可以取出。一旦取出,你就不再含有任何放射性,可以与他人接触。

放疗的副作用

放疗是射线不断累积的过程,随着每日的体外放射治疗,副作用也会逐渐显现。疲劳是最常见的,当你感到疲劳的时候好好休息,一般休息 15~20 分钟就能缓解。

另一个副作用是皮肤刺激,比如痒、发红、发亮、肿胀、脱皮、起泡、感觉异常等。这些症状和晒伤类似,会随着治疗结束而逐渐消失。这期间需要保护皮肤,减少对皮肤的刺激,如采取预防措施以避免放射区域直接暴露于太阳光下。少部分女性会有短暂或长期的严重问题,比如上肢的肿胀、肺部损伤、神经损伤等。放疗后乳房的一些改变可能是长期的,包括皮肤颜色的异常、乳房沉重感、乳房质地甚至大小改变。

体内放射治疗较少出现皮肤的改变,但可能导致乳房肿胀、植入物区域感染等。

如果在放疗中或放疗后有任何不适,请及时就诊。

系统治疗(全身辅助治疗)

手术和放疗是局部区域治疗,因为他们是针对一个特定区域的肿瘤细胞。但是医生不能保证所有肿瘤细胞在手术过程中都被移除,或被射线破坏,总有某些肿瘤细胞漏网的可能,或者某些肿瘤细胞可能从原发肿块中跑出来,通过血液或淋巴系统转移到身体的其他部位。这些细胞早期隐匿性生长,直到它们长到一定的大小,从而能够被 X 线或彩超等检查发现。乳腺癌手术治疗失败,90%以上是由复发和转移导致,因为局部治疗无法影响其转移程度,对于患者疗效的提高十分有限。为了消灭微小的肿瘤细胞,根据术后的病理报告,医生可能会建议你做系统治疗(全身辅助性治疗),主要包括化疗、内分泌治疗和靶向治疗。直到 20 世纪 70 年代,乳腺癌单一外科局部治疗的模式才开始发生改变,化疗及放疗等手术辅助治疗逐渐应用于临床实践。使乳腺癌的治疗效果有很大提高,这也为乳腺癌治疗提供了更好的方向。全身辅助治疗的目的是破坏患者身体里残存的肿瘤细胞,以帮助患者保持无肿瘤状态、生存更久。大多数浸润性乳腺癌的女性会接受某种形式的辅助治疗。但不是所有人都千篇一律,而是根据患者的肿瘤特点决定适合每个人的治疗。

在全身辅助治疗时,医生需要充分考虑肿瘤的特性和患者的个人特点,例如肿瘤扩散到淋巴结的程度、肿瘤的大小、患者的年龄,以及肿块的组织学分级、分子分型,这些能够帮助预测患者治愈的概率和复发的风险。如果有以下情况,患者将可以从辅助治疗中受益。

1. 肿瘤已经扩散到淋巴结　肿瘤扩散到腋下淋巴结,这是一个重要的预后因素。如本章之前讨论的那样,手术中医生一般会做前哨淋巴结活检,或清扫你腋下的淋巴结来寻找是否有癌细胞。即使从淋巴结中发现癌细胞,只要没有其他远处部位的转移,那么仍然是早期乳腺癌。但是,淋巴结转移的数目多少意味着不同的复发风险。当发现的淋巴结转移数目≥4枚时,就是一个高危复发风险因素,意味着复发的概率显著增高,在辅助治疗中需要考虑强化治疗。

2. 肿块比较大　肿块的大小是第二个重要的预后因素。肿块较小的女性往往比肿块较大(尤其是直径>5 cm)的女性有更好的预后。

3. 年轻　较年轻的,尤其是 35 岁以下的女性,较年龄大的女性预后会差。同时往往伴随较差的分子分型,这会显著影响到预后。

4. 肿块分级高　肿块的分级指它在显微镜下看起来怎样。类似正常乳腺细胞的肿瘤细胞被称为高分化或低分级(Ⅰ级)。看起来非常不正常的肿瘤细胞为低分化或高分级(Ⅲ级)。中分化或中级别(Ⅱ级)介于两者之间。高分化的肿瘤一般预后较好。

5. 分子分型　分子分型是自 2011 年开始被提出的,并越来越受到重视的乳腺癌预后因素。分子分型是基于每个人的基因表达不同,通过基因芯片分析,将乳腺癌分类对待。不同类别有不同的预后。临床上,根据激素受体、HER‐2 和 Ki67 状态分为四大类:Luminal A 型、Luminal B 型、HER‐2 阳性型、三阴性型。其中 Luminal B 型又分为 HER‐2 阳性和 HER‐2 阴性类型。一般认为,Luminal B 型、HER‐2 阳性型、三阴性型都需要全身辅助化疗,不同分子分型选择不同辅助治疗。

 小知识

21 基因检测

这是一组乳腺癌相关特异基因的表达,包含 16 个肿瘤相关基因和 5 个参考基因。对预测预后、复发、转移乃至指导治疗提供信息,最终目的是为患者的个体化治疗提供帮助。

2007 年美国临床肿瘤学会(ASCO)公布,乳腺癌治疗方案的制订过程中应该考虑为雌激素受体阳性、淋巴结未扩散的早期乳腺癌患者进行"乳腺癌 21 基因检测"。美国国家癌症联合中心系统(NCCN)在 2008 年乳腺癌治疗指南中,建议使用"乳腺癌 21 基因检测"。在 2010 年的指南中明确提出,对于 ER(＋)/HER‐2(－)淋巴结无转移患者的化疗指征评定需要结合"21 基因检测"来判断。2013 年 St. Gallen 会议共识中,对于 Luminal A 型乳腺癌中,如果 21 基因评估低复发评分(RS)的患者则无需化疗。2015 年,NCCN 指南明确了乳腺癌 21 基因检测的价值。

检测应在患者接受手术之后,并在作出下一步治疗决定之前进行。它属于一种非侵入性检测,患者无需再接受任何额外的穿刺程序,利用原来手术过程中取出的组织进行检测即可。目前对于 ER(＋)/HER‐2(－),即使淋巴结阳性也可用该检测方法来判断是否需要行辅助化疗。

全身辅助治疗可以包括化疗、内分泌治疗、靶向治疗或者是两者或三者的联合。许多乳腺癌细胞激素受体阳性的女性同时接受化疗和内分泌治疗,因为这两种不同的治疗方式可以相互补充。内分泌治疗一般在化疗结束后进行。Luminal A 型乳腺癌通常对内分泌治疗敏感,化疗敏感性差;Luminal B 型,虽然ER 阳性,内分泌也呈现依赖性,但恶性度高于 Luminal A 型,一般需要化疗,有时也需合并抗 HER - 2 的靶向治疗;三阴性乳腺癌不依赖内分泌治疗,目前没有明确有效的分子靶向治疗,更需要化疗;HER - 2 阳性型恶性度高,需要化疗联合抗 HER - 2 的靶向治疗(如曲妥珠单抗)。

化疗

化疗是一个术语,指使用一组对癌细胞有毒性的药物。化疗是早期乳腺癌最重要的辅助治疗措施之一。绝大多数乳腺癌患者都需要辅助化疗。不幸的是,化疗药物也能够影响快速分裂的正常健康细胞,导致一些明显的副作用。但大部分的正常健康细胞分裂速度慢于癌细胞,因此,对化疗药物的反应不如癌细胞敏感。

化疗开始时间

辅助化疗开始的最佳时间还不确定,一般是术后几周开始正常的治疗,但不确定是否越早治疗越好,而推迟治疗是否预后变坏。需要根据患者术后手术切口恢复情况、一般状况等多方面因素权衡后决定。一般在术后 2～4 周内开始。分子分型较差的类型,如 HER - 2 过表达或三阴性乳腺癌建议辅助化疗尽早进行。化疗药物大部分经静脉内给药,但也有一些是口服给药。不同类别化疗药常会组合同时给药,为的是从不同途径攻击肿瘤。每次治疗后和下次治疗前有一个恢复的时期。一般 2～3 周做一次化疗,如果你今天接受了化疗,你可能在2～3 周后接受下一个疗程的治疗。有的药物需要每周给予一次。不同化疗方案会进行 4～8 个周期不等,整个化疗一般 3～6 个月。

在某些情况下,医生可能会建议女性在手术前接受化疗,以缩小较大的肿块。手术前化疗被称为术前(新辅助)化疗(NAC)。相当于将术后化疗提前到术前做,因为化疗可以使肿块缩减,接受新辅助化疗的女性会有更高的可能性接受保乳术而不是全乳房切除术。

常用的化疗药和药物组合

1. 环磷酰胺 环磷酰胺是最早用作全身辅助治疗的化疗药之一。这种药可以通过阻止肿瘤细胞基因物质(DNA)的复制来干扰肿瘤细胞的增长。一般的副作用包括恶心、呕吐、乏力、发热、寒战或导致停经等。

2. 多柔比星　多柔比星(阿霉素)属于蒽环霉素类,就是大家常提到的"红药水"。类似药物还有:表柔比星(表阿霉素)、吡柔比星(吡喃阿霉素)。已经发现:包括蒽环类的化疗方案比许多不包括蒽环的方案稍有优势。一般的副作用包括恶心、呕吐、脱发、血象下降、乏力。蒽环类化疗药物会有特征性的心脏损伤。合理剂量时,长期服用风险是小的,使用多柔比星时既要考虑辅助应用心脏保护药物,也要考虑蒽环类药物有最大累计剂量要求。

3. 5-氟尿嘧啶　5-氟尿嘧啶是一种抗代谢药。它通过阻止细胞DNA合成时必需的酶而干扰肿瘤细胞的生长。氟尿嘧啶的副作用包括腹泻和口腔溃疡。

4. 甲氨蝶呤　甲氨蝶呤也属于抗代谢药。它通过阻止细胞合成DNA时所必需的酶而起作用。一般的副作用包括血象下降和口腔溃疡。

5. 紫杉醇类　紫杉醇(泰素)和多西他赛(泰索帝)来自于紫杉类的植物。它们通过干扰细胞的分裂来控制细胞增殖。这些药物可以进一步改善生存。副作用包括肌肉疼痛、脱发、手指脚趾麻木或刺痛、血象下降和过敏反应等。

6. 联合化疗　有证据表明,联合化疗可以降低耐药发生的概率,从而提高治愈的概率。通常情况下,接受辅助治疗的女性一次会接受2种或2种以上的化疗药联合治疗。

药物组合往往使用每种药第一个字母作为简写,经常用于乳腺癌的全身辅助治疗的组合有以下几种。

(1) AC:多柔比星和环磷酰胺。

(2) AC-紫杉醇:多柔比星、环磷酰胺和序贯紫杉醇。

(3) AC-多西他赛:多柔比星、环磷酰胺和序贯多西他赛。

(4) CAF:环磷酰胺、多柔比星和5-氟尿嘧啶。

(5) CEF:环磷酰胺、表柔比星和5-氟尿嘧啶。

(6) TAC:多西他赛(泰索帝)、多柔比星和环磷酰胺。

(7) TC:多西他赛和环磷酰胺。

为了选择对患者而言最好的组合,医生会考虑以下因素,包括任何患者以前的情况和不同药物的副作用。

化疗的副作用

1. 短期副作用　一般情况下,血液、毛囊、消化道的健康细胞是身体中分裂最快的一部分细胞。许多抗肿瘤药的设计是针对快速分裂的肿瘤细胞。但是它们也会伤害快速分裂的正常细胞,比如毛囊、骨髓、消化道的细胞,因而导致了一些副作用。

不同的化疗药给予不同的剂量,在每个女性中会引起不同的副作用。某些女性会脱发、食欲不振、恶心、呕吐、腹泻、血象下降、口腔溃疡等。化疗对血细胞的影响会使患者更易感染、出血等。除此之外,患者在治疗中和治疗后会感觉乏力、精力不足。几乎不可能提前知道会经历何种副作用。当治疗结束时,大部分短期副作用会消失,头发会重新长出,尽管也许变成了不同的颜色、不同的质地或两者皆不同。化疗的短期副作用中,以消化道反应和骨髓抑制发生概率最高,也最为影响生活质量,可通过一定的方法,改善症状。有一些药物可以帮助减轻副作用,如呕吐、骨髓抑制、蒽环类药物的心脏毒性等,都有相应的专家共识或指南做详细指导。预防性药物治疗,如止吐药物、升血药物等,可有助于减缓副作用,使化疗顺利进行。

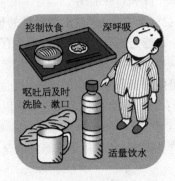

应对恶心、呕吐

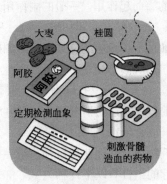

应对骨髓抑制

小知识

"化疗脑"

"化疗脑"(认知功能障碍)是一个术语,经常用来形容某些女性化疗期间或化疗后出现的记忆力减退的现象。这些女性有短期的记忆力和注意力障碍。是否是化疗或者其他事物引起这种现象,以及这种现象会持续多久、什么方法可以解决它,均尚不明确,探索这种现象潜在原因的试验正在进行当中。

2. 长期副作用　绝经前女性的化疗药的长期副作用可能是卵巢功能紊乱。这会导致月经停止(闭经),甚至是永久性闭经,一般称为化疗引起的闭经。这种情况发生的频率因化疗药的不同种类和女性接受化疗的年龄差异而有所不同。环磷酰胺比其他化疗药产生闭经的频率要高。

年龄＞40 岁的女性发生化疗性闭经的概率更高。对于年轻的女性，化疗完成后月经也许会重新回来，也许某些情况下会推迟几个月。对于大部分年龄＞40 岁(尤其是＞45 岁)的女性，化疗会引起月经永久性的停止。

卵巢功能的丧失会引起严重的副作用，例如潮热、失眠、情绪波动和阴道干涩等更年期症状。此外，和更年期一样，可能会有骨钙化减少，导致骨质疏松和骨折风险的增加。患者不妨定期做骨密度检查，并考虑防止骨质流失的治疗。

需要注意的是，对于受体阳性的患者，闭经对生存是有好处的。

激素治疗(内分泌治疗)

激素受体阳性乳腺癌是世界范围内最常见的乳腺癌类型。60％～75％的乳腺癌患者是雌激素受体阳性(ER＋)和(或)孕激素受体阳性(PR＋)。辅助内分泌治疗是非常有效的，适用于几乎所有的 ER 阳性和(或)PR 阳性的女性，也是全身辅助治疗重要的形式。内分泌治疗的目标是抑制女性雌激素，众所周知，雌激素会促进大部分的乳腺癌细胞生长。雌激素和孕激素在血液中循环，与激素受体结合后可以促进乳腺癌细胞生长。因此，在切除乳腺癌肿块后，病理科医生一定会检查肿瘤细胞的激素受体状态。

如果肿瘤较小、激素受体阳性，内分泌治疗很可能就可以控制肿瘤的生长，患者会从内分泌治疗中获益。如果患者的肿瘤细胞是激素受体阴性，内分泌治疗是没有益处的。

辅助内分泌治疗常用以下 3 种不同方式之一或联合治疗：①使用拮抗雌激素受体的药物，例如他莫昔芬或托瑞米芬。绝经前后女性均可应用。②抑制卵巢功能，可以采取手术切除双侧卵巢，也可采用药物如戈舍瑞林或亮丙瑞林。适用于绝经前女性。③使用芳香化酶抑制剂。适用于绝经后女性。

他莫昔芬

在雌激素受体阳性的癌细胞中，抗雌激素药物通过结合雌激素受体从而阻止受体与雌激素结合来发挥作用，因而能抑制肿瘤细胞的生长。

最常见的治疗乳腺癌的抗激素药是合成抗雌激素药——他莫昔芬。他莫昔芬可能是世界上研究最广且在近 30 年中使用最广的抗肿瘤药，在减少乳腺癌的病死率上发挥了重要作用。

他莫昔芬是第一个被用来治疗进展期乳腺癌(扩散到身体的其他部位——转移复发性肿瘤)的药物。随后的研究已经充分说明：对于早期雌激素受体阳性的绝经前和绝经后女性,辅助他莫昔芬治疗很大程度上降低了肿瘤的复发率,提高了 10 年生存率。

他莫昔芬需每天服用,连续 5 年。近年来新的证据表明:相比在 5 年就停止使用,一些女性多于 5 年的应用仍能持续获益,进一步降低肿瘤复发的概率。在随访的过程中,医生会随时将最新的研究结果与患者分享,针对不同的病情,给患者个体化的建议。目前,对于有高危复发风险因素且耐受性良好的女性,他莫昔芬服药可延长至 10 年。

 临床研究 ◇◇

经典的他莫昔芬

早在 1998 年,国际早期乳腺癌临床研究协作组(EBCTCG)大规模荟萃(Meta)分析显示,在化疗基础上加用 5 年他莫昔芬(TAM),最终使 50 岁以下和 50～69 岁女性乳腺癌患者的死亡风险分别降低了 57％和 45％。其明显改善生存的效果一直稳定地持续到治疗后的 10 年甚至更长时间。同时发现,经过 1 年、2 年和 5 年 TAM 治疗后,其 10 的复发风险分别降低了 21％、29％和 47％,死亡风险分别降低 12％、17％和 26％,而且 5 年 TAM 治疗的疗效明显优于短疗程者。2005 年 EBCTCG 另一个荟萃分析再次发现,在标准术后辅助化疗基础上完成 5 年 TAM 治疗可进一步降低乳腺癌患者的病死率和复发率,再次确立了辅助化疗和内分泌治疗的作用和地位。

2012 年荟萃分析和 ATLAS 研究显示:激素受体阳性的乳腺癌患者在术后 5～10 年内复发转移的概率仍较高,延长 TAM 治疗时间(10 年)能降低乳腺癌的病死率。

◇◇◇

他莫昔芬最常见的副作用是潮热、阴道分泌物增加,也可能增加子宫癌症(子宫内膜癌或子宫肉瘤)的风险。ATLAS 研究结果提示:服用他莫昔芬的患者,5～14 年间累积子宫内膜癌发生风险和死亡风险分别为 3.1％和 0.4％。约80％的他莫昔芬引起的子宫癌症能够行子宫切除术而治愈,术后可加或者不加放射治疗。

对绝经后女性,子宫癌症最常见的症状是阴道出血,如果发生这种情况,应当根据子宫(子宫内膜)组织取样做一个妇科评估。但是,如果在服用他莫昔芬时出现阴道出血也不要惊慌。阴道出血并不总是和子宫癌症相关。也许,它来自非癌症性的(良性的)原因。

他莫昔芬还会影响骨密度。对于绝经后女性,他莫昔芬帮助保护骨密度,因为他莫昔芬对骨的反应是雌激素类似剂。但对于绝经前女性,在骨细胞中,他莫昔芬确实和雌激素竞争性地结合雌激素受体,会导致绝经前女性骨质流失。

他莫昔芬还能增加血栓的风险。对于高血糖、高血脂、超重的女性,尤其需要关注。在一项研究中,9%的他莫昔芬使用者在5年中发生了血栓,而未使用者为0.15%。他莫昔芬还与白内障问题和视网膜问题(这种情况很少发生)的增加有关。

对于不能耐受他莫昔芬不良反应的女性,托瑞米芬是另一个可供选择的药物。托瑞米芬与他莫昔芬的作用机制相似,尽管药物说明书上标注用于绝经后乳腺癌,但经临床实践和研究文献,早期绝经前乳腺癌也是可以适用的。

 小知识

他莫昔芬的双重作用

他莫昔芬用来治疗乳腺癌,因为它抗雌激素的特性。但是在某些身体组织,它表现为类似雌激素的作用。因此,它既是雌激素激动剂又是雌激素拮抗剂。这是什么意思呢?这意味着,他莫昔芬在身体的不同部位通过不同的方式起作用。在某些乳腺癌细胞,例如雌激素受体阳性乳腺癌中找到的细胞,它会结合肿瘤细胞里的受体并阻止雌激素的结合和活动,这意味着它的功能是拮抗剂。在其他组织,比如子宫和骨,他莫昔芬和雌激素受体结合并促进细胞生长和活动,以类似雌激素的方式发挥作用,这意味着它的功能是激动剂。由于他莫昔芬在子宫的类雌激素样作用,提高了子宫肿瘤的风险。同时,对绝经后女性,它可以帮助保持骨密度。

卵巢去势(OFS)

卵巢去势可以提高绝经前女性的5年生存率。但是,卵巢去势对绝经后的女性没有益处,因为她们的卵巢已经自然地停止产生雌激素了。

 小知识

卵巢去势

● 卵巢切除术 卵巢切除术治疗转移性乳腺癌的初次描述可以追溯到1896年的乔治·比特森,他之前就注意到切除了卵巢的动物激素水平发生了改变。于是,他对一个乳腺癌复发的自愿尝试这种方法的年轻女性做了卵巢切除术。数月内,这个年轻女性的肿瘤有了明显的缩小。随后的几十年,卵巢切除术成了绝经前转移性乳腺癌女性的支柱治疗方法,约1/3的女性对此方法敏感。随后科学家找到了一种可以识别雌激素和孕激素受体是否在乳腺癌细胞中表达(即表明癌症是否对内分泌敏感)的方法,乳腺癌对内分泌治疗的敏感性才得到了较好的预测。雌激素受体阳性的乳腺癌女性对卵巢切除术约有60%的有效率,而雌激素受体阴性的女性对这一疗法敏感性只有约10%或更少。普遍认为,雌激素和孕激素受体均阳性且无病间期长的乳腺癌女性对卵巢切除术有最高的有效率。虽然卵巢切除术有一个世纪之久,但它仍然是一个可行的、有效的治疗方案。

● 卵巢放疗　卵巢放疗也可导致卵巢抑制,但这种方法可能需要几周才能生效,而且卵巢功能在停止放疗后还有部分功能恢复的可能,现在它已经很少使用。

● 药物卵巢功能抑制　促黄体生成素释放激素(LH-RH)激动剂可以抑制卵巢功能。这些药物包括如戈舍瑞林(诺雷德)、亮丙瑞林(利普安)、曲普瑞林、布舍瑞林。每月或每3个月注射1次,能有效地切断卵巢的功能。目前它们已经取代卵巢切除手术在大量乳腺癌女性中使用。一般来说药物卵巢功能抑制是可逆的,也就是说停止使用这些药物后卵巢功能可以恢复,然而卵巢也可能会永久地失去功能,这取决于女性接近绝经的程度和使用药物的时间,比如一位女性在自然状态下差一两年即将绝经,此时使用卵巢功能抑制药物1年,然后停止使用,在这种情况下卵巢功能恢复的可能性就很小。

随着临床研究的数据所带来的证据支持越来越多,卵巢去势治疗在绝经前早期乳腺癌伴随高危复发风险女性中占据了重要的位置,在药物去势基础上联合芳香化酶抑制剂,较他莫昔芬能带来更大获益。年轻患者,需要行术后辅助化疗且化疗后未绝经,伴随有中危复发风险,也建议行卵巢去势,然后选择他莫昔芬或芳香化酶抑制剂联合治疗。而对于低危患者不推荐OFS治疗。戈舍瑞林辅助内分泌治疗的疗程为2～5年,若戈舍瑞林联合AI,基于两项大型临床研究SOFT和TEXT研究结果表明,该方案应选择5年。对于接受药物去势的患者,在药物去势治疗过程中并非必须根据检测的雌激素水平来决定是否继续进行药物去势,但需警惕某些可能提示卵巢功能恢复的生理变化,如月经恢复。

卵巢去势的副作用和更年期一样,包括阴道干涩、潮热、骨质疏松、情绪波动等。

芳香化酶抑制剂

虽然卵巢是雌激素的主要来源,但绝经后,女性雌激素主要是通过芳香化酶将身体雄激素转化为雌激素而来。雄激素主要由肾上腺(位于肾脏上方)、脂肪、肌肉产生。

芳香化酶抑制剂通过抑制芳香化酶的作用来抑制绝经后雌激素水平。因此,这种药物仅在绝经后女性中起作用。对绝经前女性,雌激素由卵巢产生,芳香化酶抑制剂不仅不能明显降低总的雌激素产生,反而会通过负反馈作用升高雌激素水平。芳香化酶抑制剂类常用药物有阿那曲唑、来曲唑和依西美坦。

临床研究 ◇◇◇

芳香化酶抑制剂 VS.他莫昔芬

来曲唑、阿那曲唑和依西美坦这3种药物在早期绝经后乳腺癌患者中都进行了数千例大规模的前瞻性对照临床研究,对照组为他莫昔芬。这些研究都获得一致性结果:对于绝经后乳腺癌,5年芳香化酶抑制剂疗效优于5年他莫昔芬。总体来说,芳香化酶抑制剂的耐受性很好。在某些副作用上芳香化酶抑制剂比他莫昔芬发生率更高,例如肌肉、骨骼痛,脂肪代谢紊乱,以及增加骨质疏松的风险。

◇◇

同他莫昔芬相似,对于耐受性良好的高危复发风险女性,最近的MA17R临床试验建议芳香化酶抑制剂的使用可延长至10年,同时,也要关注患者可能面临的骨质疏松、心脏毒性、脂肪代谢等方面的不良反应,需要仔细权衡利弊。还有一部分女性,初始内分泌治疗的时候尚未绝经,可以先选择他莫昔芬治疗。在治疗2~3年过程中达到绝经状态,也可以更换为芳香化酶抑制剂完成后续5年的治疗。这都是国际指南推荐的标准治疗方案。

大多数医生同意:由于血栓的风险而不能服用他莫昔芬的女性应该建议使用芳香化酶抑制剂。辅助内分泌治疗过程中最重要的问题就集中在药物选择、治疗时长以及药物依从性。有些女性因不良反应不能耐受或自己主观拒绝等因素未能坚持长期治疗,这样的不规范治疗是显著影响疗效的。

与他莫昔芬相比,第三代芳香化酶抑制剂(阿那曲唑、来曲唑、依西美坦等)的严重副作用很少见。最常见的副作用是骨量流失导致骨质疏松,可以使用钙剂、双膦酸盐进行预防。此外,还有关节疼痛或麻木、血脂胆固醇代谢异常等。

临床研究 ◇◇◇

双膦酸盐的作用

双膦酸盐可以预防因芳香化酶抑制剂治疗所导致的骨丢失,这是肯定的,但有争议的是是否可以减少骨折的发生,近年地诺单抗的Ⅲ期临床试验显示地诺单抗可以显著减少骨折发生。

双膦酸盐有抗肿瘤作用吗? 可以预防骨转移吗?

临床试验及荟萃分析的结果提示:术后辅助给予双膦酸盐可以改善乳腺癌的结局(时间未确定,2～5年),在预防骨转移和延长总生存方面都有积极的作用,但这种积极作用仅局限于处于绝经状态(包括自然绝经和药物去势)的早期激素依赖性乳腺癌患者,值得我们注意的是:它可以改善乳腺癌总复发,包括远处任何部位的转移、骨转移,并降低乳腺癌特异性死亡。

基于上述,美国和欧洲已在临床将双膦酸盐作为术后辅助药物使用,但加拿大对此结论持怀疑态度。持怀疑态度的学者认为:①将"改善预后"作为辅助治疗的主要研究终点的大多数研究结果是阴性的,阳性结论多是基于亚组分析的结果。②对于有效人群的机制无法做出解释。③荟萃分析的结果不能替代设计严谨、以验证之前假设的随机临床试验。④目前并无直接比较受益人群(处于绝经状态)与非受益人群(绝经前及围绝经)的临床试验。

靶向治疗

曲妥珠单抗(赫赛汀)是针对特殊受体(HER‐2/neu)阳性的乳腺癌患者有效的药物。多项大型临床试验都得到一致的结论,HER‐2/neu 阳性的早期乳腺癌,在其他辅助治疗的同时,曲妥珠单抗靶向治疗一年是目前的标准推荐方案。应用靶向治疗较未能应用靶向治疗相比,显著降低肿瘤复发风险及死亡风险。靶向治疗前以及治疗过程中,需要动态监测心功能,关注左心室射血分数的变化。一般来说,药物的不良反应发生率较低,多数患者都能很好耐受。也有个别女性会出现过敏、心功能下降等不良反应,医生会根据相应的结果予以指导。

动态监测等待

对于肿瘤较小、淋巴结阴性的女性,单独的局部治疗可以提供不错的预后,且辅助治疗也许是不需要的。根据女性特殊情况,动态监测等待是一个理性的选择。某些女性认为,对比潜在的风险和副作用,辅助治疗不能长期获益,某些女性在乳腺癌手术后没有接受任何类型的全身辅助治疗,也能长久健康地生存。

动态监测等待不等同于什么都不做。如果患者拒绝辅助治疗,或是不推荐进行辅助治疗,医生会建议患者注意乳房自查和定期乳腺 X 线检查。定期的随访临床检查很重要。动态监测等待的主要弊端是增加了癌症的扩散风险。然而,对于预后很好的乳腺癌患者,复发转移的风险很低。

决策指导

肿块切除术 VS.乳房切除术,做好选择

在肿块切除术和乳房切除术之间做出一个决定不是那么容易的。要考虑到许多因素,包括癌症分级、复发风险、单纯肿块切除后的美观效果或乳房切除后的感觉,以及是否在肿块切除术后方便下一步的放疗。

尽管会有局部转移的较高风险,一些女性还是宁愿保留患病的乳房。而另一些则选择乳房切除术,她们害怕癌症复发,情愿牺牲乳房,以便降低局部复发的风险。选择没有绝对的对错,这完全是你自己的决定。

要想做出最佳治疗选择,你可能要问问自己以下问题。

你在选择治疗时是"保守派"还是"激进派"?

你是那种觉得应该采取所有可能的治疗方式去战胜疾病的人吗? 如果是,你在治疗中可能会更积极一些,会选择乳房切除术。如果在选择医疗干预时,你比较保守,你可能更倾向于避免激进的治疗方式所带来的风险和不便而选择保乳术。

一旦治疗结束,你是否还会继续担心?

如果你选择了肿块切除术联合放疗,每天面对一个曾经生过癌症的乳房,你会感觉如何? 尽管,科学证据表明肿块切除术联合放疗和乳房切除术的长期结果几乎是一样的,一些女性发现如果有乳房组织遗留的话,她们会更担心复发。如果治疗后仍保留部分乳房,你的担忧会增加吗? 如果是的话,乳房切除术可能降低你的担忧,这明显是一个心理问题而非医疗问题,但值得自问一下。

丢失一个乳房,你的感觉会怎样?

由于对癌症死亡的害怕,对于很多女性来讲,一个乳房的丢失不再那么重要。而对于一些人,乳房与她们的个人形象密切相关。如果切除一侧乳房并不能延长总的生存时间,她们会认为这是一个非常大的牺牲,宁愿面对一个生过癌症的乳房也不愿意把它切除。

你的选择对你的伴侣有什么影响?

最终决定是要你自己做出的。但是如果你已经结婚或有男朋友,你就要考虑到你的选择会不会影响到你的伴侣。这对于很多夫妻来讲是一个难题。但是

手术之前一场坦诚的交流会避免以后的问题。你是选择肿块切除术联合放疗还是乳房切除术，都可能影响伴侣对你的性态度。一些夫妻认为，一侧乳房的缺失可能会是癌症永久性的"每日提醒"。还有一些女性会变得极其敏感，不愿被触碰乳房。如果你选择乳房重建，敏感度的变化会改变你的性习惯。

你的生活方式能适应常规放射治疗吗？

决定进行联合放疗会带来完全不同的生活。你能够承诺在周一至周五坚持进行放疗 5～6 周吗？你的身体状况允许你每天开车或者乘坐公交车去治疗中心吗？这些都需要你做好安排。

你选择的治疗方案会对你的家庭造成怎样的影响？

再一次强调，这是你的决定，不是你家人的！但是你要考虑到你所选择的治疗方案会影响你的家庭。

(1) 手术后你需要时间恢复，家人是否能很好地照顾你。

(2) 如果选择放疗，你需要在 5～6 周内致力于工作日的治疗上，你的家庭是否可以承受你因治疗而丢失的收入。

你决定的治疗方式家人能理解支持吗？最好能提前和全部的家庭成员商量这些事宜，以便一个家庭中所有的成员在你治疗癌症的时候都能做好配合工作。

你选择的治疗方案对工作产生怎样的影响？

如果你不愿意放弃工作，你的工作能适应你的治疗计划吗？放疗需要保证5～6 周而且每个工作日都要进行。你能否做个有规律的计划，在你工作时间之外进行放疗，可以在你去上班的路上，或在工作之后。可以和你老板请假，可以计算一下你工作单位到治疗中心来回需要多长时间。如果你需要额外的休息时间，你的同事能否给予你帮助？当然放疗期间最好请假全休。

是否接受辅助治疗不是一个简单的决定

以下是一些关于辅助治疗经常会被问到的问题和答案，供读者参考。如果是关于诊断、治疗、预后方面的问题，可以和医生讨论一下。

你会应用所有可能的方法去预防乳腺癌复发吗？

如果是，那么你接受辅助治疗的话，在未来，你可能会觉得比较安心。

如果不是，你可能会避免接受辅助治疗带来的危险和副作用。

你还希望要小孩吗？

全身辅助治疗会使卵巢停止分泌雌激素，有可能导致不孕。因此在辅助治疗开始前，有怀孕生子愿望的女性需要提前和主管医生详细沟通。因为大部分早期乳腺癌是可以治愈的，以前的研究中也有"健康妈妈"的研究结果，即怀孕并不会增加乳腺癌复发风险。但是,这可能只适合一部分女性。医生会根据患者的疾病状态、复发风险和所需治疗间的冲突与患者详细沟通指导。激素受体阴性的年轻未孕的女性在化疗前可以通过药物性卵巢去势,预先保护卵巢功能。化疗结束后,月经会较早恢复,在医生建议的高危复发风险期以后(3 年),可以考虑怀孕。激素受体阳性的女性,如果备孕,需要停止内分泌治疗。需要指出的是,药物性卵巢去势是否能真正保护卵巢功能,证据仍不充分,既往的研究都是以月经的恢复为主要观察指标。要保证生育功能,应借助妇产科辅助生殖技术。具体信息可参考"生育问题"一章。

你会从辅助治疗中获益吗?

全身辅助治疗可以帮助许多女性,但是每个女性所获得的受益是不同的,这取决于年龄、原发肿瘤的大小、淋巴结的状况和激素受体的状况、分子分型等多种因素。根据统计学均值的数学模型,医生能帮助患者估计不同治疗方案的获益多少。有一个互联网计算程序,它根据多个临床试验的结果和 11 位来自美国各地的乳腺癌肿瘤学家的意见和经验对患者的生存及治愈率进行估计。

例如:一个女性年龄<50 岁,激素受体阳性,肿瘤直径 1.5 cm。外科医生在手术过程中,还发现了两个淋巴结为阳性。使用计算程序,仅局部治疗,估计这个女人无癌复发生存(无病生存率)10 年的概率为 56%;服用他莫昔芬,则无病生存 10 年的概率会升高到 65%;4 个周期标准化疗和他莫昔芬的联合使用,能使她 10 年无乳腺癌复发的概率增加到 73%;如果增加多于 4 个周期的不同类型的化疗(紫杉醇),10 年无乳腺癌复发的概率增加到 77%;而如果给予 8 个化疗周期(以 2 周为一个周期,而不是每 3 周),估计她无病生存 10 年的概率能提高到 83%。在这种情况下,很可能需要使用粒细胞集落刺激因子(俗称"生白针")以刺激你的骨髓更快地产生白细胞,这样能够缩短化疗的间隔时间。

估计获益只是一个最可信的假设,它们是不完美的,理解这一点很重要。

小知识

全身辅助治疗获益率计算工具

登录 www. mayoclinic. com 并搜索"乳腺癌辅助治疗"。点击"自己的概率"。使用这个计算工具,你需要知道以下问题。

- 你的肿瘤大小是多少厘米?
- 你的肿瘤分级(1 级、2 级或 3 级)是多少?
- 淋巴结是否含有肿瘤细胞? 如果有,是多少个?

● 你的肿瘤细胞是否是激素受体阳性？

要了解的是,这个工具不是一个个体治疗方案的替代品,应让医生来帮助患者解释估计出的结果。还要记住的很重要的一点是:这个计算器产生的是统计学均值,其目的主要是为了显示你可以从辅助治疗中获益多少,而不是准确预测你可以生存多久。

临床新药研究

目前仍有许多关于乳腺癌治疗的新方法正在研究之中,特别是联合治疗。乳腺癌研究的重点是发现新的先进的方法,在最小的副作用下延长患者的生存期。

目前实施的许多乳腺癌治疗方法都是由数以千计的女性参加的前期临床试验已经验证的结果。如果你患有乳腺癌,你可能会希望入组一个临床试验。通过参与,你会处于第一线,可以收获最前沿的治疗方法所带来的潜在收益。与你的医生讨论参与的临床试验的优缺点是非常重要的。关于临床试验的信息,可以参考"临床新药研究"一章。

 患者故事分享

每一个女性都是独一无二的,做决定的过程也是如此。不过有时候,听一些别人的经历还是很有用的。它可以让你在做出决定时更安心。下面为你讲述源女士的经历,这只是单纯地在分享她个人的故事,并不代表最常见的治疗决定。源女士在 41 岁的时候被确诊为乳腺癌,她选择了乳房切除术,同时还有乳房重建、化疗和放疗。

·勇敢接受,坦然面对·

2016 年 4 月 26 日,我在本地医院被诊断为右侧乳腺癌。被告知结果的一瞬间,我很崩溃,无法接受。恐惧、忧虑的同时也心存幻想,希望仅仅是误诊而已。怀着忐忑不安的心情,第二日就来到了省肿瘤医院,可是得到的是同样的答复。那个时候,心凉凉的,感觉很茫然,头脑一片空白,什么也不想说,只是机械性地听从着家人的安排,回到了本地医院开始化疗。

我相信我的医生，我认真地按照医生的要求，做好每一件事。每天的中药、西药、各种汤、各种水、各种锻炼……一天一天地熬，一天一天地盼，盼来下一次的痛。

经过了7次化疗，终于可以准备手术了。这种恐惧比化疗更甚。不敢想象，手术后，自己该怎么面对自己，是否能承受这份残缺与不完整。每每想到此，总是会默默流下眼泪。

术前准备阶段，主任问我是否考虑过乳房重建手术。我当时不敢相信，真的可以同期重建吗？主任笑笑，说："既然我问你，就肯定是可以的。"一时间，幸福感爆棚！这半年来，此时是我最幸福的时刻。手术的日子终于到了。手术区的走廊真的很长，医生在前面走着，我在后面跟着，还不时回头嘲笑落在我身后的亲人。换了鞋，勇敢地走进了手术室，躺在手术床上，和主任聊了几句，没有一丝的恐慌，相反的，很踏实……醒来后，首先看到了主任，眼前模糊的白色身影，真的感觉天使降临，刹那间无比温暖、安静。术后的恢复期很长，定期的检查、换药。有时，自己也会偷偷地看看、摸摸重建侧的乳房，默默地独自欢喜。最欣慰的是，当和好友提到一侧乳房是同期重建的时候，好友看了半天，竟不知是哪一侧。这应该是对手术效果最好的赞赏吧！

加入一个关怀小组对我真的很有帮助，每年也会去肿瘤科医生那里随访、复诊。我没有忘记自己曾经患有癌症，我知道它随时可能复发，但是我不想让这些事情来影响我的生活。到那一步再坦然面对吧！我现在越来越珍惜生命，我关注每一个可以让我开心的小事，我也乐意去做任何可以让我开心的事情。

晚期乳腺癌的治疗

什么样的情况属于晚期乳腺癌?

晚期乳腺癌的预后如何?

如何治疗晚期乳腺癌?

什么时候停止治疗?

……

当乳腺癌转移到远处,如骨、肺、肝、脑等,即属于晚期乳腺癌,通常也称为转移性乳腺癌、复发转移性乳腺癌、Ⅳ期乳腺癌。虽然某些女性在首次诊断时就发现有远处转移,但是也属于晚期乳腺癌。但大部分是先诊断为早、中期乳腺癌,经过数月或数年后才发现肿瘤远处转移。

你可能会想没有多少办法能够治疗晚期乳腺癌。事实上,乳腺癌晚期阶段的治疗方法还是有很多的。即使治疗的目标不再像早期乳腺癌那样是治愈肿瘤,但治疗仍然可能长期控制它。

随着乳腺癌的治疗方法不断增加,新药不断运用于临床,治疗理念不断更新,治疗的效果越来越好,晚期乳腺癌女性也能够获得较长的生存时间。现在,很多人已经把乳腺癌视为一种慢性疾病而非一种绝症。

治疗方案及选择

一般来说,晚期乳腺癌大多早已经历过诊断和治疗,而复发转移阶段的诊断和治疗与第一次的过程有相似之处,但也有一些不同之处。本章将关注晚期乳腺癌的评估和治疗。因为癌细胞已经扩散到身体的其他部位,转移性乳腺癌一般采用全身性治疗,较少单纯采用手术或放疗这样的局部治疗。

在全身治疗时可用的治疗手段包括:化疗、内分泌治疗、生物靶向治疗及联合治疗等。你会发现,有10~20种不同的方案可用于治疗转移性乳腺癌。患者可以与医生讨论决定哪个方案最适合自己。如果一种治疗疗效不佳,还可以尝试其他治疗。

对于转移性乳腺癌,治愈往往不是真正的目标。有些患者和医生已经开始把转移性乳腺癌看作一种慢性病,就像不可治愈的糖尿病和心脏病一样。这意味着控制与癌症相关的症状,同时降低化学药物的毒副作用,从而帮助患者尽可能活得好、活得长才是治疗的真正目的。但是转移性乳腺癌女性偶尔也是可以被治愈的,偶尔(约2%~3%)有转移性乳腺癌的女性在持续10~15年或更长的时间内病情得到完全缓解。

化疗

化疗除了用在早期乳腺癌术后减少复发、提高治愈率外,更多地用在复发转移的晚期乳腺癌以控制肿瘤,最大限度地延长生存。对于激素受体阴性的转移性乳腺癌,化疗是重要甚至是唯一的全身治疗的选择;对于激素受体阳性但内分泌治疗不起作用的转移性乳腺癌,化疗可以杀伤耐药肿瘤细胞,既可以控制肿瘤又可以为下一步采用其他内分泌治疗创造条件;对于癌细胞扩散广泛、症状明显、进展迅速威胁到生命的转移性乳腺癌,不论激素受体是否阳性,化疗有可能快速控制并缩小肿瘤,缓解症状,为后续进一步治疗赢得时间和机会。

常用化疗药物

1. 抗肿瘤抗生素类　不同于用于治疗细菌感染的抗生素,抗肿瘤抗生素通过干扰 DNA、阻断 RNA 和关键酶来阻止癌细胞复制。

(1) 多柔比星(阿霉素)(A)。

(2) 表柔比星(表阿霉素)(E)。

(3) 吡柔比星(吡喃阿霉素)。

2. 紫杉类　紫杉类药物能抑制纺锤体微管网的正常重组,从而干扰有丝分裂过程,影响细胞的分裂。

(1) 紫杉醇(T)。

(2) 多西他赛(多西紫杉醇、艾素、泰索帝、多帕菲)(T)。

(3) 紫杉醇脂质体(力扑素)(T)。

3. 长春碱类　长春碱类是另一种形式的有丝分裂抑制剂。他们的原理与紫杉类相似。

(1) 长春瑞滨(诺维本)(N)。

(2) 长春碱(vinblastine)。

4. 抗代谢药　抗代谢药是通过干扰 DNA 的合成来阻断肿瘤细胞生长的重要酶类。

(1) 5-氟尿嘧啶(F)。

(2) 卡培他滨(希罗达)(X)。

(3) 吉西他滨(健择)(G)。

(4) 甲氨蝶呤(M)。

5. 烷(基)化剂　烷化剂通过与 DNA 直接化学结合抑制它的功能,从而干扰肿瘤细胞的快速生长。

(1) 环磷酰胺(C)。

(2) 异环磷酰胺。

6. 铂类　有类似烷化剂双功能基团作用,通过与 DNA 结合,引起其 DNA 复制障碍,从而抑制癌细胞分裂。

(1) 顺铂(P)。

(2) 卡铂(铂尔定)(C)。

(3) 奥沙利铂。

(4) 奈达铂。

常用联合化疗方案

联合化疗药物往往是以不同的方式对抗癌细胞的药物组合。用于治疗转移性乳腺癌。

AC:多柔比星和环磷酰胺。

EC:表柔比星和环磷酰胺。

TX:多西他赛和卡培他滨。

AT:多柔比星(或表柔比星)和多西他赛(或紫杉醇)。

GT:吉西他滨和紫杉醇。

TC:紫杉醇和环磷酰胺。

CAF:环磷酰胺、多柔比星和5-氟尿嘧啶。

CEF:环磷酰胺、表柔比星和5-氟尿嘧啶。

FAC:5-氟尿嘧啶、多柔比星和环磷酰胺。

FEC:5-氟尿嘧啶、表柔比星和环磷酰胺。

CMF:环磷酰胺、甲氨蝶呤和5-氟尿嘧啶。

TAC:多西他赛、多柔比星(或表柔比星)和环磷酰胺。

化疗药物的选择原则

医生们一直在争论转移性乳腺癌使用单药化疗和联合化疗方案哪个更有优势,但到目前为止,这个争论仍在继续。多项研究表明:与单药化疗相比,联合化疗可使癌症更快缩小并保持较长时间稳定的机会更高。但也有证据表明序贯使用单药化疗(指的是使用一种药物,直到它不起作用,然后换另一种)相比联合化疗能够取得相似的生存,且副作用更少。一般认为,如果能够承受药物的副作用,而且肿瘤大、范围广、症状明显、进展迅速,甚至危及生命的患者应予以联合化疗;对肿瘤小、症状不明显、进展较慢的患者,许多医生更愿意选择单药化疗。

在决定使用哪种药物或哪些药物联合时,医生可能会考虑以下因素。

(1) 患者是否已经接受过化疗,用过哪些药?

(2) 这些药物的疗效如何,患者的耐受性如何?

(3) 下一步最适合患者的理想药物或药物组合有哪些? 副作用有哪些?

(4) 结合患者现有的其他疾病,患者各个器官的功能可否耐受化疗副作用等,选择适合患者的治疗方案。

医生也许会考虑多个化疗方案。开始时可以选择一个可以平衡疗效与副作用的联合方案,如果不起作用,可以换用其他的组合。要了解有关化疗药物及其副作用的更多信息,请参见"浸润性乳腺癌的治疗"一章。

内分泌治疗

如果你属于激素受体阳性的晚期乳腺癌患者,你可以选用内分泌治疗。以下情况对内分泌治疗有较好的获益。

(1) 激素受体(包括雌激素受体、孕激素受体)阳性。

（2）激素受体阳性，但之前没有接受过内分泌治疗。

（3）接受过内分泌治疗并且从中获益（曾经有效）。

（4）从乳腺癌最初诊断到转移之间有较长的无病间期。

（5）肿瘤进展缓慢。

（6）转移灶较小且范围不大，无症状或有轻微症状。

（7）没有内脏危象（转移内脏后引起相关的症状）。

一般来说，内分泌治疗起效较慢，需 6～8 周后才评估疗效，以决定是否继续使用。

内分泌治疗方案的选择

决定采用哪种内分泌治疗方案之前首先要明确患者是否已经绝经。因为绝经前后人体内的雌激素水平和雌激素的来源不同，绝经前女性卵巢功能完好，是产生雌激素和孕激素的主要器官，此时体内雌激素水平较高；绝经后女性卵巢不再产生雌激素和孕激素，体内雌激素主要由雄激素通过芳香化酶转化为雌激素，身体的其他部位也会继续产生少量的雌激素，绝经后体内雌激素水平较低。

如果你还未绝经，应采用不同的方法来降低体内雌激素和孕激素的水平。治疗方案包括：卵巢功能抑制（简称 OFS，方法主要有：卵巢切除术、卵巢放疗、药物卵巢功能抑制）、选择性雌激素受体调节剂（他莫昔芬、托瑞米芬）或者两者同时使用。此外，当你采用卵巢功能抑制治疗后达到绝经状态，可以联合绝经后内分泌治疗药物进行治疗。

 临床研究 ◇◇

OFS 联合绝经后内分泌治疗

若卵巢功能抑制效果理想，达到绝经状态，可以选择加用绝经后内分泌药物治疗。由国际乳腺癌研究组织发起的 SOFT 试验证明，对于激素受体阳性的患者，若既往接受过化疗，那么采用 OFS 联合芳香化酶抑制剂（AI）治疗的效果要优于 OFS 联合他莫昔芬。SOFT 研究还显示，对于＜35 岁的患者，OFS 联合 AI 的疗效优于 OFS 联合他莫昔芬，这提示高危或年轻患者更能够获益于 OFS 联合 AI 治疗。OFS 联合 AI 是绝经前激素受体阳性乳腺癌新的治疗选择。

2015 年圣加仑专家共识建议，将≥4 个淋巴结转移、组织学分级为 3 级或≤35 岁等作为选择 OFS 联合 AI 治疗的考虑因素。ABCSG-12 试验评估了 OFS 联合他莫昔芬对比 OFS 联合阿那曲唑的疗效。结果显示，中位随访 62 个月时，两者在无病生存率方面差异无统计学意义（P＞0.05），而在总生存率方面 OFS 联合阿那曲唑甚至更差。

　　需要注意的是,以上这些研究是针对整个乳腺癌患者群体的,不针对晚期乳腺癌群体,试验结果可供参考。

◇◇

　　选择性雌激素受体调节剂他莫昔芬(三苯氧胺)或托瑞米芬(法乐通)是治疗绝经前乳腺癌常用的内分泌治疗药物,对于绝经前晚期乳腺癌患者同样有效。托瑞米芬是他莫昔芬类似物,作用机制相似,疗效相似,在应用他莫昔芬有较大毒副作用时,可考虑使用托瑞米芬。

　　已有多项研究证明当卵巢功能抑制与选择性雌激素受体调节剂联合使用时疗效要优于单独使用某种方法。当卵巢功能抑制效果理想,达到绝经状态,还可以选择换用绝经后内分泌药物治疗。

 临床研究 ◇◇◇

他莫昔芬 vs. OFS＋他莫昔芬与 OFS vs. OFS＋他莫昔芬

　　在欧洲曾经进行了一项试验,验证戈舍瑞林联合他莫昔芬是否能够提高绝经前激素受体阳性晚期乳腺癌患者的治疗效果。在这项试验中,161 名绝经前雌激素受体阳性的转移性乳腺癌女性随机接受以下 3 种治疗方法之一:仅用他莫昔芬,仅用戈舍瑞林,或者他莫昔芬和戈舍瑞林均用。7 年追踪随访的结果显示:戈舍瑞林联合他莫昔芬的治疗组比仅用戈舍瑞林组和仅用他莫昔芬组总生存延长,平均生存延长大约一年。34％接受联合药物治疗的参与者在开始治疗后的 5 年仍然存活,而接受单一药物治疗的参加者的这一数值约为 15％。随后的多项类似研究的荟萃分析也证实了上述结论。也就是说,对于适合内分泌治疗的绝经前激素受体阳性的晚期乳腺癌患者,卵巢功能抑制、他莫昔芬、卵巢功能抑制联合他莫昔芬均有效,卵巢功能抑制联合他莫昔芬要比接受单一手段治疗效果更好。

◇◇

　　对于绝经后女性,卵巢已经停止产生雌激素,卵巢功能抑制已没有必要,该阶段主要应用芳香化酶抑制剂(非甾体类阿那曲唑和来曲唑,甾体类依西美坦)或选择性雌激素受体下调剂(氟维司群),但选择性雌激素受体调节剂他莫昔芬或托瑞米芬仍然是合理的选择。

芳香化酶抑制剂

　　目前临床使用的芳香化酶抑制剂有 3 种:阿那曲唑、来曲唑和依西美坦。芳香化酶抑制剂和他莫昔芬随机对照试验显示,芳香化酶抑制剂较他莫昔芬能更长时间地抑制肿瘤的生长,部分研究还显示有小的生存优势。因此,芳香化酶抑制剂成为替代他莫昔芬作为绝经后激素受体阳性转移性乳腺癌患者的首选内分泌治疗药物。3种芳香化酶抑制剂在抗肿瘤疗效方面没有明显差异,不良反应方面略有不同。

对于绝经后患者,若接受过抗雌激素治疗以及抗雌激素治疗后1年以内复发转移者,芳香化酶抑制剂是首选的一线治疗;若没有接受过抗雌激素治疗以及既往抗雌激素治疗1年以上者,虽也可以选择他莫昔芬治疗,但芳香化酶抑制剂的疗效要优于他莫昔芬。

选择性雌激素受体下调剂

他莫昔芬能阻断雌激素,芳香化酶抑制剂对卵巢停止产生雌激素者能进一步阻断或减少雌激素的产生,而氟维司群是破坏乳腺癌细胞的雌激素受体,从而使雌激素不能发挥作用,没有类雌激素作用,是一种新型的雌激素受体下调剂。研究显示,氟维司群是激素受体阳性晚期乳腺癌最有效的治疗药物之一。

对于绝经后激素受体阳性的晚期乳腺癌患者:既往他莫昔芬治疗中疾病进展者,氟维司群至少与阿那曲唑一样有效,且前者缓解期更长;使用芳香化酶抑制剂后发生疾病进展者,氟维司群仍可能有效;非甾体芳香化酶抑制剂(阿那曲唑、来曲唑)治疗中疾病进展者,依西美坦和氟维司群的临床获益率相当;对于从未接受过内分泌治疗的患者,氟维司群较阿那曲唑抑制肿瘤生长的时间更长,没有内脏转移者疗效更佳。

内分泌治疗抵抗

约有30%激素受体阳性患者存在内分泌治疗原发耐药,并且几乎所有初治有效的患者在应用内分泌药物一段时间后会出现继发耐药导致疾病再次进展。此时,你可以选择孕激素。

孕激素可阻止雌激素合成和重新利用,降低雌激素受体数量,同时通过反馈机制降低性激素的合成,还影响肿瘤细胞的代谢,抑制癌细胞的生长。常用的孕激素类药物包括甲地孕酮和甲羟孕酮。

孕激素类药物经常用于常规内分泌治疗失败的患者,特别是伴有食欲减退、体重下降时可以提高食欲、增加体重、改善体力。孕激素类药物可用于绝经前和绝经后患者,对于绝经后、激素受体阳性以及非内脏转移患者的疗效较好。

克服内分泌治疗耐药,延长内分泌治疗的时间,提高生存期是医学工作者一直努力的方向。近几年在这方面取得了很大进步,主要是不同作用机制的靶向药物与内分泌治疗的联合。

小知识

激素撤退现象

停止之前有效的内分泌治疗仍能使肿瘤缩小的现象称为"激素撤退现象"。这种现象最早发现于应用高剂量的雌激素己烯雌酚治疗的绝经后乳腺癌患者,这部分人群在初始应用己烯雌酚时肿瘤缩小,随即肿瘤出现增大,停止用药后肿瘤会再次出现缩小。可能的原因是经过长期内分泌治疗后肿瘤细胞已经摸索出如何在这种治疗中生长的方法,并且能够被这种治疗促进生长,这种现象同样出现在其他内分泌治疗过程中,包括他莫昔芬治疗。撤退现象也出现在前列腺癌(也是一种激素依赖性肿瘤)的治疗过程中。

撤退现象提示我们,有时候,停止某种有效的内分泌治疗本身也是一种治疗。

延长或重建内分泌治疗的敏感性是防止内分泌治疗抵抗的一个重要思路。目前已经应用于临床的这类靶向药有 mTOR 抑制剂,如依维莫司、CDK4/6 抑制剂,这些药与现有的内分泌治疗药物联合,可有效地克服或延迟内分泌抵抗的出现,为晚期乳腺癌患者争取更多的生存时间。

1. 依维莫司联合内分泌治疗 依维莫司是一种口服的雷帕霉素靶蛋白(mTOR)抑制剂,可调控一系列介导细胞生长和增殖的信号旁路,重要的是它能够逆转内分泌治疗耐药。

2. CDK4/6 抑制剂联合内分泌治疗 CDK4/6 是一类促进细胞进入增殖周期、加快细胞分化生长的细胞周期蛋白依赖性激酶,这类酶在乳腺癌细胞,特别是激素受体阳性乳腺癌细胞过度活跃,导致细胞增殖失控。CDK4/6 抑制剂能够选择性抑制细胞周期蛋白依赖性激酶 4 和 6,恢复细胞周期控制,阻断肿瘤细胞增殖,延缓内分泌治疗耐药的出现。这类靶向 CDK4/6 的抑制剂目前有 3 种:Palbociclib(Ibrance,爱搏新),Ribociclib,Abemaciclib。其中前两个药物已经上市。

3. 抗 HER - 2 靶向治疗联合内分泌治疗 HER - 2 阳性的晚期乳腺癌需要接受抗 HER - 2 靶向治疗。激素受体阳性同时 HER - 2 阳性的晚期乳腺癌推荐首选抗 HER - 2 靶向治疗联合化疗,因为这种联合治疗既能延长疾病无进展的时间,还可以延长总的生存;对于不适合化疗的患者也可以选择内分泌治疗联合抗 HER - 2 靶向治疗。目前国际上获准可用的抗 HER - 2 靶向药物有曲妥珠单抗(赫赛汀)、拉帕替尼、帕妥珠单抗和 T - DM1,而现在国内可获得的上市的药物只有曲妥珠单抗和拉帕替尼。

在化疗不作为明确适应证的情况下,使用曲妥珠单抗或拉帕替尼联合内分泌治疗是激素受体阳性、HER - 2阳性晚期乳腺癌患者的一线治疗选择。

 临床研究 ◇◇◇◇◇◇◇◇◇◇◇◇◇◇◇◇◇◇◇◇◇◇◇◇◇◇◇◇◇◇◇◇◇◇◇◇◇◇◇

靶向联合内分泌治疗的优势

3项针对激素受体阳性、HER - 2阳性的晚期乳腺癌的治疗研究分别比较了曲妥珠单抗联合阿那曲唑、曲妥珠单抗联合来曲唑、拉帕替尼联合来曲唑与仅使用相应的内分泌治疗药物的疗效,发现联合治疗组疾病无进展的持续时间均明显延长,肿瘤缩小的百分比和临床获益率也有不同程度的提高,但总生存期相似。

◇◇◇

 小知识

帮你做出选择

转移性乳腺癌的治疗目标是使患者尽可能生存得久而且生存得好。找到疗效最好、副作用最小的治疗手段或药物很重要,虽然这种"最好"和"最小"是相对的。

内分泌治疗一般比化疗毒性更低,在疗效方面两者各有千秋、各有适合的疾病阶段。最初许多人的普遍印象是,化疗比内分泌治疗作用更强、疗效更好,因此应该首先被使用。但在某些情况下,内分泌治疗会比化疗更好地控制肿瘤。比如,一位雌激素和孕激素受体阳性的乳腺癌患者,在诊断乳腺癌后10年,肺部发现了2个小的转移性肿瘤。由于她的无病生存期长而且无肺部症状,所以对于这个女性而言,内分泌治疗的有效率可能高于化疗,而且副作用更少。

晚期乳腺癌内分泌治疗原则

(1) 原则上激素受体阳性的复发转移性乳腺癌患者,在没有内脏危象的情况下首选内分泌治疗。

(2) 选择内分泌治疗方案前必须判断是否绝经,因为它直接决定治疗方案的选择。

(3) 绝经前患者如果需要选择芳香化酶抑制剂或氟维斯群,可采取手术切除卵巢或药物抑制卵巢功能的治疗,随后遵循绝经后妇女内分泌治疗原则;月经状态不能确定(如围绝经期)的患者应该按照绝经前状态制订方案。

(4) 对于一线内分泌治疗失败的患者,可根据临床研究的数据有选择地换用其他内分泌治疗药物。

（5）靶向药物（如依维莫司、CDK4/6 抑制剂）与内分泌治疗药物联合使用可以进一步提高疗效。

（6）对于激素受体阳性同时 HER‑2 阳性的转移性乳腺癌患者，内分泌治疗联合抗 HER‑2 靶向治疗疾病控制的时间比仅用内分泌治疗更长。

（7）尽量不重复使用用过的药物。

（8）尽量选择不同作用机制的药物。

（9）晚期乳腺癌的内分泌治疗应该持续应用直至肿瘤进展或副作用不能耐受。

（10）内分泌耐药所致的治疗失败除了联合逆转耐药的靶向药物，改用化疗也是合理、常见的治疗选择。

抗 HER‑2 靶向治疗

HER‑2（也称 CerbB2）即人表皮生长因子受体 2，是一种在细胞表面正常生长的相关蛋白，这种蛋白一般是由一个调控细胞生长的基因产生的。HER‑2 在某些类型的癌细胞（如部分乳腺癌、部分胃癌）表达数量增加，如果增加到一定程度时称为过度表达或者 HER‑2 阳性，其中包括一些乳腺肿瘤。医生将 HER‑2 蛋白过表达或 HER‑2 基因过度扩增的乳腺癌称为 HER‑2 阳性乳腺癌[免疫组化 HER‑2(3+)或原位杂交技术显示 HER‑2 基因扩增]。HER‑2 阳性的乳腺癌细胞对这种过表达的 HER‑2 蛋白比较敏感且被过度刺激，从而促进了这种乳腺癌的生长和转移。

HER‑2 阳性的晚期乳腺癌占全部晚期乳腺癌的 20%～30%。这种乳腺癌恶性程度更高，侵袭性更强，进展速度更快，更容易出现复发和远处转移，预后较差，所以 HER‑2 阳性提示预后不佳。但对这些 HER‑2 阳性的乳腺癌患者如果在化疗基础上使用了抗 HER‑2 靶向治疗的药物，患者的预后就会明显改善，与 HER‑2 阴性乳腺癌的预后相近。

科学家研发出了多种抗 HER‑2 靶向治疗药物并已经获准用于 HER‑2 阳性的乳腺癌患者身上，包括静脉输注的分子抗体曲妥珠单抗、帕妥珠单抗、T‑

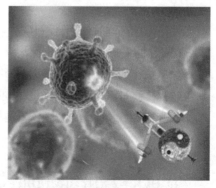

靶向治疗

DM1(一种曲妥珠单抗与化疗药 DM1 相结合的药物),还有一种口服的小分子药物拉帕替尼。这些药物能结合肿瘤细胞的 HER-2 受体,从而阻止受体的功能,抑制 HER-2 阳性的乳腺癌细胞生长,在许多情况下更能缩小肿块,提高化疗有效的比例,明显延长疾病不进展的时间和总的生存时间。因此,检测 HER-2 是否阳性以及是否使用抗 HER-2 药物对于 HER-2 阳性晚期乳腺癌非常重要。

HER-2 阳性晚期乳腺癌的治疗原则

(1) 复发转移性乳腺癌,特别是对病情发展不符合 HER-2 状态特点的患者,应尽量再次检测以明确复发转移灶的 HER-2 状态。

(2) 首次诊断时使用过曲妥珠单抗治疗的晚期乳腺癌患者,仍应接受抗 HER-2 治疗。对停用曲妥珠单抗至复发间隔时间 12 个月以上的患者,选择曲妥珠单抗联合化疗或曲妥珠单抗和帕妥珠单抗联合化疗作为一线抗 HER-2 治疗方案。

(3) HER-2 阳性的晚期乳腺癌患者接受曲妥珠单抗联合紫杉类药物可使肿瘤缩小的百分比达 50%～60%,生存期显著延长。在曲妥珠单抗联合紫杉类药物的基础上如果有条件加用帕妥珠单抗可进一步延长生存时间,有一半的患者生存可达 4～5 年。

(4) 抗 HER-2 治疗失败后的患者,持续接受抗 HER-2 治疗可带来生存获益。此时可选择的治疗方案包括:继续使用曲妥珠单抗联合另一种化疗药物;拉帕替尼联合化疗;曲妥珠单抗联合拉帕替尼双靶向治疗。如果有条件获得 T-DM1,T-DM1 应该是曲妥珠单抗治疗失败后首选的治疗药物。

(5) 抗 HER-2 靶向治疗药物可与紫杉醇、多西他赛、长春瑞滨、卡培他滨、吉西他滨、铂类等药物或联合方案使用;不适合与多柔比星、表柔比星等对心脏有毒性的化疗药同时使用,但可以先后序贯使用。

(6) 在曲妥珠单抗联合化疗治疗获益后,若不适合继续化疗,可停止化疗将曲妥珠单抗作为单一药物治疗直至疾病进展。

(7) 对于 HER-2 和激素受体同时阳性的晚期乳腺癌患者宜首选抗 HER-2 治疗联合化疗,如果病情发展较慢或不适合化疗也可选用抗 HER-2 治疗联合内分泌药物治疗。

抗 HER-2 治疗药物使用注意事项

(1) 除非有用药禁忌,否则应尽早接受抗 HER-2 治疗。

（2）不宜与多柔比星、表柔比星等蒽环类药物同时使用。

（3）可与非蒽环类化疗药、内分泌治疗药物及放疗同期使用。

（4）治疗前左心室射血分数（LVEF）＜50％的患者不宜使用。

（5）监测心脏功能：开始治疗前、治疗期间每3个月均应监测左心室射血分数，必要时暂停抗 HER-2 治疗。如果持续不能恢复或反复因为心脏毒性暂停用药，则应永久停止使用此类药物。

局部治疗

乳腺癌能通过血行转移、淋巴道转移或直接侵犯转移到身体其他的地方。临床上最常见的转移部位为骨、肺、胸膜、肝及脑等，当癌细胞扩散到这些位置有可能引起相应症状，会给患者带来不适和痛苦，这时候我们除了需要前面所介绍的全身治疗手段外，还要采用一些针对转移部位的治疗方法。

骨转移

乳腺癌骨转移很常见，一般以胸腰椎、骨盆及肋骨多见，临床上多发性骨转移比单发性多见。骨相关事件（SREs）是乳腺癌骨转移的常见并发症。这里所说的骨相关事件（SREs）包括：病理性骨折（椎体骨折、非椎体骨折）、脊髓压迫、骨放疗（放疗目的为减轻因转移灶引起的骨痛或防治病理性骨折或脊髓压迫）、骨手术及高钙血症。

双膦酸盐是临床常用的治疗和预防骨转移及骨相关事件的药物。乳腺癌专家建议一旦确诊出现骨转移，即开始双膦酸盐的治疗。一般建议每月给药1次，关于接受双膦酸盐治疗的持续用药时间问题尚不明确，但多数研究表明，持续给药1.5～2年能够显著降低骨相关事件的发生率，目前已有用药2年以上的安全性数据，因此临床实践中推荐用药时间可达2年。

双膦酸盐的主要不良反应为流感样症状（如发热、疲乏、寒战、骨关节痛和肌肉疼痛）；胃肠道反应（如恶心、消化不良、腹痛和食管疾病）；无明显临床症状的低磷血症等。肾功能不良是少见的严重不良反应。建议在双膦酸盐治疗前评估肾功能，对长期接受双膦酸盐治疗的患者定期检查肾功能。下颌骨坏死是罕见的严重不良反应。下颌骨坏死的发病机制不明。建议在接受双膦酸盐治疗前，常规进行口腔检查及预先处理口腔疾病；双膦酸盐治疗期间，请保持口腔清洁并慎行口腔外科治疗。若有口腔疾病，需在治疗前3个月和后3个月停止使用双膦酸盐。

大部分骨转移患者都会有程度不等的骨疼痛症状，疼痛会带给患者极度不适,可能会引起或加重患者的焦虑、抑郁、乏力、失眠、食欲减退等症状。尽管缓解骨疼痛的治疗方法多种多样,但是止痛药在骨疼痛治疗中,具有不可取代的作用。请记住,一定要及时向医生报告你的疼痛情况,医生会针对疼痛的程度选择不同"阶梯"的镇痛药物;另一方面要正确对待止痛药物及接受止痛治疗的必要性,不必"强忍疼痛",不必担心药物成瘾或耐药,动员家属和患者一起参与疼痛评估及治疗,这样会保证患者的疼痛得到缓解。

胸腔积液

乳腺癌通过血行或局部侵犯可以发生胸膜转移,导致肺部周围发生液体积聚,这就是医学上常说的胸腔积液。少量胸腔积液时可能没有明显的临床异常症状或仅有胸痛、活动后胸闷,当积液量达 300～500 ml 以上时,胸闷或气急明显,大量胸腔积液时呼吸困难明显伴心悸,而胸痛缓解或消失。

如果胸腔积液影响呼吸功能,这时候需要进行抽胸水的处理,但是单纯的抽胸水只能暂时缓解症状,并不能控制其再出现,胸腔内灌注药物是治疗恶性胸腔积液常用的有效方法。临床上常用的胸腔内注射药物有硬化剂、生物反应调节剂、细胞毒药物及靶向药物等。胸腔灌注药物不仅可以直接杀伤或抑制癌细胞,而且可刺激胸膜间皮细胞增殖、纤维化而使胸膜进一步肥厚、粘连,防止胸水的再形成。

脑转移

脑转移包括脑实质和软脑膜的转移,主要是通过血行转移。乳腺癌脑转移发生率在原发肿瘤脑转移中位居第二,仅次于肺癌,HER-2(＋)和三阴性乳腺癌这两种亚型的脑实质转移的风险最高,软脑膜转移各个亚型分布无差别,但均少见。晚期转移的患者有 30％～50％终将发生脑转移,临床多表现有神经系统症状,如头痛、呕吐、视力下降、抽搐、肢体活动障碍甚至昏迷,以及神经系统生理反射减弱或消失、病理反射引出。脑转移的诊断多依赖脑增强 MRI 或 CT 影像,但需与其他脑肿瘤鉴别。

脑实质的转移诊断确立后,下一步治疗该如何进行? 医生往往需要根据患者的身体状况、颅外病灶的控制情况及脑转移灶的数目和部位来决定治疗方式。治疗策略是首选局部治疗,然后根据情况进行进一步的全身治疗。局部治疗方法主要有手术(单个转移病灶、瘤体较大、有症状及一般情况和颅外病情控制较好者首选)、立体定向放疗(适用于有 2～4 个病灶,或拒绝手术治疗的单病灶患者)、全脑照射(适用于有 5 个以上转移灶的患者),很多研究显示手术或立体定向治疗后配合全脑照射与单纯行手术或立体定向治疗相比,在总生存方面无优势,只在局部控制方面有优势。手术的优点还在于可以迅速缓解因脑转移导致的颅内高压等神经系统症状。上述每一种治疗手段都存在着一定的获益和风险,治疗前需要仔细评估病情,并详细告知患者和家属可能出现的问题或并发症,共同讨论以确定最佳的治疗方案。

需要注意的是,除了局部治疗以外,脑实质转移的患者还需给予全身系统治疗,有研究认为接受过全脑放疗后的患者,因为血脑屏障的破坏程度更高,所以从全身治疗中获得的益处可能更高。虽然目前尚无全身治疗方案被批准,但也有一些药物在前瞻性的临床试验中显示了很好的效果,目前全身治疗适用于脑转移病灶经过局部治疗后进展,或伴随颅外病灶。治疗方案需参考既往治疗、身体状况、分子分型、主要的症状、药物是否可通过血脑屏障及患者意愿等情况而制订。

常推荐的脑转移化疗方案有:卡培他滨、脂质体多柔比星、顺铂＋依托泊苷,内分泌治疗建议与依维莫司或 CDK4/6 抑制剂联合,因为此阶段一般处于内分泌耐药状态,靶向治疗可选用小分子的 Lapartinib 与卡培他滨、TDM1 或赫赛汀联合前述有活性的化疗药,对于有颅外转移的化疗更推荐采用单药序贯治疗,并不推荐联合化疗方案,软脑膜转移时还可考虑鞘内注射。

 临床研究 ◇◇

软脑膜转移

软脑膜转移的发生率较脑实质转移低,可以单独出现也可以与脑实质转移同时出现,预后较差,中位生存为 3.5～6 个月,1 年生存率 20%。对有较大肿块的可先采用全脑放疗,后续可予鞘内治疗和(或)全身治疗。鞘内注射适用于脑脊液中肿瘤负荷大的患者,常用的鞘内注射药物有甲氨蝶呤、脂质体阿糖胞苷、塞替派,需注意的是在鞘内注射和椎管置管之前要排除蛛网膜下腔堵塞,因为堵塞会使药物分布不均,从而导致脑白质病变。对于软脑膜转移全身治疗的报道非常少,根据情况可以选用静脉大剂量的甲氨蝶呤、卡培他滨,Lapartinib 联合卡培他滨,铂类药物。目前正在进行赫赛汀鞘内注射的临床研究,我们期待满意的结果。

◇◇

何时停止治疗

在临床工作中我们经常会碰到这一幕:一位手术后若干年出现复发转移的患者,当医生告诉她需要接受化疗,她马上就会问"医生,我需要进行多长时间的化疗?"针对这个问题,不同的医生一定有不同的答案,有的医生回答是接受4～6个月的治疗,然后停止,随访观察,直至疾病再次进展后再治疗;有的医生会回答,目前无法确定进行多长时间治疗,有赖于疗效和耐受性。到底谁说的正确呢?

一般来说,晚期乳腺癌在有效治疗停止几个月内就会出现病情进展。因此,能够控制病情进展的治疗需要长期使用,直到病情进展才改变治疗方法并继续治疗(即使患者无肿瘤相关症状),持续的治疗能够延长肿瘤控制和稳定的时间,从而达到延长生存时间的目的。这里需要注意的是,因为能控制晚期乳腺癌病情进展的治疗需要长期使用,所以一定要考虑到治疗的耐受性。对于一个无症状或有轻微症状的晚期乳腺癌患者,采用较低毒性的治疗延长肿瘤控制时间比用联合化疗最大限度地使肿瘤缩小更可能使患者获益。

另外有研究表明,对于晚期乳腺癌患者来说,在生命的最后阶段,过多的治疗已无太多的意义。这也许看起来像放弃,但是,如果治疗(如化疗)可能带来更多副作用,此时的肿瘤已经非常耐药且患者对治疗的耐受性已越来越差,治疗并不能延长生存时间或提高生存质量,那么减少激烈的治疗,给予适当的支持对症治疗是一个明智的选择。这个时候,你治疗的目标发生改变了,治疗的焦点不再是控制肿瘤,而是控制你的症状,提高生活质量。

预后及评估

晚期乳腺癌不是一种简单的、始终不变的疾病,而是动态的、不断变化着的疾病状态。如果处于晚期乳腺癌阶段,病情可能由于治疗方法及效果的不同会出现轻-重-轻-重反复交替的状态,也可能经历由轻逐渐加重的过程。

不同的疾病状态和对治疗的不同反应,其预后也不尽相同。一般来说,仅骨骼、软组织转移,没有内脏转移或仅伴有少量内脏转移的患者,疾病进展较缓慢;伴随着肝、脑等重要器官的广泛转移,疾病进展迅速;对内分泌、化疗等治疗敏感的患者,可能存活几年甚至几十年;对内分泌、化疗等治疗耐药的患者,平均生存时间可能为几个月；如果没有接受任何能够有效控制疾病进展的治疗，几乎没有人能很好地生存几年。总的来说，确诊为晚期乳腺癌的女性平均生存时间为 2~3 年，但不同肿瘤状态的患者的生存时间可能会有相当大的差别。医生会依据以下肿瘤生物学行为来判定疾病的预后并制订治疗方案。

1. 无病间期 无病间期是指从肿瘤最初诊断到复发的时间，这一段时间内常规检查看不到病变。无病间期是癌症复发后判断其生长速度及预后的指标。

如果你在接受乳腺癌初始治疗阶段或在治疗结束后不久就发现了转移的证据，一般说明肿瘤进展较快且预后较差；如果在初次诊断后许多年(如 10~15 年)后出现转移，说明肿瘤进展较为缓慢且预后较好。

2. 激素受体状态 激素受体阳性(雌激素受体阳性、孕激素受体阳性或两者均为阳性)的女性乳腺癌患者的病情一般比激素受体阴性(雌激素受体和孕激素受体均为阴性)的进展慢。

3. HER-2 状态 HER-2 也称作 CerbB-2。HER-2 阳性的乳腺癌比 HER-2 阴性的预后差，前者更具侵袭性且对内分泌治疗更不敏感。

4. 病变位置 转移性病变的位置不同，其预后也不同。局限在皮肤、淋巴结或者骨的转移比在肝、脑转移或多个位置的转移预后要好，而肺或肺周围组织的转移预后居中。

5. 病变范围 转移灶的大小和数目的多少不同，其预后也不同。仅有少量转移病灶或小的转移病灶者比广泛转移或大的转移病灶者的预后要好。

6. 既往治疗 转移性乳腺癌患者如何发展，也许会受最初诊断后所接受的治疗和治疗范围的影响。医生会回顾患者的初始乳腺癌治疗情况，包括曾经接受过何种治疗、身体对各种治疗的耐受性如何、治疗后肿瘤的反应如何等。

7. 个人史 在诊断为转移性乳腺癌时，个体本身的某些因素也可影响其预后，包括年龄、活动力及其他病史等。

年龄是否影响复发转移性乳腺癌的进程尚有争论，某些研究表明：年轻女性若出现转移比老年女性的预后更差。

活动力(体能状态)指从事正常活动的能力。活动力可以帮助确定一般健康状况、是否能够耐受某些治疗及这些治疗可能的作用。

其他病史如心脏病、卒中、糖尿病也会影响你的预后。

 患者故事分享

每一个乳腺癌专科医生身边都有无数晚期的患者，她们每个人都有自己的故事,有的虽然不幸得了病,却又很幸运,得到了好的治疗效果,有的人一直很努力治疗,结果却不是那么理想。不管结果怎么样,她们每个人在面对疾病、面对治疗时都勇敢地做出了自己的选择。

·与癌"共舞"30年·

  1986年,姚女士在33岁的时候被诊断为乳腺癌。实际上一年前她就发现了右侧乳腺的肿物,那时候并没有太在意这件事情,后来她发现肿块在长大才去就诊。医生对她右侧乳腺的肿块进行了活检,结果显示为浸润性导管癌,之后影像学检查没有在她身体其他部位找到癌症的证据。于是和医生讨论了接下来的治疗方案后,姚女士毫不犹豫地选择了手术治疗。术后病理报告显示:乳腺的肿块直径约2.5 cm,10个腋下淋巴结中4个包含癌细胞,雌激素、孕激素受体阳性。手术之后,她先后接受了CMF方案化疗6个周期、局部放疗,之后开始口服他莫昔芬(三苯氧胺)治疗,1992年1月她完成了5年他莫昔芬的治疗。

  之后的十余年病情稳定,她也完全正常工作生活,直到2000年11月她发现肩背部疼痛,伴右侧胸痛,骨扫描发现胸椎及肋骨转移,胸部CT示右侧胸膜结节,右侧胸腔积液。她住院检查并抽取胸水,胸水中找到肿瘤细胞,证明是乳腺癌转移。医生建议这种情况应该考虑全身化疗,方案为紫杉醇联合表柔比星,尽管对化疗非常害怕,但那时候她最大的信念就是想看着刚上高二的女儿考上大学,因此,她同意了医生的治疗方案。之后的化疗进行了6个周期,她经历了恶心、吃不下食物、脱发、白细胞降低、发热等很艰难的一段日子,以至于后来很长时间她想起"红药水"都觉得难受,但幸运的是化疗控制了肿瘤的发展,疼痛减轻,胸水减少。经过和医生的共同讨论,考虑她病情稳定,肿瘤负荷减少,建议她开始口服他莫昔芬治疗。

  之后的很长一段时间内,姚女士再也没来住过院,一直在门诊治疗。她拒绝激烈的化疗方案,为了供养女儿上大学,她一直拒绝使用自费的药物。她的病情一直在缓慢进展,期间她更换了多种内分泌治疗药物,也尝试过口服的化疗药物,如卡培他滨、依托泊苷等,因为骨痛加重接受过2次局部放疗,每一次当一种药的作用开始失效(表现为出现了新的肿瘤生长),她就会改变治疗方案。她的精神状态一直不错,坚持每月参加乳腺癌患者俱乐部,和病友们一起唱歌、做手工,女儿已经硕士研究生毕业,并结婚生子,她有时候还帮着带带孩子。就这样一直维持到2014年底,她的病情逐渐加重,胸水增多导致她呼吸困难,迫使她不得不住院处理胸水,检查又发现了肝脏的转移,医生给予了长春瑞滨(诺维本)单药化疗,这个化疗药开始有一些效果,肿块最初缩小,但6个月后又开始增长。接下来她又尝试2种以上的化疗药物,但效果都不好。2015年11月她出现口眼歪斜,活动困难,MRI提示:小脑转移,双侧硬脑膜和软脑膜转移,她接受了10次头部放疗,症状好转不明显,这时候她的身体状况非常虚弱,她和她的家人与医生共同讨论了再进行抗癌治疗的利弊。他们都清楚,药物严重副作用的风险比药物带来的任何益处都大,于是他们决定放弃所有控制癌症的努力,给予她支持对症治疗,尽可能地让她舒服。2016年5月她在家人的陪伴下去世了。

虽然姚女士最终死于乳腺癌,但重要的是:不要忘记,她在她最初诊断后生存30年,复发转移后生存16年,这令人惊奇。而且,这其中的许多年,她过着完整的生活,尽可能地不让疾病干扰她的生活。

·第二次重生·

马丽是我们的老患者,认识她已经10年多了。她文化水平不高,言语不多,但待人非常友善,住院期间总是很配合医生和护士,从来没有额外的要求。

2001年4月在一次洗澡时她无意间摸到了左侧乳房肿块,随后到医院就诊进行了一系列检查,肿块被确定是恶性的,很快医院安排她住院进行了根治手术。术后病理报告显示:浸润性导管癌,中分化,肿块直径约2 cm,18个腋下淋巴结中3个包含癌细胞,雌激素、孕激素受体阳性,HER-2(-)。手术之后,她先后接受了含紫杉醇和多柔比星的方案化疗6个周期以及局部放疗,之后开始口服他莫昔芬(三苯氧胺)治疗。

2005年(乳腺癌手术后4年)突然出现头晕、走路不稳,头颅CT示她的左侧小脑有一个肿块,这时候医生和马丽进行了讨论,由于肿块是孤立的,有可能是乳腺癌转移造成,也有可能是脑内新长出的肿瘤,但是目前肿块严重影响了马丽的生活,医生建议手术切除。马丽听从了医生的建议,很快转到外科进行脑内肿瘤的切除手术,手术非常顺利,症状很快也缓解了。手术后一周病理结果出来了,支持乳腺癌脑转移,随后她又接受了6个周期的化疗,这时候马丽也已经进入绝经期,医生调换了内分泌治疗药物。

马丽按照医生的叮嘱按时吃药,每隔一段时间就去医院进行全面检查。2007年8月常规检查时医生在她的右下肺发现了一个肿块,大小约3 cm左右,这一次大部分医生都认为是乳腺癌转移了,但治疗医生之间也有不同的看法,有的医生认为应该先化疗,有的医生认为可以手术,而这一次马丽自己似乎更有主意,也许有了前一次的经验吧,她依然选择了手术切除。手术切除了右下肺叶,她恢复得也很好,术后病理证实为乳腺癌肺转移。随后她再次接受化疗6个周期,化疗结束后开始口服依西美坦治疗。

我们经常会在门诊见面,她每月来门诊取药,每半年进行一次全面复查,一切都非常稳定,她照顾着年迈的母亲,每天参加各种活动,到目前为止距她最初诊断乳腺癌已经16年,复发转移后到今天已经11年,而且一直是无瘤状态。如果说初诊治疗后是她第一次重生,那么复发转移后的手术则使她第二次重生。她是晚期乳腺癌患者中的幸运儿,她的治疗也改变了我对转移灶局部治疗的看法,但是为什么她会与许多其他晚期乳腺癌患者如此不同还是一个谜。希望这个谜有一天解开,以帮助医生更好地控制肿瘤,使更多的患者受益。

·爱能创造奇迹·

癌症对于一个健康人而言是一个听起来既恐怖又陌生的字眼,但是对于一个患者而言,特别是对于一个经历过2次病程的人而言又是一种什么样的感受呢?我想用任女士的亲身经历和大家分享两段小故事,看看她的心路历程。

2008年:那一年留给她的记忆不只是北京的奥运会,还有乳腺癌这个病。7月初,一个普通的早晨,因为左乳的一个肿块,她来到了医院。怀着不安的心情,走进了外科诊室的大门,向医生诉说了她的病情。医生检查后,一脸严肃地责问到"为什么这么晚才来看病?你的家属在哪里?"。接下来,她很快被收进了外科病房。冰冻病理、左乳全切手术、病理报告,一切的一切都在按照规范的治疗流程进行着。

虽然现在叙述起来略显轻松,但是对于当时的她来说却是恐惧至极。手术后经历了6次化疗,由于她的身体很弱,一系列的不良反应从第二次化疗开始在她身上不断体现。那个阶段的她也曾彷徨过、退缩过,不止一次地想过命运的不公。但是,每当她看到家人的辛劳、聆听到他们由衷的鼓励,顿时感觉自己的心里非常温暖,内心充满了前进的力量。与此同时,她的主诊医生也告知她:由于没有转移,预后会比较好。所以在一段灰色时光后,爱的力量让她战胜了自己,之后的她积极投入到治疗当中,生活又逐渐恢复到了正常状态。

2015年:很快7年过去了,她认为自己基本可以算痊愈了。但是就在2015

年的 10 月,她觉得疲惫不适,又去医院检查,CEA 略高,接下来的一套检查:骨扫描、PET/CT、活检穿刺、免疫组化,让她隐约感觉到病情有了变化,整个检查结束后,得到确诊,她的乳腺癌在 7 年后发生了多处转移。如果第一次她还在埋怨老天的不公,那么这一次她觉得只能用惊慌失措、无能为力来形容当时的心情。她不明白,为什么癌症再一次又发生在她的身上。接下来,爱的力量再次给了她莫大的信心:每当看到主诊医生专业的治疗方案,每当看到家人忙碌而疲惫的身影,每当看到医院里和自己一样的病友积极的治疗态度,她都感觉到不是一个人在战斗。她决定投入到积极的治疗当中,好好配合医生,和疾病作斗争。因为她的生命并不只属于她自己,她相信爱能创造奇迹,会好好珍惜今后的每一段时光。

随着心情的慢慢平静和坦然面对,她深刻思考了一些问题,对待癌症的正确态度是什么? 应该早发现、早治疗。面对疾病,内心深处时刻保持坚定的信念,不要轻言妥协和放弃,警惕并接受癌症是一种存在复发和转移概率的疾病。同时我们更要相信随着医学的进步,会有更多的药物被研发成功,并用于临床而服务于患者。

在此,她把自己的浅显经验与各位共享。希望更多的病友可以早日战胜病魔、恢复健康。

中医药防治乳腺癌

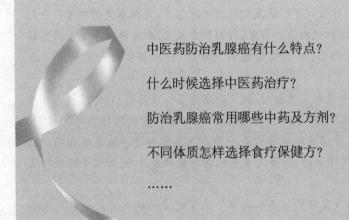

中医药防治乳腺癌有什么特点?

什么时候选择中医药治疗?

防治乳腺癌常用哪些中药及方剂?

不同体质怎样选择食疗保健方?

……

在乳腺癌的防治中,很多人会选择中医药治疗,中医药在乳腺癌的治疗中发挥着重要的作用。那么,中医药是如何治疗乳腺癌的呢? 本章带你走进中医药的世界,了解中医治疗疾病的原则,中医防治乳腺癌的特点及常用药物,体质在中医药防治乳腺癌中的作用及中医在乳腺癌治疗中的干预时机,希望对你有所帮助。

中医治病原则

中医作为中华民族的瑰宝，在延续种族方面发挥了重要作用，如果你把"中医"二字单纯地理解为"中国医学"就有些片面了，"中"字用《中庸》来解释更为贴切："中也者，天下之大本也；和也者，天下之达道也。致中和，天地位焉，万物育焉"，"中"字更深一层的含义是指"中和、平衡"，所以说"中医"是一门调理平衡的医学。

中医在治疗疾病时秉承整体观念和辨证论治两大原则。

整体观念

中医学把人体内脏各部分组织、器官之间与体表看成是一个有机的整体，同时认为四时气候、地土方宜、周围环境等因素，对人体生理病理有不同程度的影响，既强调人体内部的和谐，又重视机体与外界环境的统一，这就是中医整体观。

人体内部的和谐统一是指人体各个组成部分之间，在结构上是不可分割的，在生理上是相互联系、相互制约的，在病理上是相互影响的。比如一个简单的慢性咳嗽咳痰看似是肺脏病变，中医却去调理你的脾胃，因为"肺为储痰之器，脾为生痰之源"，调理脾胃才能杜绝生痰之源。因此，中医不会只着眼于某个症状，而是通过全面分析你身体各个脏腑、经络、气血等的状态，进行调理，不是头痛医头、脚痛医脚。

人与外界环境的和谐统一是指人类与自然环境和社会环境的和谐，也即"人与天地相参"的天人一体观。人生活在自然中，必须受自然规律制约，倘若违背了自然规律必将导致不良后果，所以人类应主动地适应自然，与自然保持和谐统一，从而提高健康水平，减少疾病。同时人生活在社会环境中，社会环境因素的变动与人们的身心健康和疾病有着密切关系。中医非常重视社会-心理因素，即情志因素对健康和疾病的影响，古老的《黄帝内经》就指出"精神内守，病安从来"，乳腺癌这种疾病是与情志最相关的疾病，平时保持一种豁达、平和的心理，才能适应复杂的、多变的社会环境，使气机处于平衡流畅的状态，也才可能练就"百毒不侵之身"。

辨证论治

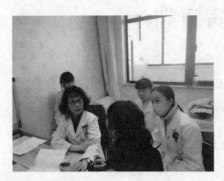

中医的"望、闻、问、切"

古时候没有现代各种精密的筛查仪器,于是人们发明了一套独特的诊断疾病的方法——"辨证"。通过望、闻、问、切四诊收集症状、体征、既往治疗、地方风土、季节、气候及患者年龄、性别、职业等情况,通过分析、综合,辨清疾病的原因、性质、部位,以及邪正之间的关系,判断疾病的本质,概括为某种性质的证候,从而全面地决定治疗方针,整体地进行治疗。比如一位妇女同时有乳腺增生(经前乳胀)、痛经、失眠的表现,看起来似乎是3个病,要分开治疗,而中医在辨证论治的指导下会看到其统一的病因病机:肝气郁结,用一个方子就能治疗。辨证论治也是同病异治、异病同治的理论基础。

知道了中医的整体观念和辨证论治,你就会知道中医治病是"一人一方"的个体化治疗,千人一方既不符合中医古老的理论,也与现代医学向精准医学转变的趋势相背。

 小知识

杏林佳话

相传"神医"华佗曾给两个都患了头痛、身热,症状完全相同的患者看病,在给他们开方时,一个用了泻下药,一个用了发汗药。有人大惑不解地问华佗:"为什么同样的症状却开出了截然不同的药方?"华佗说:"他们两个人一个是内实证,一个是外实证,所以要用不同的治法。"到了第二天,两个人的病全都好了。

乳腺癌的病因病机及辨证论治

乳腺癌的中医病名,除常用名"乳岩"之外,"石痈""乳核""乳痞""乳毒""妒乳""乳疽""乳痛坚""审花奶""石榴翻花发"等字眼也都与乳腺癌相关。

病因病机

中医认为乳腺癌病因病机可能与以下因素有关。

情志失调——肝郁气滞血瘀

《素问·上古天真论》:"精神内守,病安从来",生理学家巴甫洛夫指出"一切顽固沉重的忧郁和焦虑,足以给疾病大开方便之门",可见情志因素对疾病的重要影响。

中医认为女子以肝为先天,肝主疏泄,喜条达恶抑郁,情志不畅会导致肝气不畅,肝郁易克脾土,导致脾胃运化失职,经络阻塞。中医经络理论认为乳房属阳明胃经,乳头属厥阴肝经,肝胃气机不畅,气、痰、瘀等病理产物阻滞于乳络形成肿块,日久发为癌病。肝郁气滞是乳腺癌发病发展过程中一个核心病机,所以治疗乳腺疾病时,应重点疏肝解郁。

饮食不节——脾虚湿盛

"一个癌字三个口,胡吃海喝加烟酒",回忆一下你的饮食结构、饮食量、进食方式等是否合理。恣食肥甘厚味(多指非常油腻、甜腻的精细食物或高盐类、过度油炸、腌制等味道浓厚的食物及酒类),会导致脾胃受损,运化功能失常。脾胃就像一个工厂,加工能力是 100,如果你给它 120 的原料,勉强加工出来的都是半成品,这个半成品不是人需要的气血精微,而是不能用的废物,即痰湿,所谓胖人多痰湿也是基于这个道理。痰湿郁结于乳络,气血不行,日久结聚成岩。现代医学也证实肥胖是乳腺癌的一个危险因素。

正虚感邪——邪毒内蕴

《医宗必读·积聚》记载:"积之成也,正气不足,而后邪气踞之";隋代《诸病源候论》中记载"有下于乳者,其经虚,为风寒气客之,则血涩结……结核如石";宋代《疮疡经验全书》提出"寒客乳络致恶血不泻"而发为乳岩。古代文献中大量记载了外邪侵袭人体,停留经络而致癌病的过程。

到了现代,"外邪"这一概念的范围就更大了,你周围的各种污染,经历的气候急剧变化以及电离辐射等都属于"外邪"的范畴,若正气不足,邪气久留,脏腑功能失调,导致气郁、血瘀、痰浊内蕴,日久发为癌病。

年老体衰——肝肾不足

《黄帝内经》记载："女子七七,任脉虚,太冲脉衰少,天癸竭,地道不通,形坏而无子也"。可见冲脉与任脉是人体两条重要经脉,与女性的生理功能关系密切。冲脉为血海,任脉主胞胎,女性到了一定年纪,会出现冲任失调,肝肾不足,类似西医说的"内分泌紊乱""围绝经期",表现出月经不调,潮热汗出,情绪不稳定等症状。乳腺癌的高发期为绝经前后,该阶段即处于肝肾不足导致的冲任失调状态,所以疏肝益肾是我们治疗乳腺癌常用的法则,尤其是激素依赖型乳腺癌。

辨证论治

根据乳腺癌的病因病机,中医在防治乳腺癌时遵循辨证论治的原则,常将其归纳为以下几种证型。

肝郁气滞证

[主证] 心烦易怒或精神忧郁,胸闷胁胀,失眠健忘,阵阵叹息,乳房结块,胃纳欠佳,口苦口干。舌质暗红,舌苔薄白或薄黄,脉弦细或沉弦。

[治法] 疏肝解郁,化痰散结。

[方药] 逍遥散加减。

[加减] 乳房胀痛明显者加川芎6 g、橘核15 g、青皮9 g等以增强行气止痛之功;情志不畅,多怒抑郁者,加佛手9 g、木香9 g以理气畅中。

脾虚痰湿证

[主证] 身体肥胖、乳房肿块,质硬不清,表面凹凸不平,边界不清,固定不移,局部皮肤收缩凹陷如橘皮状。胸胁胀闷,痰多难咯,纳少腹胀,肢体沉重倦怠,或兼有痰核、瘰疬。舌质淡,舌苔厚腻,脉弦滑。

[治法] 健脾利湿,化痰散结。

[方药] 六君子汤合化痰消核丸加减。

[加减] 胸胁胀闷重者,加香附9 g、佛手9 g以宽胸理气;痰湿夹热,见苔腻、脉滑数者,加瓜蒌15 g、黄芩10 g以清热化痰。

邪毒内蕴证

[主证] 乳房迅速增大,肿块破溃,疼痛剧烈,疮面恶臭,溃口难收,精神萎

靡,面色晦暗。舌质红绛苔黄、脉弱无力。

[治法] 清热解毒,凉血降火。

[方药] 仙方活命饮合连翘蒌贝散加减。

[加减] 毒热盛、疮流脓血者,加芦根 15 g、冬瓜仁 15 g 以清除脓毒,也可配合外治法;大便不通者,加生大黄 6～12 g、黄芩 10 g 以通腑泄热。

肝肾亏虚证

[主证] 腰膝酸软,五心烦热,头晕目眩,月经失调,面色晦暗,耳鸣健忘,消瘦,病灶局部溃烂。舌质红绛,舌苔少,脉细数或细弦。

[治法] 补益肝肾。

[方药] 一贯煎合左归丸加减。

[加减] 阴虚火旺、虚火上炎者加麦冬 15 g、桑椹 15 g 等滋阴降火;溃烂流脓血者加大黄 15 g、黄柏 15 g、土黄连 30 g、苦参 30 g 等煎汤局部外洗治疗。

气血两虚证

[主证] 神疲乏力,少气懒言,心悸气短,形体消瘦,面白无华,失眠盗汗,月经不调,量少色淡或闭经,唇舌色淡,舌苔薄白,脉细弱无力。

[治法] 益气养血、温阳散结。

[方药] 当归补血汤合阳和汤加减。

[加减] 体质偏寒者加细辛 3 g 以温经散寒;体质偏热者加夏枯草 15 g、蒲公英 30 g 以清热凉血。

中医体质学与乳腺癌

中医体质是指人体生命过程中,在先天禀赋与后天获得的基础上形成的形态结构、生理功能和心理状态方面综合的、相对稳定的固有特质,代表着个体的整体特征,决定着人体对疾病易感性及倾向性,同时在相当程度上影响着疾病的发生、发展、转归和预后。中医学的体质概念,充分体现出中医学"天人合一"的整体观和"形神合一"的生命观。

现代医学认为乳腺癌从本质上说实际上是一种基因病,所有肿瘤的形成都与控制细胞生长和分裂的基因功能失常有关,这种失常可以是基因突变、复制数目异常,也可能是表观遗传学的改变引起,表观遗传学是隐藏在基因组之外的另外一套遗传学密码,它不改变 DNA 序列,但对于基因表达有着非常重要的调节作用,具有遗传性但也具有可改变性。现代医学对乳腺癌本质的认识与中医对于体质与发病的认识非常相似,奠定了调节体质在乳腺癌防治中的理论基础。

体质的分类

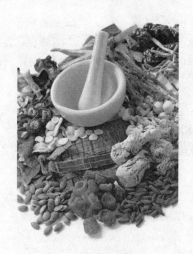

中医食疗,调理体质

中医体质学的老前辈国医大师王琦教授将体质分为 9 种:一种是平和体质,相当于我们所说的健康人:没有任何不良的生活习惯及异常表现。一种是阳虚体质,可能最主要的表现是怕冷、手足不温。第三种是阴虚体质,主要表现为容易口渴、皮肤干燥、大便干燥,这类人舌头可能偏红,呈现一种缺少津液的状态。第四种是气虚体质,主要表现为气短、乏力。第五种痰湿体质,中医讲"肥人多痰",就是指胖人一般是属于痰湿体质。第六种湿热体质,主要表现是口苦口臭,脸上容易长痘痘。第七种血瘀体质,可能表现为容易长斑,舌头有瘀斑,舌质紫暗,口唇也是紫暗的。还有一种是气郁体质,气郁体质的人一般比较容易生气,不太开朗,这种体质在乳腺癌患者中比较多见。最后一种是特禀体质,指容易过敏的一种体质。以下是不同体质人群的具体表现和调养建议。

平和质

平和质的人吃得好,睡得香,面色、皮肤、头发有光泽,目光有神,唇色红润,不易疲劳,精力充沛,性格开朗,情绪稳定,适应能力强,该类人不容易生病。

[调养方式] 饮食适量,不能过饱或过饥;五谷杂粮、蔬菜瓜果、禽鱼肉蛋多样摄入,营养专家建议每天平均应摄入 12 种食物,每周应摄入 25 种食物。从事一定的体育锻炼,年轻人可选择一些强度较大的运动,比如跑步、球类(篮球、足球、羽毛球等),老年人可以适当散步、打太极拳,根据个人喜好决定。

阳虚质

除了怕冷,阳虚质的人性格多沉静、内向,面色㿠白,经常腰膝冷痛,食用寒凉食物后会大便稀溏,平时小便颜色清而量多。

[调养方式] 阳虚质人耐夏不耐冬,秋冬要注意保暖。平时还可以自行按摩或艾灸气海、关元、足三里、涌泉等穴位。多吃温性食物,比如羊肉、狗肉、葱、姜、蒜、花椒、韭菜、辣椒、胡椒、核桃、腰果等。少吃生冷寒凉食物,如黄瓜、荸荠、藕、螃蟹、海带、紫菜、梨、西瓜等。

食疗方

当归生姜羊肉汤　当归20 g,生姜30 g,羊肉500 g,放入砂锅中,加清水、料酒、食盐,大火烧沸后除去浮沫,改用小火炖至羊肉熟烂即成。此为汉代张仲景名方,能温中补血,祛寒止痛,适合阳虚质人冬季食用。

韭菜炒核桃仁　核桃仁50 g(去皮),韭菜200 g,待麻油倒入炒锅,烧至七成热时,加入核桃仁,炸至焦黄,再加入韭菜、食盐,翻炒至熟。本方可补肾助阳,温暖腰膝,适用于腰膝冷痛明显者。

巴戟牛膝酒　巴戟天、生牛膝各300 g,洗净切碎,浸泡入1 000 ml白酒中20～30天,过滤去渣即成。每次服用10～20 ml,不可过量。非阳虚者忌用。

鹿角胶奶　牛奶150 ml煮沸前加入鹿角胶10 g,用筷子不停搅拌,待鹿角胶完全烊化,晾温后即可服用。可滋补肝肾,适用于腰膝酸软的肾阳虚者。

茶饮方

红茶　指完全发酵茶,其性温,对胃肠刺激比绿茶小,适合胃寒者饮用。该类体质的人注意少喝绿茶。

生姜红糖茶　取生姜3片,红糖适量,沸水冲泡,适合脾胃虚寒者饮用。

肉桂桂圆茶　桂圆5颗,肉桂1 g,水开后小火煮15分钟,适合经常小腹冷痛者饮用。

杜仲茶　能补肾益精,适合腰膝冷痛等肾阳虚者饮用。

阴虚质

阴虚质的人多体形瘦长,耐受不了暑热,性情急躁,经常感到手脚心发热,面颊潮红或偏红,皮肤干燥,口干舌燥,容易失眠,小便短赤,大便干结。

[调养方式] 该类人不宜蒸桑拿,夏季注意防暑,保证规律和充足的睡眠,避免剧烈运动,控制出汗量,及时补充水分。平时多听一些曲调舒缓、轻柔、抒情的音乐,防止躁怒。多吃甘凉滋润的食物,比如绿豆、冬瓜、芝麻、百合、银耳、木耳、

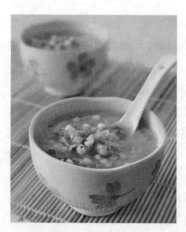

莲子百合瘦肉粥

猪蹄、燕窝、海参、梨、玉竹等,秋冬进补效果更好。少吃性温燥烈及煎烤烹炸的食物,如羊肉、狗肉、香菜、韭菜、辣椒、葱、姜、蒜、豆蔻等。

食疗方

莲子百合瘦肉粥:莲子 20 g、百合 20 g、猪瘦肉 50 g,粳米 200 g,加水适量同煮,肉熟烂后用盐调味食用。可滋肺阴、安心神。

木耳百合炒西芹　木耳适量、百合 50 g、芹菜 2 根,待锅中油热,放入西芹翻炒,再放入木耳、百合翻炒至熟。可滋肺阴、清虚热。

银耳莲子羹　银耳 30 g、莲子 50 g、冰糖 50 g,加入清水适量入蒸笼蒸半小时即可。能滋阴润肺。

沙参粥　沙参 30 g,粳米 100 g,煮至米熟烂,可加入适量冰糖即可。可以清热养阴、滋补肺胃。

茶饮方

石斛茶　可清热生津,烦热干燥者宜服。

桑椹茶　可滋阴补血,乌发明目,烦躁失眠者宜服。

莲子心茶　可清心安神,用于阴虚烦躁失眠者。

冰糖雪梨茶　取梨 1 个(切块),冰糖适量,煮水饮用。可生津止渴、润肺止咳。

麦冬枸杞菊花茶　麦冬 10 g,枸杞 10 g,菊花 5 g,开水浸泡 2 小时后饮用。可滋阴补血、清热明目。

五汁饮　取梨、荸荠、鲜苇根、麦冬和藕榨汁喝,有甘凉滋润的功效,适合夏天饮用。

气虚质

气虚质的人容易反复感冒。平时说话没劲,呼吸短促,容易出虚汗,不爱运动,易疲劳。

[调养方式] 多进行一些舒缓的运动,如散步、打太极拳等,要长期坚持运动,但避免运动出汗后受风。平时多晒太阳,还可以按摩足三里穴。多吃具有益气健脾的食物,如山药、香菇、大枣、桂圆等。少吃具有耗气作用的食物,如槟榔、空心菜、生萝卜等。

食疗方

黄芪童子鸡　童子鸡 1 只,纱布袋包好生黄芪 9 g,与姜、葱及适量水煮汤,待童子鸡煮熟后,拿出黄芪包。加入盐、黄酒调味,即可食用。可益气补虚。

山药粥　山药 30 g,粳米 200 g,加水适量煮熟即成。可补中益气、益肺固精、强身健体。

黄芪桂圆粥　黄芪 30 g,桂圆 20 g,粳米 100 g,加水适量煮熟即成。适合气虚下陷、脾胃虚弱者。

人参大枣粥　人参 1 支,大枣 10 枚,粳米 100 g,加水适量煮熟即成。可大补元气,提高免疫力。

什锦麦胚饼　葡萄干 20 g,龙眼肉 10 g,花生 10 g,大枣 10 枚,麦胚粉 100 g,白糖(或红糖)20 g。上述食物切碎,与麦胚粉糅合均匀,制成薄饼,烙熟即可。具有益气、养血、安神、提神的功效,经常适量食用,有益于改善气虚体质。

茶饮方

黄芪枸杞茶　取枸杞 10 g、黄芪 20 g 同煮 1 小时滤出茶汁,即可饮用。

党参茶　开水冲服即可。要小量分次慢饮,不要一口气喝完。

玉屏风茶　取黄芪 5 g,党参 5 g,白术 5 g,防风 3 g 开水冲泡 1 小时即可。源于补气圣方玉屏风散,可益气固表,反复感冒者宜用。

该类体质的人注意少喝花茶和绿茶。

痰湿质

痰湿质的人多体形肥胖,喜食肥甘厚味,腹部肥满松软,多汗,自觉身体困重,痰多,口中常觉甜腻,小便浑浊,大便溏。

[调养方式] 坚持长期运动,并使运动量逐渐增强,以减轻体重。尽量少吃肥甘厚味,少饮酒,最忌暴饮暴食和吃东西过快。饮食清淡,多吃葱、蒜、海藻、海带、冬瓜、萝卜、金橘、芥末等食物,少吃甜、黏、油腻的食物。

食疗方

山药冬瓜汤　山药 50 g,冬瓜 150 g 放至锅中小火煮 30 分钟,调味后即可。可健脾、益气、利湿。

赤豆鲤鱼汤　鲤鱼 1 条,赤小豆 50 g、陈皮 10 g、辣椒 6 g、草果 6 g 加适量料酒、生姜、葱段、胡椒,食盐少许,大火烧开去上沫,小火煮 30 分钟即可。可健脾除湿化痰。

芡实莲子薏米粥　三者按 1∶1∶1 浸泡 2 小时后入锅煮至熟烂即可。三者既是中药又是粮食,是养生佳品,同用可以健脾祛湿消肿。

茶饮方

荷叶茶　干荷叶,泡水频服。荷叶茶祛湿效果非常好,还有瘦身减肥的作用。

陈皮茶　开水冲泡即可饮用。可化脾胃痰湿,用于多痰、腹满、纳差之人。

绞股蓝决明子茶　开水冲泡即可饮用。可降血压、降血脂,能减肥瘦身,适用于"三高"群体和脂肪肝患者。注意寒性体质者忌用。

湿热质

湿热质的人容易长痘、容易口腔溃疡或牙龈肿痛,经常出现口臭或感到口苦,面部和鼻尖油脂较多,女性常白带较多且色黄,男性多阴囊潮湿,性格急躁,小便黄赤,大便燥结或黏滞不爽。

[调养方式] 应坚持高强度大运动量锻炼,出汗有利于祛湿。戒烟戒酒,避免长期熬夜或过度劳累。避免在潮湿炎热的环境中长期工作或居住。饮食要清淡,多吃绿豆、空心菜、苋菜、芹菜、黄瓜、冬瓜、藕、西瓜、丝瓜等凉性食物,有苦味的蔬菜,如苦瓜、芥蓝等尤宜。少吃羊肉、狗肉、辣椒、葱、姜、蒜等温性食物。

食疗方

薏米红豆绿豆粥　红豆100 g,薏米50 g,绿豆50 g加水煮至烂熟即可。加入了绿豆,清热之力更强,可利湿清热,夏天食用更佳。

凉拌马齿苋　马齿苋开水焯一下后加调味料凉拌食用。可清热凉血止痢。

绿豆藕　藕去皮,绿豆50 g,用清水浸泡后取出,装入藕孔内,放入锅中,加清水炖至熟透,调以食盐进食。可清热利湿。

丝瓜鸡蛋汤　丝瓜300 g炒软后加入清水烧开,加入打好的鸡蛋即可。能清热通络、解毒利湿,尤其适用于小便短赤、尿急、尿痛或白带量多色黄者。

茶饮方

绿茶　未发酵茶,性偏凉,可以抑菌抗癌、延缓衰老。

苦丁茶　其性苦寒,可疏风清热,适用于口臭、口舌疮疡者。

竹叶芦根茶　芦根切碎与竹叶置开水中冲泡即可。源于《千金要方》,可清肺胃之热,适用于胃热上逆口臭烦渴者。

三花清凉茶　金银花2 g,菊花3朵,槐花2 g,开水冲泡即可。能清热利湿,适合夏天饮用。

气郁质

气郁质的人精神抑郁,情绪低落,情感脆弱,对精神刺激适应能力差,性格内向,不善交流,常无缘无故叹气,咽部异物感或胸胁胀满不舒,容易失眠。

[调养方式] 适合较大量的运动锻炼,如跑步、登山、游泳、武术等。可少量饮酒,以活动血脉,提高情绪。要多参加集体性的运动,解除自我封闭状态。平时可按摩太冲、阳陵泉、合谷等穴位,可使经络畅通,起到稳定情绪的作用。多吃佛手、黄花菜、橙子、香蕉、茴香菜、海带、萝卜、葱、蒜等具有行气、解郁、醒神作用的食物。睡前避免饮茶、咖啡等提神醒脑的饮料。

食疗方

橘皮粥　橘皮50g,粳米100g,先煮粳米,至粥将成时,加入橘皮,煮10分钟即可。

菊茉鸡肝汤　菊花10g、茉莉花10g、鸡肝100g,将水烧开,先入料酒、姜汁、食盐,下入鸡肝,烧开,打去浮沫,待鸡肝熟,调味。再入菊花、茉莉花稍沸即可。

甘麦大枣粥　大枣20g,甘草15g,大麦、粳米各100g,同煮成粥即可。源于古方甘麦大枣汤,可益气安神、除烦解郁、稳定情绪。

茶饮方

玫瑰花茶　干玫瑰花开水冲泡即可。有疏肝解郁、理气活血的作用。

柠檬茶　能改善人的抑郁情绪。

金橘茶　能理气,饮茶后可食用金橘,加强理气效果。

佛豆玫瑰茶　佛手3g,豆蔻0.5g,玫瑰花3g,甘草1g,开水冲泡即可。能疏肝理气,解郁止痛。适用于胸胁满闷不舒,食欲不振之人。

血瘀质

血瘀质的人容易面部长斑,健忘易烦,黑眼圈较重,皮肤容易出现瘀斑,口唇黯淡,容易掉发或自觉周身疼痛,舌暗或有瘀点,舌下络脉紫暗或增粗。

[调养方式] 多参加体育锻炼,促进血行。保持心情愉悦和足够的睡眠,使气和血畅。多吃黑豆、茄子、山楂、桃仁、葱、姜、蒜等行气活血的食物。可常饮红糖,少量饮酒,多吃食醋。

食疗方

山楂红糖汤　生山楂10枚,去核打碎,放入锅中,加清水煮约20分钟,调以红糖进食。山楂能活血化瘀,红糖可以活血补血,两者配合尤益于血瘀质的人。

山楂内金粥　生山楂10枚,去核打碎,鸡内金1个,粳米100g,放入锅中同煮成粥即可。鸡内金有强大的消癥瘕之功,加上生山楂活血化瘀,适用于多发肌瘤、结节的人。

乌贼桃仁汤　鲜乌贼肉200g,桃仁15g,锅中加水1000ml,先入桃仁煮沸,再入乌贼肉,熟烂即可。能活血调经,尤益于伴有痛经的血瘀质者。

茶饮方

当归茶　当归6g,川芎3g,开水冲泡即可。能活血补血,适用于瘀血导致的痛经者。

三七茶　三分粉3g开水冲服即可。三七可以活血化瘀止痛,打通周身经络,适用于血瘀质痛症患者,还可用于中老年患者心血管疾病的预防。

特禀质

特禀质的人一方面指有先天禀赋异常或畸形或有生理缺陷者,另一方面是通常所说的过敏体质,容易对药物、食物、气味、花粉等过敏,常患有哮喘、风团、过敏性鼻炎等疾病。

[调养方式]积极参加各种体育锻炼,强度循序渐进,逐步适应。避免情绪紧张。保持所处环境清洁、通风,不宜养花草及动物,以免过敏。这类人应远离"发物",如荞麦、蚕豆、白扁豆、鱼、虾、蟹、浓茶等辛辣、腥膻之品,多吃一些益气固表、凉血消风和益补肺肾的食物,如绿豆、冬瓜、莲子等清热、解毒、利湿之品。

食疗方

固表粥　乌梅15g、黄芪20g、当归12g放入锅中加水烧开,再用小火慢煎成浓汁,取出药汁后与粳米100g熬成粥即可。可以益气固表,养血消风。

葱白红枣鸡肉粥　粳米100g、红枣10枚(去核)、鸡肉100g。锅内加水适量,放入鸡肉、姜片大火煮开。然后放入粳米、红枣熬45分钟即可。可用于过敏性鼻炎见鼻塞、喷嚏、流清涕者。

茶饮方

灵芝茶　现代研究显示灵芝所含有效成分能阻断过敏反应介质的释放,防止过敏反应的发生。对于过敏性哮喘、过敏性鼻炎、多种顽固性皮肤疾病可起到一定的效果。

玉屏风茶　对过敏体质易反复感冒,流鼻涕、打喷嚏者也有一定疗效。

 小知识

食疗养生误区

● 食疗可医百病。大家不能过分夸大食疗的功效,认为食疗能够医治百病。食疗主要用于疾病的预防和慢性病病后的调养和康复方面,在机体患病时,食疗只能起到辅助作用,要配合其他医药疗法。如果用食疗代替其他疗法,一定会延误病情,造成不良后果。

● 可长服久用。虽然食疗多选用一些性味平和,对人体具有补益作用的药物和食物,但有些用于改善气血瘀滞的行气活血食疗方或祛除痰湿的利水祛湿方等,均不宜长久服用,应有专业医生对你当前体质进行判定,指导食疗。

● 要选材昂贵。有些人觉得食材越贵越好,大可不必这样想。我们以上列出的食疗方都是些物美价廉的药食同源的佳品,食疗效果不亚于人参、鹿茸、冬虫夏草等山珍海味。

"两全"模式下的中医治疗定位

2015 年国家癌症中心主任陈万青教授带领团队在《癌症通讯》(cancer letters)上首次发布我国居民癌症现患数据显示:我国 5 年内诊断为癌症且存活的患者中,女性乳腺癌患者最多,达 102 万人,一则说明乳腺癌发病率高,还说明治疗效果好。西医治疗主要是手术、放疗、化疗、内分泌、靶向等治疗。近几十年来,针对西医治疗存在的不足,进行了大量的中医药相关的实验研究和临床观察。中医药在乳腺癌预防、减少放化疗毒副作用、增加化疗疗效、抗内分泌治疗耐药以及对晚期不能手术或复发转移的乳腺癌患者的全周期治疗中发挥着不可替代的作用,另外随着"健康中国"大战略及乳腺癌"两全"模式的提出,中医药在保障乳腺癌患者的心血管健康、骨健康及心理健康方面也将发挥越来越重要的作用。

"全周期"乳腺癌防治的中医干预

不同治疗时期,中医干预方法不同。

第一阶段:预防

这一阶段主要是针对乳腺癌易发的危险人群,如良性乳腺疾病,尤其伴有不典型增生的群体。

为什么说乳腺癌是可以预防的呢? 因为从一个正常细胞发展到乳腺癌的 5 个阶段:从正常的乳腺导管细胞到单纯性的增生,然后到不典型性增生,再到原位癌,最后突破基底膜,发展成一种浸润性的乳腺癌。这个过程实际上是一个非常漫长的过程,可能要花费十几年的时间。可能很多的朋友都知道,乳腺不典型增生属于一种癌前病变,癌前病变意味着这种病变可以发展成癌,也可以逆转成正常,所以在癌前病变以及之前的各个阶段,我们都可以采取一些预防的方法。西医对于处于这个阶段的一些高危人群可能有药物治疗和手术治疗。对中医来说呢,实际上有两种方法。一个是通过养生这种最基础的调理法,对平时我们生活起居进行一些调理,主要是做到起居有常、饮食有节、精神方面恬淡虚无、精神内守,就是保持一种平和的心境。我们要注意锻炼身体,让自己有一种生命的活力。另一个就是通过药物,如果基础养生没有让我们的身体恢复阴阳的平衡,这时候就要用药物来干预了。中医的药物干预,主要就是一个辨证论治。我们在辨证论治时候,体质是一定要考虑的因素。疏肝的药物是必不可少的。中医认为,乳腺癌跟肝经是密切相关的,所以需要疏肝。疏肝常用的一些中成药有柴胡疏肝丸、逍遥丸、小金丸,还有一些散结的药物,比如乳癖消胶囊、乳核散结片。但是要注意,即便是中成药,也要在医生的指导下辨证地来服用。比方说小金丸,它是偏温性的散结药物,可能对偏寒性的患者比较适用。这是在预防阶段我们常用的一些方法。但对于不幸一开始发现就诊断为癌症,或前期未能阻挡住的人群就进入第二阶段的治疗。

第二阶段:确诊乳腺癌后

这一阶段中医的治疗原则依据西医治疗阶段的不同而有所差异。

急则治标(围手术放化疗期)

围手术放化疗期多指以手术治疗或放化疗为中心,包括术前、术中、术后或放化疗前、中、后的一段时间。长期临床实践表明,中医药可以减轻术后并发症、降低放化疗毒副作用以及改善生活质量,这对提高临床疗效具有重要价值。

不良反应对症处理方药如下。

1. **化疗期间消化道反应** 中医认为化疗期间如出现恶心、呕吐、纳差、便溏等胃肠道反应多属脾虚,胃气上逆证,治当和胃降逆、益气运中,常用方药为六君子汤合旋覆代赭汤加减:旋覆花、代赭石、太子参、生甘草、姜半夏、生姜、大枣、炒莱菔子、焦三仙、竹茹、枳壳等。

2. **血象下降、骨髓抑制** 化疗中如出现面色苍白无华、身倦乏力、头昏目眩、心烦眠差、舌淡体胖、苔薄白、脉沉细乏力等症,多属肝肾气血亏虚,当用补脾益肾、和肝益胃之法,方以龟鹿二仙汤或一贯煎加减:生熟地、沙参、枸杞、麦冬、党参、黄芪、鹿角霜、阿胶等,血小板下降用石苇、石斛、仙鹤草等。

3. **肝损害** 化疗期间可能出现中毒性肝炎,表现为转氨酶增高、恶心厌油腻、纳差乏力、肝区不适、腹胀便溏或皮肤黄染、尿黄、舌红苔白、脉弦等,治当疏肝健脾、理气化湿,常用六君子汤合茵陈蒿汤加减:太子参、炒白术、茯苓、陈皮、清半夏、茵陈、金钱草、大黄等。

4. **肾功能下降** 主要由铂类药引起,常见腰酸乏力,尿少浮肿,肾功能检查尿素氮、肌酐升高,舌质淡黯,苔薄白,脉沉细无力等症,治当补肾活血、利尿解毒,补肾气常用鹿角霜、炙龟板、牡蛎等,利尿解毒活血常用茯苓、泽泻、大黄、黄柏、丹参、益母草、泽兰、桃仁、三七粉等。

5. **脱发** 紫杉醇、多柔比星常引起毛发脱落,故使用这类药物期间,头部带冰帽,同时在中药中酌加何首乌、女贞子、枸杞子、黑芝麻、旱莲草等。

6. **心脏损伤** 阿霉素类化疗药心脏毒性较大,故在使用该药时常嘱患者低流量吸氧,同时配合中药,常用生脉饮加减:麦冬、五味子、丹参、百合、茯苓、柏子仁、川芎、苦参等,也可口服丹参滴丸或静脉滴注生脉针。

7. **末梢神经炎** 中医认为化疗引起的四肢麻木,多为血虚不能养筋,若患者肢体麻木,则以疏风通络,养血活血为法,辨其部位,上肢加以桑枝、姜黄、鸡血藤、白蒺藜,下肢加以牛膝、鸡血藤、桂枝、白蒺藜,配以全虫、蜈蚣等虫类药。合用中药外洗方:骨碎补、桃仁、红花、细辛、姜黄、透骨草、伸筋草、鸡血藤以活血通络。

8. **化疗脑** 若出现记忆力下降为主要表现的化疗脑,肾主脑窍,治以补益肝肾脑髓为法,常在辨证论治基础上加何首乌、丹参、石菖蒲益肾活血开窍,并用川芎活血养血,引药通行血脉。

9. **放射性皮炎** 放疗期间出现皮肤灼热、疼痛、进而脱皮屑、脱皮毛、瘙痒难忍重则皮肤皲裂、渗水等症,治当益气养血、清热解毒,仙方活命饮加减:金银花、野菊花、蒲公英、生地、黄芪、当归、白鲜皮等。同时,以生肌玉红膏或四黄膏涂抹,外敷连柏汤加大黄、紫草、虎杖。

10. **放射性肺炎或肺纤维化** 若放疗期间出现刺激性干咳、心悸、胸闷等放射性肺炎症状者,常在辨证的基础上加用清热解毒、益气养阴、活血化瘀之品,如麦冬、生地、玄参、石斛、天花粉、芦根、浙贝母、瓜蒌、枳壳、金荞麦、鱼腥草等。

11. **术后或放射性上肢肿胀** 中医认为这是手术导致组织、结构破坏,伤及血脉致气血运行不畅,气滞血瘀,瘀阻脉络,水湿内停,水走皮下致肢体肿胀,正所谓"血不利则为水",治疗上宜活血通络,内服外用兼并,在辨证论治的基础上加用桃仁、丹参、路路通、全蝎、地龙、蜈蚣、泽兰、泽泻等以活血通络,利水消肿。合用中药外洗方:苦参、蛇床子、地肤子、黄柏等以清热燥湿,并以芒硝 1 000 g 绑于纱布袋敷于患肢,共奏利水消肿之功。若患者上肢淋巴水肿致活动受限明显者,则加鸡血藤、当归、桑枝、威灵仙等舒筋通络,增强上肢功能,并嘱患者适量活动,增加淋巴回流,减轻水肿。或尝试刺络、拔罐、放血,有医者在颈肩、上肢相关部位找到结节,通过对结节的刺血、拔罐、艾灸,同时配合由远端向近端刮痧,可取得显著疗效。

12. 术后皮瓣坏死　若出现术后毛细血管破坏,皮瓣供血不足,致创面持续性缺血、营养不良,从而出现皮肤组织坏死,伤口难愈的症状,应气血双补,收敛生肌,在辨证论治的基础上加用黄芪、党参、当归、鸡血藤等,同时用大剂量的清热解毒之品。

缓则治本(维持巩固阶段)

大部分乳腺癌患者经过早期密集的西医治疗,到了巩固治疗阶段。这个阶段,有些患者只需要服用5～10年的内分泌治疗药物。有的可能再继续一段靶向治疗药,一般是持续1年。有的(如三阴性乳腺癌)经过密集的治疗,已经没有任何药物可服用了,此阶段肿瘤仍有复发、转移的可能,特别是术后2～3年内及术后7～8年是肿瘤复发的高峰期。这个阶段我们采取的策略,实际上是以调体质为主的辨证辨病论治,主要目的是防复发、防转移。

在肿瘤疾病中,有一个著名的"种子与土壤"理论。种子相当于我们的癌细胞,经过密集的治疗,有些已经被杀死了,有些处于休眠状态。因为乳腺癌本身是一种全身性的疾病,你做了手术以后,可能有些微小的转移,早已经转移到血液里面去了,即便做了化疗和内分泌治疗,仍然会有癌细胞残存在身体中,处于休眠状态。一旦机体的内环境出现问题,癌细胞会像休眠的种子复苏那样,就长起来了。所以,我们要把种子所在的土壤内环境给调整好,让它对于癌细胞来说永远处于一种贫瘠的状态或者说是足够强大,以至于癌细胞不能靠近。这里的土壤就与我们的体质密切相关。体质改变了,一来,休眠的"种子"基因或表观遗传学层面的异常信息可能就会改变;二来,休眠的肿瘤细胞就没有复苏的土壤了。所以中医通过调节体质来维持内环境的阴阳平衡。此时,你可能没有任何不舒服的症状,似乎没有证可辨,也没有瘤可辨,那我们就参考发病前的一些体质的偏颇来进行调理,同时结合现代医学对于乳腺癌的认识,仍然是辨体质为主的辨证结合辨病的综合考虑来达到防复发、防转移的目的。

体质与证候密切相关,在辨证施治的整个过程中,始终未离开对体质的分析和把握。体质是证候形成不可或缺的基础。体质影响着证候的形成和演变,决定了病机的从化,以及既病之后疾病的性质。在维持治疗阶段尤需重视辨体质,气郁质的女性好抑郁、易致肝气不疏,气血运行不畅,而发为肝气郁结。气虚质的女性由于一身之气不足,脏腑功能衰退,更易发展成为气血两亏证。致病因子作用于人体后,会因个人体质的差异而发生改变,形成与机体体质一致的病理变化,所谓"同气相求",因此,不同体质的人得病后疾病的转归也不同。

下面跟大家分享一个现实中的病例。这是一位年轻的乳腺癌患者,她当时诊断的时候是比较晚期的,存在肺转移,当然肺上的转移灶非常少,就发现一个,淋巴结有比较多的转移,是属于Ⅳ期的患者。她确诊以后,经历了手术、放疗、化疗。在放、化疗期间,她都是配合着进行中药治疗,主要是针对毒副作用的治疗,这使得她的治疗能够比较顺利地进行下去。经过密集的治疗以后,就到了维持巩固阶段了,开始进行内分泌治疗,配合中药治疗。这个时候,她的主要症状就是潮热汗出,舌质是比较紫暗的,脉是一个弦脉,还偏细。这时候我们的职责就是辨证辨病,治病求本。这个辨证里面是含有辨体质的,重在调整体质和扶正,这是针对她的疾病的主要成因,那么我们怎么辨体质的呢?

患者自述她是一个非常要强、能干的女性,长年的工作强度非常大。她舌头的瘀斑非常厉害,已经有很多年了。我们根据她的这个体征和既往病史的叙述,辨为一个气虚血瘀证,同时也是气虚和瘀血混合的体质,我们看到她的证候和她的体质是非常一致的,就采取了相应的中医益气活血治则,选用了黄芪、山药、太子参等补气扶正的药物,以及一些活血化瘀、益气活血的药物,当然我们也结合乳腺癌疾病本身的特点还用了一些清热解毒的药物。

经过1个月的治疗,患者的症状都减轻了,但是舌头仍然是紫暗的。此后我们就在这个方子的基础上,分别加减使用了鸡血藤、姜黄、红花、蜈蚣等活血的药物(久病入络,虫类药物能够进入络脉,所以我们会使用一些虫类的药物来进行活血治疗)。在此基础上,我们还嘱咐患者工作上的压力一定不要太大,要经常适时锻炼,这些是生活起居方面的调整。经过这一段时间的治疗,她的瘀血症状就明显地改善了。

我们看她这种瘀血的体质有所改善以后呢,就让她减少服药的次数,这时候已经5年过去了,就改用按照节气来服药了,每个节气服用3天。她到目前为止,各种情况都非常良好,也没有复发的征象,肺上那个转移的病灶一直没有再出现,非常好,非常健康。

标本兼治(晚期复发转移阶段)

初次诊断不能手术或已复发转移的Ⅳ期患者,多在西医治疗无效或抗肿瘤治疗条件不够的情况下,寻求中医治疗。中医药在此阶段重视标本兼治,既要控制患者的不适症状,也要改善患者的生活质量,延长生存时间,从整体也从局部入手,辨证论治的同时辨转移部位。

如出现皮肤、胸壁淋巴结转移,则侧重于从痰湿论治,常加以皂刺、海藻、大贝母、夏枯草等一两味化痰散结;若出现肝转移,则侧重于从瘀毒论治,以疏肝化瘀解毒为法,合用茵陈蒿汤,同时选择具有养肝柔肝、调补肝肾的中药,如:生地、白芍、鳖甲、炙龟板、枸杞等;若出现脑转移,则侧重于从痰、从风论治,采用羚角钩藤汤或半夏白术天麻汤,同时加以白芷、川芎、蜈蚣等以引经报使;若出现骨转移,则侧重于从寒、从虚论治,采用三骨汤,配以仙灵脾、川断、续断、狗脊等补肾壮骨之品;若出现肺转移,常以沙参、麦冬、鱼腥草、川贝、土茯苓、百部等药酌加一、两味益肺养阴,化痰散结。这些均可体现中医"治未病"思想,虽然患者此阶段已不可治愈,但不代表不可治疗,中医药亦可发挥举足轻重之用。

"全方位"乳腺癌防治的中医干预

心血管健康管理

在乳腺癌内分泌治疗过程中常常出现血脂异常,影响心血管健康,中医常用泽泻、白术、生山楂、决明子、荷梗等药物调节血脂。

骨健康管理

在化疗或内分泌治疗过程中很多人会出现骨相关症状,如骨痛、关节痛甚至严重骨质疏松导致骨折,这时常用桑寄生、威灵仙、透骨草、青枫藤、络石藤、海枫藤、麻黄、桂枝等药物来改善骨关节症状。

子宫内膜增厚

长期使用他莫昔芬后会引起的子宫内膜增厚,发生子宫内膜癌,这时中医常用夏枯草、鸡内金、三七、生山楂、水蛭、晚蚕沙等药来活血消积散结。

心理健康管理

针对乳腺癌患者心理康复,中医常用甘麦大枣汤、桂枝加龙骨牡蛎汤、柴胡、香附、合欢皮、玫瑰花、丹参等方药来调畅情志。

小知识

中医治疗开始的时机

这是很多患者会问及的。多数人都是结束了西医的手术及放化疗等治疗后才开始中医药干预,然而,中医药的干预应贯穿疾病的整个过程,你所处的疾病阶段不同,治疗的侧重点也不同,这需要中医肿瘤科医生对你进行专业指导。

小知识

合理运用"见瘤以毒论治"

　　长期以来有很多医生喜用"以毒攻毒"法治疗肿瘤,如蟾蜍、壁虎、全蝎、蜈蚣、地鳖虫、蜣螂、山慈菇、白英、生半夏、生南星、马钱子、马兜铃、木通、商陆等有毒中药,这类药虽有抑癌作用,但剂量过大或用药时间过长,会有肝肾功能损伤及致癌、致畸胎的不良反应。临床使用时需把握适宜剂量、短期使用、经常更换品种。即使是抗肿瘤的中草药,也要经常更换品种,以减少不良反应,防止耐药性的形成。

乳腺癌常用对药

　　1. 菊花和生地　菊花味苦甘,性凉,归肺、肝经,有清热解毒、疏风平肝之效;生地味甘,性寒,归心、肝、肾经,有清热凉血、滋阴补肾之效,两者合用治疗乳腺癌兼有热象者。

　　2. 夏枯草和草河车　夏枯草味苦、辛,性寒,归肝、胆经,有平肝解郁、散结消肿之效;草河车味苦、性微寒,有小毒,归肝经,有清热解毒、消肿止痛之效。

　　3. 白花蛇舌草和半枝莲　白花蛇舌草味苦、甘,性寒,归心、肺、肝、大肠经,有清热解毒、利湿之效;半枝莲味辛、苦,性寒,归肺、肾经,有清热解毒、散瘀止血、利尿消肿之效。

　　4. 蒲公英和夏枯草　蒲公英能清热解毒又善消肿散结;夏枯草能平肝解郁积且擅长清热散结,两药配伍常用于肝郁火旺之乳腺癌。

　　5. 猫爪草和昆布　两药咸寒,猫爪草解毒散结,昆布消瘿散瘤,用于乳癖结块之顽症。

　　6. 生龙牡和炮山甲　前两药镇静安神、软坚散结;炮山甲味咸,性微寒,能通经络活瘀血消痈肿、下乳汁性善走窜,能直达病所,三药相须为用,治疗乳房结块。

　　7. 山慈菇和浙贝　山慈菇味甘,微辛、寒,有小毒,有化痰散结、解毒消肿功效,其鳞茎及叶茎、种子含秋水仙碱,浙贝味辛、苦,性微寒,可散郁清热、消痰散结,用于各个阶段的乳腺癌。

　　8. 丝瓜络和路路通　丝瓜络味甘、性平,能理气通经络;路路通味苦、平,通行十二经,可祛风通络,利水除湿,两药均以通利见长,相须为用,用于乳腺癌术后上肢水肿。

9. 鳖甲和龟板　鳖甲味咸、性平,偏入于肝,清退虚热、软坚散结之力较强;龟板味咸、性平,偏入于肾,滋补肝肾、扶正强壮之力较强,二者相须为用,兼具扶正祛邪双重作用,而且药性平和,可广泛用于各种肿瘤。

10. 栀子和丹皮　栀子善祛郁结尚浅之火,主要作用于气分;丹皮善祛郁结已深之火,主要作用于血分,二者相合,气血同治,常用于乳腺癌气郁日久生热化火者。

11. 莪术和白术　莪术可以峻攻癥瘕积聚而不甚伤正;白术专补脾气,健补而不滞补。莪术得白术,中气得健,痰湿得运,期破积消瘤之力益强;白术得莪术,滞气得开,恶血得破,健运之力益达,两者相得益彰。

12. 金银花和连翘　金银花味甘、性寒;连翘味苦、性微寒,二者均能清热解毒,消肿散结,均为外科疮疡要药,可用于乳腺癌瘤体溃破,热毒壅盛者。

13. 橘皮和竹茹　橘皮味辛,性微苦,能理气健脾,燥湿化痰;竹茹味甘、性微寒,能清热化痰,除烦止呕,是治疗恶心、反胃、呕吐为主的化疗反应的基本对药。

14. 黄芪和何首乌　黄芪补阳气,何首乌补阴精,二者相须为用,气阴双补,对于中晚期患者正虚邪留者,或者经手术、化疗,正气大伤,症见神疲乏力、形体憔悴以及白细胞、血小板降低者,可使用本对药。

15. 女贞子和枸杞子　女贞子味苦、性平,功能滋肾益肝、乌须明目;枸杞子味甘、性寒,功能滋补肝肾、明目润肺。二药合用,为补益肝肾之上品,现代研究也证明二者均具有提高免疫力和抗肿瘤的功效,可以长期用于放、化疗后体质虚弱者。

16. 阿胶和鸡血藤　阿胶味甘、性平,能补血止血,滋阴润肺;鸡血藤味甘、咸,性平,能补血、活血、通络。二者合用,行而不耗,补而不滞,用于中晚期患者见气血亏虚者或化疗期间白细胞、血小板减少者,可在四物汤或八珍汤基础上加用本对药,对白细胞和血小板的提升功效显著。

17. 太子参、炒白术、茯苓　三药合用补益脾胃。脾胃乃后天之本,气血生化之源,固护脾胃只有贯穿整个治疗过程中,才能正气充足,方能祛邪,病邪才能得以稳定或减退等。

临床常用抗癌中药现代药理研究

1. 人参

[临床应用]适用于癌症体虚者,可用于治疗患者出血、骨髓抑制、心肺肝肾

等脏腑的损害,广泛运用于肺癌、肝癌、胃癌、食管癌、子宫颈癌、乳腺癌、急性白血病等多种肿瘤。

[抗癌药理]可增强机体免疫功能,对某些移植性肿瘤有抑制作用。人参提取物对艾氏腹水癌、小鼠肉瘤 S180 等均有抑制作用。人参能促进白细胞的生成,使淋巴细胞数量增加,并促进淋巴细胞转化,增强网状内皮系统的功能,增强免疫球蛋白的生成,故可以提高晚期肿瘤患者的免疫功能、抗病能力和生活质量。

人参中富含人参皂苷 Rg3,可以抑制血管内皮细胞的增殖,组织肿瘤血管网的形成,降低细胞内钙离子的浓度,破坏癌细胞在血管壁的着床和阻止其浸润血管内壁,特别是能抑制血管内皮生长因子(VEGF)和碱性成纤维因子的产生与表达,使肿瘤新生成血管数目减少,从而起到抑制肿瘤生长、扩散和转移的作用。同时还观察到其抑制肿瘤细胞增殖生长、诱导肿瘤细胞凋亡,提高联合化疗疗效,提高机体免疫功能,减轻化疗药物的毒性反应。此外还发现,人参皂苷 Rb1 对逆转多药耐药(MDR)作用明显。

2. 黄芪

[临床应用]适用于多种肿瘤的体虚气弱、免疫功能减退者,可用于肿瘤患者的出血、骨髓抑制、心肺肝肾功能损害,可治疗呼吸道肿瘤、消化道肿瘤、妇科肿瘤、淋巴瘤、急性白血病等。

[抗癌药理]黄芪能增强机体免疫功能,促进机体的体液免疫;提高网状内皮系统的吞噬功能;增加血浆中环磷酰胺(cAMP)的含量;促进小鼠产生病毒诱生干扰素的能力;提高末梢血液中白细胞的总数;提高淋巴细胞转化率。其水提取液在体外对淋巴细胞的增殖具有相当程度的促进作用,对正常人淋巴细胞有明显的促分裂效应,能增强 T 细胞酶的活性,有利于恶性肿瘤患者恢复细胞免疫,是一种免疫促进剂。

3. 鳖甲

[临床应用]常用于肝癌、肺癌、肾癌、卵巢癌等肿瘤证属阴虚火郁者。

[抗癌药理]鳖甲能抑制人肝癌、胃癌细胞的呼吸,美兰法、细胞平板法实验证明,其对急性淋巴细胞白血病、胃癌、肝癌细胞均有抑制作用。

4. 龟板

[临床应用]常用于肝癌、肺癌、肾癌、乳腺癌、鼻咽癌、恶性淋巴瘤、骨肉瘤、骨转移瘤等肿瘤证属阴虚阳亢者,亦用于肿瘤患者阴血不足的贫血、血小板减少、白细胞减少及潮热盗汗等。

[抗癌药理]龟板提取物对小鼠肉瘤 S180、腹水型肝癌有抑制作用,对宫颈癌 JTC-26 有抑制作用。以小鼠骨髓细胞姐妹染色体互换为实验指标,龟板具

有抗突变作用。龟板还能通过激发机体自身的调节机制,改善代谢失调,从而提高免疫功能。

5. 牛黄

[临床应用] 常以各种成药形式配制成多种制剂,如六神丸、梅花点舌丹、安宫牛黄丸、牛黄解毒片、西黄丸、新癀片等。可用于治疗多种肿瘤疾患,如扁桃体癌、喉癌、鼻咽癌、头颈部位淋巴瘤、甲状腺癌、食管癌、胃癌、肝癌、乳腺癌及白血病等。

[抗癌药理] 对小鼠肉瘤 S37 和 S180 的抑制率分别为 54.3%~72.5% 与 60%,对艾氏腹水癌抑制率为 90%。研究还发现从牛胆汁中提取的一种不能透析的物质给大鼠腹腔注射,对大鼠肉瘤 W256 有抑制作用,可使肿瘤产生广泛而严重的坏死。

6. 天花粉

[临床应用] 可广泛用于各种肿瘤,尤其适用于绒毛膜上皮癌、恶性葡萄胎、子宫颈癌、乳腺癌、肺癌、肝癌、鼻咽癌、喉癌等多种恶性肿瘤,对放射性口腔干燥症也有效。

[抗癌药理] 本品对子宫颈癌 U14、肉瘤 S180、艾氏腹水癌都有抑制作用。本品提取物对子宫颈癌 JTC-26 抑制率高达 90% 以上。天花粉提取物对恶性葡萄胎治愈率达 100%,对绒毛膜上皮癌治愈率达 50%,其机制是有效成分糖蛋白使滋养叶细胞凝固性坏死,干扰癌细胞呼吸和无氧酵解。用天花粉 0.2 mg 腹腔注射,可增强荷瘤小鼠的红细胞黏附免疫复合物的能力,抑制艾氏腹水癌细胞生长。MTT 法实验证明,天花粉蛋白对结肠癌、肝细胞癌、不同分化程度的胃癌细胞及 RAS 癌基因阳性细胞均有高效的直接杀伤作用,对肺腺癌细胞和 RAS 癌基因阴性细胞均有轻度抑制作用,对 HeLa 细胞则无作用。

7. 白花蛇舌草

[临床应用] 广泛用于各种肿瘤,尤其以热毒壅盛、痰湿瘀滞者最为适宜。

[抗癌药理] 体外实验证明,本品具有抑杀肝癌细胞及抗噬菌体的作用,能明显抑制急性淋巴细胞型、单核细胞型、粒细胞型以及慢性粒细胞型白血病细胞。体内试验证明,本品对大鼠肉瘤 W256、小鼠肉瘤 S160、肝癌实体型、艾氏腹水癌腹水型转皮下型都有一定的抑制作用。本品能使癌细胞核分裂,尤其是有丝分裂受到显著抑制,使瘤体变性坏死,瘤组织周围有淋巴细胞浸润,淋巴结及肝脾中单核吞噬细胞增生。

8. 半枝莲

[临床应用] 多用于消化道肿瘤证属湿热壅结者,可用于肿瘤并发出血,能

起到止血不留瘀的效果。

[抗癌药理] 对小鼠肉瘤 S180、子宫颈癌、肝癌实体型、艾氏腹水癌腹水型转皮下型、脑瘤 B22、大鼠肉瘤 W256 都有一定的抑制作用,还有很强的抗突变作用。亚甲蓝试管法筛选试验表明,半枝莲对急性粒细胞白血病(AML)的血细胞有轻度抑制作用;细胞呼吸器筛选实验表明,其对 AML 血细胞的抑制率大于 75%。

9. 三七

[临床应用] 广泛用于各种肿瘤,尤其对于瘀血内结所致的癌性疼痛、肿块、出血等有较好的疗效。

[抗癌药理] 三七皂苷为其抗肿瘤的主要成分。有报道称,三七皂苷 Rb1 能使培养的肿瘤细胞 92% 受到抑制,而培养的正常细胞只有 29% 受到抑制;三七皂苷 Re 对培养的瘤细胞也有抑制作用;三七皂苷 Rh2 可抑制小鼠黑色素瘤的生长,并呈浓度依赖关系,并能使癌细胞再分化诱导逆转化成非癌细胞。

10. 露蜂房

[临床应用] 适用于乳腺癌、肺癌、肝癌、食管癌、胃癌、舌癌、牙龈癌、骨肉瘤及软组织肿瘤等。

[抗癌药理] 本品对小鼠肉瘤 S180 有抑制作用,体外对人肝癌细胞及胃癌细胞有杀伤作用。本品还可促进血液凝固。

11. 姜黄

[临床应用] 用于多种肿瘤,如消化道、乳腺癌、子宫颈癌、卵巢癌及骨转移癌等。

[抗癌药理] 姜黄素是从姜黄中提取的酚性色素,能诱发肿瘤凋亡、阻断肿瘤细胞的生长信号通路、抑制肿瘤血管的生成,其抗癌谱较广,毒副作用小。姜黄素对小鼠肉瘤 S180 动物移植瘤有抑制作用。近年来研究显示,姜黄素可用于多个分子靶点发挥抗血管生成作用。

12. 八月札(预知子)

[临床应用] 常用于消化道肿瘤、乳腺癌等。多用于治疗肝癌,配合川楝子、郁金、合欢皮、柴胡、陈皮、青皮、白芍等药物。

[抗癌药理] 本品含多种多糖、木通皂苷等成分,对小鼠肉瘤 S180、肉瘤 S37 有抑制作用。

13. 山慈菇

[临床应用] 可用于乳腺癌、白血病、皮肤癌、霍奇金病等恶性肿瘤。对宫颈癌、食管癌、肝癌、胃癌、肺癌、鼻咽癌等亦有一定的疗效。

[抗癌药理] 山慈菇提取的有效成分主要是秋水仙碱及其衍生物。秋水仙碱可以抑制细胞的有丝分裂,使其停止在分裂中期,对小鼠肉瘤 S180、肝癌实体型、肉瘤 W256、淋巴肉瘤有抑制作用。秋水仙碱能杀灭血液中的癌细胞,抑制癌的转移。另外,秋水仙碱还有抗辐射作用。

14. 蚤休

[临床应用] 广泛用于各种癌症热毒壅盛、瘀热内结者。

[抗癌药理] 蚤休水提取物在体外试验中对 Hela 瘤株无效,而甲醇提取物则对之有效;两种提取物腹腔注射对艾氏腹水癌瘤株均有效,水提取物效果更好。用云南重楼和华重楼根茎中提取分离的总皂苷 350 mg/kg 灌服或 10 mg/kg、5 mg/kg 腹腔注射均能明显抑制小鼠 H22 瘤细胞生长;5 mg/kg 腹腔注射能干扰 3H - TdR、H - UR 掺入肝癌实体型 H22 瘤细胞,并抑制小鼠 H22 瘤细胞和脾脏 DNA 及 RNA 的合成。

乳腺癌常用中成药

你可能觉得煎服汤药比较麻烦,希望服用中成药,医生的意见即便是有国家批准字号的中成药也需在中医师的指导下服用。当你病情比较复杂多变时,最好服用汤药,可酌情配合中成药,作为一种补充治疗的方法。以下是乳腺癌防治过程中常用的中成药。

1. 小金丹

[组成] 麝香、木鳖子、制草乌、枫香脂、制乳香、制没药、炒五灵脂、炒当归、地龙、香墨。

[功效] 散结消肿,化瘀止痛。

[临床应用] 用于阴疽初起,皮色不变,无名肿毒,肿硬作痛,多发性脓肿,瘰疬,瘿瘤,乳岩,乳癖等。

2. 西黄解毒胶囊

[组成] 人工牛黄、人工麝香、西洋参、冬虫夏草等。

[功效] 清热解毒,活血散结,消肿止痛。

[临床应用] 用于胃癌、肝癌、肠癌、乳腺癌、肺癌等常见中晚期恶性肿瘤。

3. 复方斑蝥胶囊

[组成] 黄芪、刺五加、斑蝥、半枝莲、三棱、莪术、女贞子、熊胆粉、山茱萸、人

参、甘草。

[功效] 清热解毒,消瘀散结,补肝益肾,行气镇痛。

[临床应用] 主要用于原发性肝癌、肺癌、鼻咽癌、胃癌、直肠癌、胰腺癌、脑瘤、恶性淋巴瘤、妇科恶性肿瘤(卵巢癌、子宫内膜癌、绒毛膜癌)等。

4. 新癀片

[组成] 肿节风、三七、人工牛黄、猪胆粉、肖梵天花、珍珠层粉、水牛角浓缩粉、红曲、吲哚美辛。

[功效] 清热解毒,活血化瘀,消肿止痛。

[临床应用] 用于热毒瘀血所致的咽喉肿痛、牙痛、痹痛、胁痛、黄疸、无名肿毒等。本品对于癌性发热有明显的退热作用,对轻度癌性疼痛有一定的止痛作用。

5. 槐耳颗粒

[组成] 槐耳真菌在营养基质中发酵,再经热水提取的均质多糖蛋白。

[功效] 扶正固本,活血消癥。

[临床应用] 适用于正气虚弱,瘀血阻滞,不宜手术和化疗的原发性肝癌的辅助治疗,可改善肝区疼痛、腹胀、乏力等症状。在标准化疗药品治疗的基础上,可改善肺癌、胃癌、肠癌、乳腺癌等肿瘤导致的神疲乏力、少气懒言、脘腹疼痛、咳嗽胸痛、痰中带血、胸闷不适等症状,改善生活质量。

6. 金龙胶囊

[组成] 鲜壁虎、鲜金钱白花蛇、鲜蕲蛇。

[功效] 破瘀散结,解郁通络。

[临床应用] 适用于原发性肝癌血瘀郁结证,症见右胁下积块,胸胁疼痛,神疲乏力,腹胀纳差等。还可用于其他多种中晚期肿瘤,如胃癌、肠癌、骨癌、乳腺癌等的治疗,手术前后及放化疗的辅助治疗。此外,本品还可用于系统性红斑狼疮、天疱疮、白塞综合征、干燥综合征、硬皮病等自身免疫性疾病。

7. 鳖甲煎丸

[组成] 鳖甲、射干、黄芩、柴胡、鼠妇、干姜、大黄、芍药、桂枝、葶苈子、石韦、厚朴、丹皮、瞿麦、紫葳、半夏、人参、蛰虫、阿胶、蜂窝、赤硝、蜣螂、桃仁。

[功效] 寒热并用,攻补兼施,行气化瘀,除痰消癥。

[临床应用] 本品不单单专治疟母一病,还可治疗其他原因引起的癥瘕,凡属于正虚邪久不除的证候者都可选用。适用于多种肿瘤,如肝癌、卵巢癌、子宫癌、慢性粒细胞白血病、胃癌、肠癌及腹盆腔转移癌等。

8. 西黄丸(胶囊)

[组成] 麝香、牛黄、制乳香、制没药。

[功效] 清热解毒,活血祛瘀,散坚消肿。该药不仅对癌细胞有较强的杀灭作用,且能增强机体免疫功能,破坏癌细胞外围防护因子,更加有利于机体 NK 细胞对癌细胞的杀灭。

[临床应用] 广泛用于各种癌症,对呼吸道肿瘤、消化道肿瘤、妇科肿瘤疗效突出。配合手术、放化疗使用,增效减毒作用显著。

9. 消癌平滴丸

[组成] 乌骨藤提取物。

[功效] 抗癌、消炎、平喘。

[临床应用] 用于食道癌、胃癌、肺癌,对大肠癌、宫颈癌、白血病等多种恶性肿瘤也有一定疗效,可配合放化疗、手术治疗使用,也可用于慢性支气管炎和支气管哮喘。

10. 华蟾素片

[组成] 干蟾皮提取物。

[功效] 解毒、消肿、止痛。

[临床应用] 用于中晚期肿瘤,慢性乙肝等。

11. 健脾益肾颗粒

[组成] 党参、枸杞子、女贞子、菟丝子、白术、补骨脂。

[功效] 脾肾双补。

[临床应用] 本品对肿瘤患者化疗中或化疗后的脾肾两虚证具有明显疗效,且服用方便、无不良反应。

12. 贞芪扶正颗粒

[组成] 黄芪、女贞子。

[功效] 升阳补血、补肾养肝益阴。

[临床应用] 适用于久病体虚、气阴两虚者。本品可配合肿瘤患者的手术、放疗、化疗,促进正常功能的恢复。

13. 生血宝合剂

[组成] 制何首乌、女贞子、桑椹、墨旱莲、白芍、黄芪、狗脊。

[功效] 滋补肝肾,益气生血。

[临床应用] 用于肝肾不足、气血两虚所致的神疲乏力、腰膝酸软、头晕耳鸣、心悸、气短、失眠、咽干、纳差;放化疗引起的白细胞减少等。

14. 参一胶囊

[组成] 由中药人参提取而成,主要成分为人参皂苷 Rg3。

[功效] 人参皂苷 Rg3 能提高免疫功能,抑制肿瘤浸润转移,联合化疗还具

有增效减毒的作用。

[临床应用] 适用于肺癌、胃癌、肠癌、肝癌、乳腺癌等多种恶性肿瘤和肿瘤术后、放化疗后及复发转移的治疗。

15. 地榆升白片

[组成] 为蔷薇科植物地榆或长叶地榆的干燥根及根茎。

[功效] 凉血止血,清热解毒,消肿敛疮。本品能保护及增强造血系统功能。

[临床应用] 主治各种原因引起的白细胞减少症,也可用于血小板减少、免疫功能低下、再生障碍性贫血。单用该药,对多种原因引起的轻中度白细胞减少症均有良好疗效。在放化疗及其他可能引起白细胞减少的治疗开始前 1～2 周或治疗期间同时配合使用,有良好的预防白细胞数目下降的功效,对重度白细胞减少者,与集落刺激因子联合使用能达到稳定疗效,降低费用。

16. 金天格胶囊

[组成] 人工虎骨粉。

[功效] 健骨作用。

[临床应用] 用于腰背疼痛、腰膝酸软、下肢痿弱、步履艰难等症状的改善。防止或减轻乳腺癌内分泌治疗过程中发生的骨质疏松。

17. 参麦注射液

[组成] 红参、麦冬。

[功效] 益气固脱,养阴生津,复脉强心。

[临床应用] 本品配合肿瘤放化疗有明显的增效减毒作用,并能减少化疗药物引起的不良反应,改善肿瘤患者全身状况,保护骨髓功能,改善患者细胞免疫的功能,提高 NK 细胞,LAK 细胞活性及辅助性 T/抑制性 T 细胞(TH/TS)值等。

18. 参芪扶正注射液

[组成] 黄芪、党参。

[功效] 补中益气。

[临床应用] 主要用于气虚型肺癌、胃癌的辅助治疗,与化疗合用可提高疗效,保护血象。

19. 艾迪注射液

[组成] 人参、黄芪、刺五加、斑蝥。

[功效] 免疫调节和抗癌的双相作用。

[临床应用] 适用于原发性肝癌、肺癌、肠癌、鼻咽癌、泌尿系统肿瘤、妇科肿瘤及恶性淋巴瘤等多种肿瘤的治疗及术后的巩固,也可与化疗配合使用。

20. 康莱特注射液

[组成] 注射用薏苡仁油。

[功效] 益气养阴，消肿散结。

[临床应用] 适用于不宜手术的气阴两虚、脾虚湿盛型原发性非小细胞肺癌及原发性肝癌，配合放疗、化疗有一定的增效作用，并可缓解癌痛、提高患者的生活质量、延长生存期。

21. 榄香烯注射液

[组成] 莪术的根茎提取物，主要成分是 β 榄香烯，并有少量 α 和 γ 榄香烯以及其他萜烯类化合物。

[功效] 破血行气，消积止痛。

[临床应用] 主要用于气滞血瘀所致的癥瘕积聚。本品联合常规放疗、化疗方案对肺癌、肝癌、食管癌、鼻咽癌、脑瘤、骨转移等恶性肿瘤的治疗可以增效减毒。

22. 鸦胆子油乳注射液

[组成] 鸦胆子种子中提取的油酸、亚油酸等不饱和脂肪酸。

[功效] 抑制癌细胞 DNA 的合成。该油加入乳化剂制成直径＜15 μm 的油乳后与肿瘤形成较强的亲和力，具有淋巴系统靶向性，并能通过血脑屏障，不仅抑癌，还能降低颅内压，尤其对肺癌脑转移有效。

[临床应用] 用于肺癌、肺癌脑转移、肝癌、食道癌、直肠癌等肿瘤的治疗。

（注：功效部分重点列举了与肿瘤疾病相关的功效）

中药煎服方法

煎药容器

最好使用陶罐、砂锅、搪瓷锅或自动煎药锅，切忌使用铁、铝等容易被腐蚀的器皿。砂锅不与药物发生化学反应，另外它的加温跟金属比较是逐渐升高，稳定发散也是逐渐发散。煎药器具要有盖子，以防止外面东西进入药锅内，还可以防止走味走性，特别是芳香类药物，防止性味挥发。煎药器具一定要注意干净，切忌沾上油，否则煎的药易引起呕吐。

浸泡

煎煮中药前应先用冷水或凉开水将中药浸泡 1 小时左右。一般把全部药材放入砂锅中,加水至没过药即可,若药材过多或吸水性大的可适当增加浸泡水量。自来水要注意多泡一会儿,把自来水消毒用的残余氯挥发掉。

火候

先用武火(大火)烧开,再用文火(小火)慢熬。一剂药一般煎两遍,第一遍大火烧开后,小火煮 40 分钟左右;第二遍大火烧开后,小火煮 30 分钟左右,加水多了可以多煮一会儿,水少了就少煮一会儿,灵活掌握时间,保证每次煎完剩余约 200 ml 汤药即可。如果是一剂药吃两天,每次煎完要剩余 400 ml 汤药左右,然后把两次煎出的汤药兑匀后再分开服用。煎药过程中如果不注意会煎糊,不能因为糊一点无所谓,再加一点水接着煎,这样煎出的中药服用后可能会导致急性胃肠炎,腹部绞痛,上吐下泻。

特殊煎药方法

先煎 把标有"先煎"的药材,如龙骨、牡蛎、珍珠母等,先煮 1 小时左右,再与其他药材一起煮。如果用机器粉碎后,可以先煎 10 分钟。先煎的药应该等凉了以后再加其他药进去。

后下 在其他药第二煎还剩 10 分钟的时候,加入标有"后下"的药材,如砂仁、薄荷、豆蔻等。

包煎 把药材包入纱布里然后与其他药一起煎,一般药房会事先包好。包煎的药,有的是防止绒毛样物质刺激咽喉,如旋覆花、辛夷等;有的是防止一些药材煎煮后容易糊锅,如车前子等;还有一些本身很轻的药材,如青黛,煎药后浮在上面,不好过滤,也需要包煎。

特殊服药方法

冲服 把粉末状的药材直接用煎好的汤药送服,无须煎煮了。冲服药主要是一些名贵药材,如牛黄、熊胆粉、三七粉等以使药效更好地发挥;还有如甘遂、牵牛子等,冲服后很快可以引起腹泻,煎服后不一定有效。

烊化 把药材放入小碗中,加入适量的水或黄酒,放进笼屉里蒸至融化,再兑入汤药里一起服用。如阿胶、鹿角胶、龟板胶等,烊化后更容易吸收,还可以避免反胃。

存放

放在密封容器里,在冰箱冷藏保存即可,一般可保存一周左右的时间。再次服用时应隔水温热,不要再药罐子里加热,服用温热的汤药可以避免冷服对肠胃的刺激。

服药时间

如果没有特殊说明,一般在早、晚饭后半小时各服一次,每次 150～200 ml。中成药和中药隔开半小时服用。

服药周期

根据你的病情而定,如果你属于低危群体,如病变发现较早,病灶较小,淋巴结无转移,病理分级Ⅰ级,未见脉管瘤栓,无 HER‐2 过表达,及时进行了西医手术、放疗、化疗、内分泌治疗等规范治疗,那么服用中药的周期较短。一般开始放、化疗就要服用,一直到放、化疗结束后 2～3 年。服药期间,若病情稳定,可以吃 5 天药,休息 2 天,歇歇肠胃。2 年之后,可以在节气变化的前后吃 3 天药即可。如果你属于高复发风险的群体,如原发肿瘤大、腋窝淋巴结转移多、肿瘤分期较晚、激素受体(－)、HER‐2 过表达、存在脉管瘤栓、家族史(BRCA 基因突变)、未进行标准的西医治疗,应长时间服用中药,服药时间平均为 5 年,前 3 年时间每周服用 5 天药,休息 2 天,之后可以适当间断服药;如果你处于姑息治疗阶段,应根据病情及对药物的反应灵活调整服药时间。

存在的误区

只服用中药不做手术、放化疗或内分泌治疗可以吗

你也许会想放化疗不良反应很大,不做放化疗,只吃中药行不行? 答案当然是不行的,虽然人们逐渐意识到中医药在乳腺癌治疗中的重要地位,但这并不意味着中医药治疗可以取代放化疗。在一些病情发展迅速、瘤体快速生长的情况下,单纯使用中医治疗,在达到中医改善体质之前,就已被肿瘤耗尽气血。

对于肿瘤的治疗,规范性是关键。医生会根据国际指南,制订适合你的个体化方案。当你符合手术、放化疗、内分泌治疗指征时,应该接受这些治疗。临床常用方案都是经过了几十年临床实践才制订的,你要相信医生推荐的某种治疗方案,一定是在权衡利弊后能让你最大获益的。不要听病友过分夸张放化疗的不良反应,人和人体质不同,耐受程度也不同,也许并没有那么可怕,切不可因为心理的抵触而自己决定放弃某些对你有益的治疗。

有关中医"偏方""秘方""特效补药"的误区

虽然现在是信息时代,各种医疗及药品信息已经相对透明,但还是有很多患者在得知自己患上癌症后,在民间寻求"偏方""秘方",有些患者将白花蛇舌草和半枝莲一起大盆熬水喝,有些患者拿蝎子熬水、煲汤喝,更有甚者拿蟾蜍煲汤,每天喝汤吃肉……本想以毒攻毒,却喝到肝、肾功能严重受损,最后中毒身亡。还有一些不知组成成分的药粉、丹药,服用后不仅影响正常治疗的疗效,加速病情发展,而且往往价格不菲,给患者带来巨大的经济负担。

另一种误区是很多患者在经历手术、放化疗后总觉得自己"元气大伤",从而寻求各种特效、昂贵的补药,吃了一大堆冬虫夏草、灵芝、人参、鹿茸等药,结果大补太过滋腻,吃坏了脾胃,连平日正常的饮食和药物都无法吸收,最后把自己的身体搞垮。

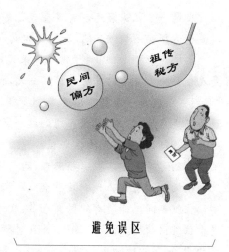

避免误区

在当下这个"知之为知之,不知百度知"的时代,网络骗子让你眼花缭乱。当你在正规医院接受专业、规范治疗的同时,切不可自作聪明寻求歪门邪道,或者看别的病友吃得好的方子就直接照搬服用。一定要保持清醒的头脑,医生作为专业人士熟知肿瘤的发生与发展规律,知道中西医治疗的长短之处,可以帮助你制订一个合适的治疗方案,你和你的家属对疾病的认识远远不够,不能自作主张。就诊时你既往接受过哪些治疗都要如实告知医生,亲朋好友推荐的抗癌药物的食用与否也要咨询专业医生,征得同意后才能服用。

小知识

针灸治疗乳腺癌

针灸治疗肿瘤是近几年来才开始研究的新课题,可以用来缓解肿瘤疾病过程中出现的各种临床症状,如果你在治疗过程中出现疼痛、发热、腹胀、便秘、尿闭、失眠多梦、月经不调等,可以选择针灸治疗,但要切记乳腺癌一定要在专科医生的指导下多学科综合治疗。

常用穴位:乳根、肩井、膻中、三阴交、足三里、心俞、脾俞、膈俞等,可配合耳穴压豆法治疗,虚寒者可加用艾灸法,施灸穴位同上。

 患者故事分享

·战略上藐视它,战术上重视它·

我是一名乳腺癌患者。现在我已经可以很坦然地说出这句话。走到今天,我要感谢那些一路相伴的人们,认识的和不认识的。

2015 年 7 月 9 日,对于很多人来说,那是一个非常普通的日子。对于我,却是人生的一个重要的转折点。那一天,我在毫无思想准备的情况下,拿到了我的"宣判书",成为一名乳腺癌患者。虽然,我知道这一天早晚会来到,并且我为自己买了重疾险,但是,我没有想到这一天来得这么早,以至于我的重疾险还在 3 个月的等待期,最终无法获得理赔。

我的母亲是一名乳腺癌患者,两个姨妈也是乳腺癌患者,所以我一直认为我有明确的家族遗传。我一直很重视定期检查。但是,乳腺癌还是来了。

住院期间感谢所有的医护人员:我的住院医在学校一定是个学霸,虽然还只是个住院医,但是业务非常强,并且对待患者很有耐心。耐心地回答患者各种各样的问题,耐心地为我说明手术方案,及时地告诉我入院后各项检查的结果。乳腺中心的护士都很 nice。面对每天琐碎而繁重的工作,对待每个患者,她们都是和风细雨,让患者如沐春风,减少了紧张和烦躁。我的主刀医生是个年轻有为的副主任,我自认为是个挑剔的人,但是,是他让我欣然接受了术后的自己。我的"团队主管"是个非常有个性的大主任,初接触他时你会觉得他非常难以靠近。"主任,这是我的大病理,比穿刺病理严重了很多……""你怎么判断严重不严重,你要都懂了,还要医生干什么?""主任,我这个病为什么不放疗?""专业的问题交给专业的医生来解决,你要干的就是听医生的话安心治疗,开开心心过好每一天。"这就是大主任,不用患者自己纠结该怎么治疗,只要你听他的话。我的中医大夫,每次出诊的时候,候诊的患者及家属人山人海,她没有喝水的时间,没有上卫生间的时间,她的身边总是围满了全是问题的患者和家属。小小的诊室充满了焦躁的气氛,但是她总是那么不急不火、温言细语,从未有过任何的不耐烦。

生病后,我陆陆续续地加入了一些病友QQ群、微信群,还有一些公众平台。刚刚确诊的时候,有那么一段时间,自己把自己与外界的联系断绝了,我觉得我与健康人不一样了,我羡慕他们的健康。那个时候我更愿意和认识或不认识的病友聊天,大家互相交流病情,互相鼓励打气。

从确诊、入院、手术、内分泌治疗、中医药治疗,到今天,我的癌龄还不到一年,这不到一年的时间,我不觉得自己经历了多大的风风雨雨,这都要感谢那些一路相伴的人们,认识的或者不认识的。是他们让我面对疾病能够从容镇定,是他们让我觉得我只是生了一场稍微有些严重的病。

现在我已经进入康复期,我重新回到工作岗位,回归社会。有时候我甚至忘记了自己是个患者,对于乳腺癌,我"战略上藐视它,战术上重视它"。管住嘴,迈开腿,珍惜生活中的每一天,享受生活给予我的一切。为了爱我和我爱的人,我相信,在你们的陪伴下,我会一直快乐、健康地走下去。

小知识

组建好的医疗团队

在确诊时要尽量保持理性,懂得组建自己的医疗团队,这包括可以给你最完美手术的外科医生,可以让你接受最规范放化疗、内分泌治疗的西医肿瘤内科医生,以及能让你轻松度过放化疗、后期好好调理的中医肿瘤内科医生。良好的团队搭配可以让你接受最专业与规范的综合治疗。

乳腺癌随访和复查

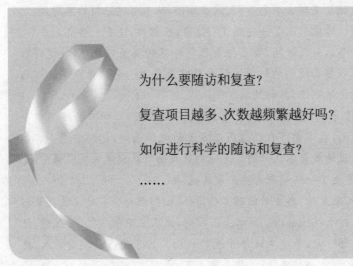

为什么要随访和复查?

复查项目越多、次数越频繁越好吗?

如何进行科学的随访和复查?

......

　　乳腺癌治疗的结束可能会让你松一口气,毕竟在过去的几个月中,诊断和治疗癌症是你每日生活的重点。你可能已经接受了手术治疗、放疗、药物治疗或这几种方法的联合治疗,在这期间你需要定期到医院接受治疗。但是当治疗结束后,你或许会疑惑:现在该做什么呢? 做些什么能预防癌症的复发或在早期发现复发呢? 应该多久随访一次呢? 需要进行检查吗? 哪些检查是最有效的呢? 本章将为你解答一系列治疗结束后随访和复查的相关问题。

随访和复查的意义

　　随访是指乳腺癌治疗结束后仍需保持规律的复诊与复查,其目的是为了监测乳腺癌治疗后总体的生理、心理状况以及治疗产生的并发症,复查时还可以满足患者的心理康复需要,给予心理支持,帮助患者重塑人生并回归正常生活。

　　监测癌症的复发是随访的重要部分。我们初次诊断肿瘤时将其称为原发肿瘤,而复发肿瘤是随后在原发肿瘤的基础上又长出来的肿瘤。想了解如何应对乳腺癌复发的知识,可以参考相关章节。

　　监测复发能否使乳腺癌治疗后的患者获益呢?答案是肯定的。如初治时采取保乳术的患者局部复发后行乳房切除和放疗等,依然有可能达到治愈的效果。对于区域复发,治愈的机会略低一些,但仍有治愈可能。对于远处复发,虽然早期发现不能达到治愈的效果,但对于后续的治疗计划与随访方案的制订具有重要意义。

小知识

乳腺癌复发的类型

- 局部复发　指肿瘤在相同的部位或其邻近部位再次出现。
- 区域复发　指肿瘤在附近淋巴结区域再次出现,范围涉及患侧腋下、锁骨区域和内乳淋巴结。
- 远处转移　指以上两个区域之外的地方出现转移,如肺转移、肝转移、骨转移等。

随访的过程

　　肿瘤复发的监测并不复杂。过去,随访时的检查一般包括各种血液检查、胸部 X 线、骨扫描等。但现在我们建议将检查缩小到病史、查体和常规乳腺钼靶、B超检查。然而,在实际诊疗过程中会根据患者的疾病情况及自身意愿选择适合的检查。有时,患者会觉得只有接受所有的检查才会感到心安,其实其中很多都是没有必要的。因此,我们需要了解究竟哪些检查对于复查而言是合适的。虽然我们有乳腺癌的随访指南,但每一个乳腺癌患者都是独一无二的,像诊断和治疗一样,患者和医生应该在治疗结束后共同决定哪种复查和随访方式是最合适的。

门诊复查

目前大部分医生建议患者在完成初始治疗后的头 3 年,每 3～6 个月复查 1 次。复查的内容首先是询问病史。最有可能被问到的是最近的整体健康状况,比如是否发现身体有何变化或者是顾虑等,可能还会问患者的家族中最近一段时间的肿瘤发病情况,以了解是否有遗传因素。要知道最了解自己身体的人永远都是自己,患者知道哪种感觉是正常的而哪种不是。大多数女性比她们的医生更早发现自己的肿瘤复发了。实际上,确诊癌症是否复发最有价值的信息不是来自于检查,而是源于自己的发现。医生给患者检查时可以随意询问关于饮食、运动、潮热及其他身体情况,患者也可以提前写下问题并在就诊时咨询医生。3 年后,患者只需每 6～12 个月复查 1 次,直到满 5 年。5 年以后,每年复查 1 次就可以了。接受保乳术的女性,建议每 6 个月进行 1 次乳腺检查;如果患者得的是原位癌,那么无需频繁复查,一般治疗后前 5 年每年 2 次,之后每年 1 次。

在医生充分了解患者的病史资料后,接下来一般是体格检查。体检中,医生会检查有关肿瘤复发的体征,包括:乳腺癌原发部位附近(包括切口位置、剩余的乳腺组织、胸壁),对侧乳房,腋窝、锁骨和颈部区域的淋巴结。有时还会包括:双肺是否有异常呼吸音,肝脏是否有肿大,骨骼是否有压痛等。

如果患者在服用他莫昔芬且没有做过子宫切除术,医生可能会建议每年做 1 次妇科检查包括盆腔 B 超及妇科查体,因为他莫昔芬可能会使患者得子宫内膜癌的风险轻微上升。

此外,如果患者遇到以下任何情况之一,请及时到医院就诊,因为这可能是复发或转移的征象。

(1) 新出现的、原因不明的、持续性疼痛(如在你的骨骼、胸部或腹部)。

(2) 在乳房或手术瘢痕或周围的组织上,出现新的变化或新的肿块;体重有不明原因的变化,尤其是体重减轻。

(3) 任何气短、呼吸困难或不明原因的咳嗽。

(4) 其他任何持久性的、异常的、使你不适的感觉。

养成每月检查乳房的习惯,乳腺自我检查的具体方法可参考"乳腺癌合理筛查"一章。

辅助检查

常规推荐的检查

1. B超检查 一般超声复查的频率可控制在3~6个月1次,随着时间的延长,复查的间隔也可以适当延长。在我国,乳腺B超的应用较为广泛,绝大多数的乳腺肿物与复发均能在B超检查中被发现或证实。

2. 乳腺钼靶检查 所有乳腺癌患者应每年进行乳腺钼靶检查,除非接受双侧乳腺切除术的患者。乳腺钼靶检查可以发现患侧乳腺的复发肿瘤或另一侧乳腺的新发肿瘤。如果患者接受了保乳手术,医生可能希望患者能够在完成放疗6个月后进行乳腺钼靶检查,并在之后每年检查1次,坚持10年。如果你接受了单侧乳房全切术,需要每年对对侧乳腺进行乳腺钼靶检查。双侧乳房切除的患者无须进行乳腺钼靶检查,但是推荐做胸壁检查。

3. 乳腺磁共振检查 如果患者的乳腺组织为致密型,可能很难通过乳腺钼靶检查发现肿瘤,除了B超以外,磁共振检查也是一种选择。

不常规推荐的检查

有些患者随访过程中会希望做很多检查,包括以下的几种或者所有。

(1)胸部X线以检查肺部的肿块。

(2)腹部超声以检查肝脏肿块。

(3)骨扫描以检查骨肿瘤。

(4)CT扫描(包括PET-CT)或MRI以检查胸部、腹部、盆腔的软组织和器官的肿瘤。

(5)血液检查(血液肿瘤标志物)以检查血中的某些物质(这些物质在癌症患者中可能会升高)。

(6)全血细胞计数来检查白细胞、红细胞和血小板的水平。

(7)肝、肾功能检查以确定这些脏器功能正常。

以上检查不是每个人都需要做,医生会根据患者的疾病情况及个人意愿来做出决定。

避免过度检查

过度检查包括复查时过多的检查项目以及过于密集的检查频率。我们上文已经提到了哪些检查项目是常规推荐的,而哪些是应该由医生根据情况来特别安排的。患者也许觉得更多、更频繁的检查能让自己感到放心,但是仔细阅读下面的研究进展后,可能会打消顾虑。到目前为止,没有证据表明密集检查对延长生存期或改善生存质量有明显帮助。此外,一些影像学检查,如 CT、MRI、PET-CT 等确实可能比乳腺钼靶检查或超声更好地检测到肿瘤复发,但是尚无临床数据证实这些检查的潜在益处,即对生存期及生存质量并无影响。而且这些检查有时出现误诊,错的或不确定的检查结果可导致不必要的压力和焦虑,也会增加额外的经济负担。

 临床研究 ◇◇◇◇◇◇◇◇◇◇◇◇◇◇◇◇◇◇◇◇◇◇◇◇◇◇◇◇◇◇◇◇◇◇◇◇

检查越多越频繁越好吗

两项意大利的大型研究聚焦于密集检查在乳腺癌复发筛查中的作用,而结果证实大部分密集检查一般是不受益的。在第一项研究中,600 多名妇女接受了包括定期体检和每年乳腺钼靶检查在内,再加上每 6 个月 1 次胸部 X 线和骨扫描的随访检查。另 600 多名妇女遵循同样的时间表进行体检和每年 1 次乳房钼靶检查,但不接受其他检查。研究者发现,虽然发现骨和肺部转移在密集随访组比常规组发现得更早,然而,两组在 5 年生存方面没有差异。

一个 10 年的最新结果也发现:密集随访组和常规随访组在死亡率上没有明显差异。

故基于以上得出的结论:胸部 X 线和骨扫描的密集检查不能给乳腺癌患者提供任何生存方面的益处。

另一个研究中,665 名女性接受密集检查,包括规律查体、每年 1 次乳腺钼靶检查和骨扫描及每 6 个月 1 次的肝脏超声、胸部 X 线片、血液化验;另一组 665 名女性只进行临床随访,仅包括规律查体和每年 1 次的乳腺钼靶检查。6 年后,两组人员死亡率没有明显差异。这项试验还评价了生活质量,发现这两组之间生活质量也没有显著差异。

◇◇

2017 年 NCCN 指南对乳腺癌的随访复查建议如下。

(1) 术后 5 年内每年进行 1～4 次的检查,主要是医生的查体。5 年后改为 1 年 1 次。

(2) 定期询问家族史是否有变化,并做相应的遗传学咨询。

(3) 监测淋巴水肿问题,并进行宣教处理。

(4) 每 12 个月做 1 次乳腺钼靶检查。

(5) 若无乳腺癌复发的症状和体征,不建议常规随访时做血液和影像学检查作为筛查转移的方法。

(6) 服用他莫昔芬且有子宫的女性,每 12 个月行 1 次妇科相关的检查。(评估子宫内膜)

(7) 服用芳香化酶抑制剂或做卵巢抑制治疗的女性需在基线状态及之后定期检测骨密度。

(8) 随访时医生要鼓励患者坚持辅助内分泌治疗。

(9) 证据表明适量的运动、合理健康的饮食习惯、限制饮酒、保持理想的体重(体重指数 BMI 保持在 $20\sim25\ kg/m^2$)是乳腺癌预后良好的因素。

随访过程中的心态调整

如何缓解检查过程中的焦虑

乳腺癌初始治疗后的随访复查最困难的地方在于如何处理癌症是否复发的不确定性。大部分的患者希望为明确是否复发做额外的检查,但围绕检查前后的心情常常处于"大考"前的焦虑状态:考试前紧张,考试后,如果"成绩好",得到的检查结果正常,紧张焦虑缓解,至少在下一轮检查前可以长舒一口气。

所以,患者也要知道复查也有它的缺陷,一方面,复查并不能发现所有的复发;另一方面,检查结果的稍有偏差或小的异常就可能需要仔细评估。而且一项检查的不确定性往往会牵扯出更多的检查,因此需要理性面对复查结果,不可见到稍有异常就开始恐慌。例如,复查的一项肿瘤标记物高于正常,患者会恐惧是否肿瘤复发?是否别的器官又长出新的肿瘤?医生会根据其他的检查告诉患者,引起增高的原因很多,并非只如患者想像的那样,我们一两个月后再复查,看它是否持续升高。如果下一次复查持续升高,医生可能选择做更多的检查,如腹部 B 超、CT 等确诊是否复发。如果复查中出现肺部结节,不能确定其性质,医生可能会让患者几个月后复查,观察结节是否有增大。等待的过程是煎熬的,患者要做的是尽量放松心情,很多时候的焦虑与恐慌最后证明都是不必要的。复查是为了更好地监测癌症复发,如果复查让你整日陷入惶恐之中,就有些本末倒置了。

学会关爱自己

随访除了一系列的病史、体检和检查外,要记得情绪和精神因素也同样重要。适应乳腺癌治疗后的生活需要时间,也需要亲人和朋友的支持。许多乳腺癌社会团体能为你提供心理的支持和帮助,在那里患者可以学习其他乳腺癌生存者的经验并分享自己的经验。另一方面是学着去相信你的身体会告诉你哪里出了问题。随访阶段的女性应该把重点放在生活中能控制的方面,比如自己的饮食、锻炼、休息,并学会面对压力和焦虑,千万不要将心安建立在无尽而繁复的检查上。

应对乳腺癌复发

肿瘤为什么会复发?

如果复发了怎么办?

复发转移肿瘤与原发肿瘤有什么区别?

......

　　肿瘤复发是指被控制住的肿瘤重新在原发器官上出现,或者通过淋巴管、血管或体腔,迁移到其他部位继续生长,形成与原发肿瘤同样类型的肿瘤。乳腺癌经过治疗后的复发率为30%～40%。当患者结束手术后的辅助治疗,如放化疗后,并不是"一切了事",还需要定期随访,以监测肿瘤是否复发。若局部或区域复发则仍有治愈的可能,肿瘤一旦发生远处转移,治愈虽然很难,但仍是可以治疗的。

肿瘤复发的相关因素

乳腺癌是一种全身性疾病,而非局部疾病,该病从发生、发展、病理分型到临床各种表现,都是一个极其复杂的病理过程。虽然手术将局部病灶清除,但导致乳腺癌发病的危险因素(如遗传因素、外界环境不良诱因等)仍在,辅助治疗后体内残存的癌细胞仍在,这些癌细胞以"休眠"的状态在体内潜伏。当条件适当就再次复活,并向全身各器官转移。这是导致肿瘤复发的主要原因。

乳腺癌复发概率

乳腺癌的复发概率与原发癌症分期、组织学分级、分子分型、治疗方案、个人体质等因素相关。约30%～40%的乳腺癌患者会出现复发。其中,Ⅰ期乳腺癌的5年生存率能达到90%,Ⅱ期达到75%,Ⅲ期为50%～60%。肿瘤的复发和转移大多发生在根治术后3年之内,约占80%,少部分发生在根治后3～5年,约占10%。

乳腺癌复发的相关因素

1. *肿瘤本身性质*　乳腺癌是一类高度异质性的恶性肿瘤,在组织形态、分子分型、生物学行为及治疗反应等方面存在极大的差异。2007年St. Gallen国际专家共识将乳腺癌术后复发风险分为高、中、低3个等级,低度危险等级者预后良好,复发率低;高度危险等级者复发率高。

乳腺癌术后复发风险分级

乳腺癌术后复发风险分级	St. Gallen乳腺癌危险度分级指标
低危患者	腋窝淋巴结无转移,且必须满足以下全部条件: • 原发肿瘤≤2 cm • 肿瘤组织学分级为1级 • 没有广泛肿瘤周围脉管侵犯 • ER和(或)PR阳性 • HER-2基因没有过度表达或扩增 • 年龄≥35岁
中危患者	1. 腋窝淋巴结无转移,但至少满足以下一项条件: • 原发肿瘤＞2 cm • 肿瘤组织学分级2～3级 • 有广泛肿瘤周围脉管侵犯

（续　表）

乳腺癌术后复发风险分级	St. Gallen 乳腺癌危险度分级指标
	• ER 和 PR 阴性 • HER - 2 过度表达或扩增 • 年龄＜35 岁 2. 腋窝淋巴结阳性(有 1～3 枚淋巴结受累)，但 ER 和 PR 阳性，且 HER - 2 基因没有过度表达或扩增
高危患者	1. 腋窝淋巴结阳性(有 1～3 枚淋巴结受累)，ER 和 PR 阴性，或 HER - 2 过度表达或扩增 2. 腋窝淋巴结阳性(受累≥4 枚)

2. 整体身体状况　身体状况、器官功能以及心理因素也是很重要的预后影响因素。身体状况、器官功能不佳往往不能很好地完成常规治疗，从而增加乳腺癌复发的可能。心理状态与免疫力相关，压力过大会造成免疫力下降，不能及时清除残存癌细胞，导致乳腺癌复发。

3. 治疗因素　治疗不规范、不彻底也是导致癌症复发的重要原因。大部分的乳腺癌患者初诊时都有亚临床转移(已发生转移而没有临床症状)，一些脱离原发灶循环到远处的癌细胞无法通过手术切除干净，如果术后没有进行全面有效的全身治疗(药物治疗)，这些癌细胞就会潜伏下来，成为日后癌症转移复发的罪魁祸首。

4. 生活方式　不健康的生活方式也可能成为肿瘤复发的原因。在经历了一系列治疗后，回到生活和工作中，开始了新的生活。可能有的人又开始抽烟、熬夜、喝酒等，这都不是健康的生活方式，可能导致肿瘤复发。

 小知识

循环血肿瘤细胞

循环血肿瘤细胞(circulating tumor cell, CTC)：指进入人体外周血的肿瘤细胞，大部分 CTC 在进入外周血后会发生凋亡或被吞噬，但少数能逃逸并随血液循环被转运到远处，再渗出，适应新的环境，定植后形成新的病灶。检测血液中 CTC 数值，对预后、疗效评价、个体化治疗有一定的指导作用。

肿瘤复发的类型

乳腺癌复发通常根据发生的部位分类。可以分为局部、区域、远处或者是混合这几种类型。

局部复发

局部复发是指肿瘤作为原发癌在相同的部位或其附近再次生长。比如，右乳曾做了保乳术，之后在右乳又出现了癌症，就是局部复发，又称为乳内复发。

原发癌也可能发生于保乳术后的剩余乳房组织内，此种情况是新的原发癌还是复发很难鉴别，但通常认为，如果新发病灶出现在初次诊断乳腺癌 10 年或更多年后，则新的原发癌可能性大。复发癌一般在首诊后 10 年之内发生。如果在对侧乳腺中发生新的癌症，不称其为复发，而是把它当作一个新的原发乳腺癌进行治疗。

如果已经行乳腺癌根治术而癌症出现在已切除乳房的附近胸壁，属于局部复发。

区域复发

区域复发是指癌细胞突破原发癌区域出现在附近的淋巴结，如腋下、内乳附近或锁骨上。局部和区域复发两者常同时发生，称为局部区域复发。这种情况下，癌细胞并未转移到身体更远的部位。

远处复发

远处复发是指癌细胞已经转移到身体内更远的组织器官，癌细胞在远离原发部位的地方可以被检查到，这种复发类型称为远处复发，也称为转移。此时癌症对全身的影响超过了对局部(如乳腺和周围组织)的影响。乳腺癌最常见的远处转移是骨转移，其他部位的转移包括肺、肝、脑等。

尽管看起来先是局部转移，然后是区域转移，接着是远处转移，但实际上并不总是按这个顺序。很多情况是远处、局部或区域转移同时发生。

科学应对肿瘤复发

复发可能发生在首次诊断后数周、数月、数年甚至几十年。对大多数患者来说，复发后的治疗要比治疗原发癌复杂得多。因为如果癌症复发，心态会发生变化，可能会感到失去了抵御疾病的防线；会认为过去的所有努力都因此而付诸东流。但事实上并不完全是这样，患者曾经接受的治疗可能实际上已经推迟了肿瘤的复发，给患者争取到了更多的时间。

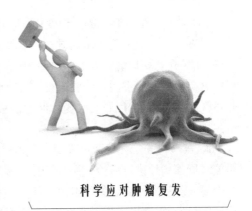

科学应对肿瘤复发

尽管大多数复发乳腺癌不能被治愈，但有些还是有治愈可能的，主要取决于癌症发生的部位。即使治愈不可能，治疗也能帮助患者维持生活质量并控制癌症的发展，甚至有时能维持许多年。

复发类型不同，治疗也不同。

局部复发

乳腺癌能在保乳术后残余的乳腺组织中复发或在根治术后的胸壁组织中复发。两者之间有区别，我们应该分开讨论。

保乳术后的局部复发

Ⅰ期和Ⅱ期的乳腺癌患者在保乳术加放疗后的 10 年内，在剩余的乳腺组织内发生局部复发的概率为 10％～20％。75％～90％的乳腺癌患者表现为孤立的局部复发，并未出现远处转移。

1. 症状和体征　大约 1/3 乳内复发的患者在她们感受到症状之前可以通过乳房钼靶检查到。有 1/3 是自己或临床检查时发现的。乳腺内复发的体征与新发原发乳腺癌一样，比如异常的肿块和乳腺皮肤改变等。当患者的乳房出现以下症状和体征时，请立即告诉医生以便他们更好地评估病情。

（1）新的不规则硬块或淋巴结。

（2）乳房皮肤出现新的增厚。

（3）乳房新的疼痛。

（4）乳房皮肤凹陷和皱缩。

（5）乳房皮疹、肿胀和炎症。

（6）乳头凹陷或乳头的其他变化。

需要注意的是外科手术后导致的面积大小不等的瘢痕组织、脂肪组织的肿块（脂肪坏死）、切口缝针处的瘢痕组织（肉芽组织）、放疗导致的乳腺皮肤增厚等可能会与复发肿瘤混淆。一般来说，在治疗的第一年内，大多数乳房出现的改变是良性的，常常是治疗后的改变。但为了密切监控疾病状况，患者需要及时告诉医生乳房的任何变化。

2. **辅助检查**　如果通过乳房钼靶检查或 B 超检查而怀疑有乳内复发，医生可能对局部病灶进行活检，进一步明确可疑处到底是良性还是恶性，以证实癌症是否复发。复发的病灶免疫组化可能与原发灶表达不同。因此，如果活检后病理证实复发，需要再次进行免疫组化检测，以确定雌、孕激素受体（ER、PR）和 HER - 2 的表达情况。因为两种激素受体和 HER - 2 表达状态对于决定下一步治疗方案非常重要。

出现乳内复发的患者也可能出现远处转移，因此，需要全面检查来明确是否有其他部位出现癌症的转移。医生可能建议你做胸片、胸部 CT、腹盆腔超声或 CT、骨扫描、脑 CT 或 MRI、肿瘤标记物检查等，必要时需要做 PET - CT。

3. **治疗**

（1）外科治疗：如果没有发现远处转移，乳内复发通常行乳房根治术治疗。有些患者，可以再次行保乳手术，但保乳术治疗局部复发是有争议的。再次保乳手术有更高复发风险，并且复发情况可能更严重。局部乳腺癌的复发可能有淋巴结隐匿性转移，如果在初始治疗时未行腋下淋巴结清扫，医生可能在二次手术时进行腋窝淋巴结清扫术。

（2）放射治疗：如果患者之前未进行放疗，出现局部复发后医生可能会推荐局部放疗。但是，大部分既往接受保乳手术的女性都接受过放疗，一般不建议再次放疗。因为再次放疗可能增加放疗相关不良反应。

（3）药物治疗：如果乳内复发病灶广泛不适合做手术治疗时，医生可能建议患者化学药物治疗、内分泌治疗或两者结合。但是大多数局部复发可以外科治疗。

是否用化疗、内分泌治疗或两者结合取决于以下因素：①你在初始治疗原发乳腺癌时接受过哪种治疗？②你对初始治疗的反应如何？③无病生存时间(从最初治疗结束到复发时间)。④复发癌症的免疫组化情况(如激素受体状态和HER-2状态)。⑤你是否绝经？⑥你是否还有其他的健康问题？

4. 预后　乳内复发表明疾病仍然有相当高的远处转移风险,但经过合理治疗,此类人群的预后较好,5年生存率可达45%～80%,10年生存率为40%～65%。

影响预后的因素包括以下几点。

(1) 原发肿瘤治疗结束到复发的时间:这个时间越长越好。通常认为,间隔时间长达5年以上对远期生存有好处。癌症复发得越早,进展得越快,其远处转移的风险就越大。

(2) 复发病灶的多少:孤立在乳房的一个小区域内的复发病灶比广泛乳内复发或包括淋巴结在内的区域复发预后好。

(3) 复发病灶的免疫组化:如三阴性乳腺癌因无特异性治疗,预后较差。

乳房根治术后的局部复发

经历过乳腺癌根治术治疗的原发乳腺癌患者,胸壁复发概率为5%～10%,可单独出现,也可同时伴有其他部位的转移。

胸壁复发更容易发生在原发乳腺癌有淋巴结转移的患者中。通常在最初治疗的10年之内,但也有报道显示部分患者局部复发可以发生在乳腺癌根治术后15年后。

小知识

癌细胞的转移

肿瘤转移到淋巴结或其他部位是一个长期而且复杂的过程。大多数肿瘤细胞不能转移,只有其中一小部分肿瘤细胞能发生免疫逃逸,顽强地转移到其他组织并且生存。

包括乳房在内的器官和组织都由细胞组成,肿瘤的转移通常与细胞外基质有关。肿瘤细胞要扩散到乳房外,首先必须攻破这层细胞外基质。它们通过一些酶的作用或改变细胞表面黏附能力来攻破细胞外基质。一旦它们逃离这种基质,肿瘤细胞就能侵袭到附近的组织或通过淋巴系统、血液系统到达更远的器官和组织。

淋巴系统就像血液系统一样,形成网状通道遍及身体各个部位,只不过血液系统运输的是血液,而淋巴系统运输的是淋巴液和免疫细胞。乳腺癌细胞可以随淋巴液被输送到腋下淋巴结,停留在腋下豆状结构的淋巴组织中。某些肿瘤细胞可能在淋巴结中被吞噬掉,但仍有一些肿瘤细胞可能逃脱免疫细胞的监视并且在淋巴结内生长,或者可能在淋巴系统里漫游。

肿瘤细胞可以穿过血管壁进入血液循环，它们可能随着血流被带到远离乳腺的身体其他部位。但是，血液系统与淋巴系统一样有充足的免疫细胞，因此大部分肿瘤细胞在进入外周血后会发生凋亡或被吞噬，少数能逃逸并随血液循环被转运到远端组织，再渗出，适应新的环境，定植于骨骼、肝、肺等器官或组织形成新的病灶。另外，一些肿瘤细胞可能在转移的过程中就定居在了较小的血管网分叉处。

1. 症状和体征　乳腺癌根治术后的局部复发通常是在胸壁皮肤或皮下，以无痛结节的形式出现，常在根治术的切口瘢痕中或附近生长。约一半的局部胸壁组织复发以独立的结节形式出现，其余以多发结节的形式出现。单独胸壁肌肉内复发很少见。胸壁复发偶尔出现皮肤发红、发痒、皮疹等。

行乳房重建的女性，乳房内可能常见良性肿块、脂肪坏死和瘢痕组织等。胸壁复发可能发生在缝合处或保留的胸壁皮肤附近，与良性病变难以鉴别，因此，如果出现肿块，医生一般会建议做活检来明确诊断。

2. 辅助检查　几乎所有的乳腺癌根治术后胸壁复发都能通过病理活检明确诊断。活检标本需要继续检测雌激素、孕激素受体和 HER-2 的状态以指导治疗。

因为有远处转移的可能性，医生会建议做其他检查，包括胸片、胸部 CT、腹部超声、腹部 CT、骨扫描以及肿瘤标志物，必要时做脑 CT、MRI 或 PET-CT。

3. 治疗　乳腺癌根治术后的胸壁复发，常规治疗是外科手术，同时需要联合放疗、化疗和内分泌治疗等综合治疗。

（1）外科治疗：如果复发是个孤立的结节，建议手术切除。如果复发病灶呈多个，涉及范围广泛，则不推荐外科治疗。

（2）放射治疗：如果患者未曾接受过放疗，医生可能会推荐局部放疗。有时在外科治疗后胸壁仍然残存癌症病灶，放疗能直接针对胸壁复发病灶。术后放疗可能是乳腺癌根治术后防治胸壁再次复发最有效的手段。通常需要对整个胸壁区域进行放疗，范围包括锁骨到附近淋巴结的区域，因为这些部位复发风险较高。

（3）药物治疗：在外科治疗和放疗后推荐使用以减少其他部位的复发或转移。一些研究显示加用化疗和内分泌治疗对降低患者的复发转移是有益的。

4. 预后　相比保乳术后的乳内复发，乳腺癌根治术后的胸壁复发有较高的远处转移风险。

影响预后的因素（有些因素可能预示着好的预后结果）包括以下几点。

（1）初始诊断为癌症和复发之间的时间：此时间间隔越长，预后越好。

（2）胸壁复发的病灶个数：若为一个孤立的结节，可能比广泛的局部复发预后更好。

（3）病灶切除情况：局部复发病灶若能完全切除，预后较好。

（4）复发病灶的激素受体状态：激素受体阳性的复发肿瘤对内分泌治疗有效，预后较好。

区域复发

乳房保乳术或根治术后，发生在乳房附近的淋巴结的复发称为区域复发。区域复发能独立发生，但常常伴有胸壁局部复发，称为局部区域复发。常以以下3种形式出现：①腋下淋巴结复发。②锁骨上（下）淋巴结复发：癌症常发生在锁骨上淋巴结，偶尔也发生在锁骨下淋巴结。③内乳淋巴结复发：癌症以淋巴结群的形式出现在胸骨旁。

1. 症状和体征　区域复发常无明显症状和体征。一项研究显示只有30％的患者表现出孤立区域复发的症状和体征。区域复发的体征通常是区域淋巴结肿大或融合成肿块，可以在腋下、锁骨上或者胸骨附近的区域出现。因为内乳淋巴结比较隐蔽，较难发现。

能提示区域复发的症状和体征包括以下几点。

（1）手臂的肿胀。

（2）持续的手臂和肩膀的疼痛。

（3）不断加重的感觉异常和手臂活动受限。

（4）持续的胸痛。

（5）吞咽困难。

如果出现上述的感觉，请尽快告知医生以便进行进一步检查和评估。

2. 辅助检查　医生需要知道的是患者出现症状的时间、不适感觉的性质、部位，并对结节和肿块等进行物理检查和相关影像学检查，以便发现区域复发病灶。

CT 扫描、MRI 或 PET - CT 扫描常用于评估腋下淋巴结或内乳淋巴结复发。医生需要通过病理活检最后确诊病灶性质。

乳腺癌区域复发有更高的远处转移风险，因此，医生会进行其他检查以判断身体其他部位是否有转移癌。

3. 治疗　如果可能，外科切除复发病灶也许是最好选择。手术后放疗可以更彻底地清除残存癌细胞。若复发为多灶性的，外科治疗不可行，放疗可作为首选治疗方法,病灶附近的淋巴结区域也可以进行放疗。而化疗、内分泌或靶向等全身性治疗可用于局部治疗后,防止远处转移。

4. 预后　影响预后的因素包括以下几点。

(1) 复发是否是局限的、孤立的。

(2) 初诊为乳腺癌到复发的时间。

(3) 复发病灶的免疫组化情况。

大多数区域转移的患者不能治愈。如果癌症已经转移到区域淋巴结,也极有可能转移到身体其他部位。但是,即使治愈是不可能的,用合适的方法治疗后仍可能获得许多年的生存期。

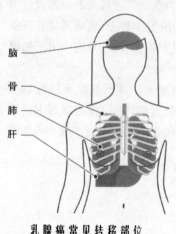

脑

骨

肺

肝

乳腺癌常见转移部位

远处复发

当乳腺癌细胞出现在乳房或附近淋巴结之外的身体其他部位时,可以认为是远处复发转移。乳腺癌常见转移部位有骨骼、肺和肝,其他部位包括脑、淋巴结、卵巢。

1. 症状和体征

(1) 骨转移常通过骨痛反映出来。

(2) 肺转移常表现为:持续的干咳、呼吸困难、气短、胸痛等。

(3) 肝转移常表现为:食欲减少;腹部敏感和不舒服;持续的恶心、呕吐或体重减轻;黄疸。

(4) 脑转移常表现为:严重的头痛;视力的模糊;癫痫;肢体感觉麻木;运动失衡;持续的不能解释的失眠。

2. 辅助检查　转移性乳腺癌的诊断越具体越好。包括远处病灶的病理活检及免疫组化以明确转移癌的分子分型,从而指导治疗。

如果有乳腺癌病史,出现多发骨骼或肺上的肿块,这些肿块除了转移性乳腺癌无其他原因可解释,且肿块取活检时存在危险,此种情况可不做创伤性的外科活检。但是,无活检就不能获得癌细胞精确的分子分型,可能影响下一步的治疗。

如果医生怀疑有复发转移,可能建议你行血常规检查、血清肿瘤标志物检查、肝功能检查(肝转移时肝功能会有不同程度的破坏)、胸片或胸部 CT、腹部 B 超或 CT、骨扫描、颅脑 CT 或 MRI 扫描,很多时候会用到 PET - CT 以明确全身转移情况。

3. 治疗和预后　因为转移性乳腺癌有全身播散的特点,建议进行针对全身的治疗,包括化疗、内分泌治疗或两者结合。一般来说,转移性乳腺癌是很难治愈的,治疗的主要目的是延长患者生存时间和提高生活质量。预后情况个体差异很大。

复发肿瘤与原发肿瘤的区别

乳腺癌细胞与骨骼、肺、肝癌细胞不同,当肿瘤细胞转移到骨骼、肺或肝时,它们仍然是乳腺癌细胞,只不过生长在不同的区域。就像蒲公英长在院落里而且开始播种,当风吹动这些种子到蔷薇花园并且在这里生长时,长出的并不是蔷薇花而仍然是蒲公英。同样道理,如果乳腺癌细胞在体内播散并且开始在骨骼、肺、肝内生长,它们不叫作"骨癌、肺癌或肝癌",而称为乳腺癌骨转移、乳腺癌肺转移或乳腺癌肝转移。

因为乳腺癌细胞与骨肉瘤、肺癌、肝癌细胞的生物学行为方式有很大不同,因此对它们的治疗也不同。比如,原发性骨肉瘤、肝癌、肺癌可能对雌激素相关的药物(如他莫昔芬、阿那曲唑等)不敏感,但内分泌治疗对激素受体阳性的转移性乳腺癌可能就有效。因此明确肿瘤性质(是复发转移癌还是原发癌)对治疗及预后意义重大。

乳房重建

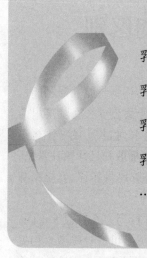

乳房重建有哪几种？

乳房重建适合哪类人群？

乳房重建该如何选择？

乳房重建是否会影响乳腺癌的治疗？

……

如果你接受了传统的乳腺癌根治术，手术导致的乳房缺失和胸壁"搓衣板"样畸形，使你在术后康复期不仅要面临手术相关并发症的风险，还要面对生理功能的缺陷，增加你的心理负担，严重影响你的生活质量。

乳房重建术在某种程度上解决了这一问题。现代乳房重建的目的是为了矫正乳腺癌局部治疗后造成的乳房及胸壁的畸形，达到形体和心理双重治疗的目的。但是，选择乳房重建术的女性仍需了解，乳房重建是全乳切除术后，重建的一种自然真实的乳房凸起，通常由整形外科医生完成，与单纯的全乳切除相比需要更长的恢复时间。近年来，乳房重建在国内外不断被推广应用，手术技术也不断提高，给广大乳腺癌根治术后的女性带来了福音。

乳房重建术的类型

如果患者想要进行重建乳房,有两种方法可供考虑:①假体植入术。②自体组织移植术(皮瓣)。

假体植入术

假体植入术是将一种与乳房形状类似的人工假体植入胸肌后方,从而达到与正常乳房相似的外观。假体植入术可以应用于即刻乳房重建或延迟乳房重建。

假体植入术的优点是创伤小,手术操作相对简单。这种技术的适应证选择较为严格,适合体形细长,乳房偏小的女性。这种女性的腹部和身体的其他部分没有多余的组织用来进行自体组织的乳房修复。如果胸前组织量充足,可以直接植入乳房假体重建乳房,如果胸前组织量不足,则需要进行组织扩张后再植入假体,也就是说重建过程需要两期完成,第一期是植入软组织扩张器,术后2~4周开始注水扩张,每次注水后可能会感觉胸部压迫感。注水的过程是循序渐进的,达到覆盖假体的要求。组织扩张结束后几个月内需要再次行手术,移除扩张器植入永久性假体。

乳房假体植入会出现一些并发症,包括术区疼痛、肿胀、瘀血、挫伤、过敏、感染等,长期使用还可能会引起假体破裂、缩小、移位等情况。另外一个重要的并发症是假体包膜挛缩,是围绕假体周围的瘢痕组织紧缩而形成的,它会使乳房坚硬、固定、感觉异常,从而让人感到极其不舒服。是否进行手术改善挛缩情况需要尊重患者的意愿及评估上述症状的严重程度。最终的解决办法是手术将假体取出,而改用自体组织进行乳房重建。

如果有放射治疗史或出现血肿、感染等并发症,那么出现包膜挛缩的风险会增加。整形外科医生可能会建议你进行其他方式的乳房重建。

小知识

盐水假体和硅胶假体

医生将根据情况选择合适的假体。1999年美国国家科学院医学研究所的研究表明:硅胶假体不会导致全身性疾病,不会增加乳腺癌的发生率,不会对生命造成危害。因此,消除了一部人担心硅胶假体会引起健康问题的顾虑。相较于盐水假体,硅胶假体的触感与乳腺组织更为相似,因此,目前硅胶假体被广泛应用于乳房整形手术中。

自体组织移植术(组织皮瓣)

自体组织移植术即利用你自身组织进行的乳房重建,是医生从你身体的某一部位(腹部、背部等)取下部分皮肤、肌肉、脂肪和血管移至乳房处胸壁,形成乳房形状。

通常,从下腹部移除组织,这就是 TRAM 皮瓣。TRAM 皮瓣以你的腹横肌为基础。组织并不是完全从身体上移除,它的血管依然与身体相连。皮瓣通过皮下通道被输送到胸部手术切口区域。如果你的腹部没有足够组织进行这种手术,可以选择背部组织,即背阔肌皮瓣。皮瓣移植的方式和 TRAM 皮瓣相同。如果腹部和背部的组织都不能用来制作皮瓣,则可能利用臀部或大腿内侧皮瓣。这种移植程序更加复杂,因为要把连接皮瓣的血管输送到乳房部位,距离较远。

乳头乳晕的重建是乳房重建不可缺少的一部分,自体组织重建的乳房愈合后,一般是乳房重建术后 3~6 个月后,就可以使用重建乳房上的皮肤进行乳头乳晕的重建修复。理想的乳头乳晕重建需要做到以下几点:①与健侧位置对称。②与健侧颜色、组织质地相近。③有适当的乳头凸起,乳头重建后可以用文身法对乳头及乳晕染色。

自体组织移植术可以充分利用患者的自体组织,无排异反应。还可以避免因假体植入可能带来的假体破裂、移位、感染及包膜挛缩等一系列严重并发症。应用自体组织重建后的乳房,质地及手感较好,自体组织易于塑性,重建后的乳房更接近于自然的乳房形态。对于术后可能接受放疗的患者,假体植入术发生包膜挛缩的可能较大,自体组织重建术可耐受术后的放射治疗。此外,自体组织来源广泛,腹部、臀部、背部等均是良好的供区。

自体组织移植术也有自己的局限性,例如自体组织移植术手术操作复杂,对于供区的组织皮瓣,在手术的过程中,必须要保证足够的血液供应。如果血供不足,组织就可能无法存活。这可能会导致严重的并发症和令人失望的结果。对于吸烟者,医生不建议进行皮瓣乳房重建术。因为吸烟会影响移植组织的血液循环。另外,有腹部手术史者也不能使用腹部皮瓣。

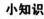**小知识**

即刻与延迟乳房重建的对比

根据重建的时间,乳房重建可以分为即刻重建和延期重建两大类。乳房重建可以在乳房切除的同时,在一次麻醉过程中完成,称为即刻重建。也可以在乳房切除术后的数个月或数年后进行,称为延期重建。

通常即刻乳房重建塑形效果更好,患者无需经历乳房缺失的心理创伤,从而减少了心理障碍的发生率,同时提高了生活质量。即刻乳房重建需整形外科医生与肿瘤外科医生配合完成。

乳房重建的时机选择取决于很多因素,包括患者的乳房大小、供区皮瓣条件、既往接受治疗情况、术后辅助治疗方案、医师手术技术水平及患者本人的意愿等。而决定即刻乳房重建或延迟重建的关键在于是否需要放射治疗,以及放射治疗是否对新建的乳房产生影响。有研究表明,放疗会增加乳房假体挛缩等并发症的发生率,影响即刻乳房重建的美容效果。因此,如果术后你需要进行放射治疗,患者需要与医生进行充分的交流沟通,协商乳房重建的具体时机。例如,对于肿瘤较大,腋下淋巴结转移高度可疑的患者,由于术后一段时间之后才能明确淋巴结转移的情况,在术前决定手术方案时,并不能决定术后是否需要放射治疗,这种情况下,需要患者与医生充分交流并综合考虑,决定乳房重建的时间。

化疗对于重建后的乳房影响较小,因此,在即刻乳房重建之后,经过2~3周的恢复,可以进行化疗。若出现感染等手术并发症,可能会推迟化疗时间。对于接受延迟乳房重建术的患者,医生通常建议在完成化疗和放疗后进行重建手术。

乳房重建术的选择

乳房重建术的适用人群

乳房重建术的适用人群是非常广泛的,如果患者没有严重的心、肺疾病,可以耐受手术创伤,不是严重的瘢痕体质,肿瘤分期较早,无局部复发或远处转移,有乳房重建意愿,均可以患者的个人意愿及身体情况选择适合的方式进行乳房重建。

乳房重建术的选择

乳房重建的方法有自体组织重建和假体植入重建两种方式,自体组织重建适用于乳房较大,对组织需求量多的患者,或不接受假体植入的患者,以下腹部组织皮瓣应用最广,但是对于有腹部手术史的患者而言,也可选用背阔肌皮瓣移植或臀部及大腿内侧皮瓣移植的方式。假体植入重建手术创伤较小,手术操作相对简单,适用于乳房体积较小、身材瘦小、自体组织较少不能满足皮瓣移植的患者。

乳房重建手术对乳腺癌治疗的影响

乳房重建手术不会影响乳腺癌正常的术后治疗和定期复查的结果,无论是自体组织重建术后还是乳房假体植入术后,通过定期的乳腺钼靶、乳腺超声、MRI及胸部CT等辅助检查措施,均可及时发现复发的肿瘤。需要注意的是,如选择的是乳房假体植入术,术后放疗可能会改变假体的形态,即发生包膜挛缩,如果是打算术后需接受放疗的患者,可选择自体组织乳房重建或延期的假体植入乳房重建。除此以外,乳房重建手术不会影响乳腺癌术后的化疗、放疗或内分泌及靶向治疗。

小知识

帮你做出决定

当你考虑乳房重建的时候,以下几条建议可以帮你做出决定。

● 收集乳房切除术后做乳房重建声誉较好的医院信息。你可以接触并了解一下有关乳腺整形相关的专业医学杂志。

● 在做决定之前和你的医生好好谈谈,保证你所有的疑问都得到解决。把你的问题简略记录下来,带着问题去见医生。尝试着和你的医生建立一个明朗、清晰、诚实的医患关系。

● 和处于乳房重建术不同阶段的女性朋友交谈,她们可能会给你提供一些你想要了解的细节。

乳房重建术在我国的应用情况

乳腺癌术后乳房重建手术是肿瘤外科与整形外科的结合,是医学与美学的结合。2015年全国乳腺癌专业委员会中从事外科的委员们在全国30多家省会城市的三甲肿瘤专科医院和综合医院进行统计,发现在12年中完成的24 000

多例的乳腺癌手术中,乳房重建的例数是 1 100 多例,还不到 5%,所以我们国家整体来说乳房重建的比例还是比较低的。有学者进行过一项问卷调查,发出问卷共 560 份,通过百分比构成法对 560 份调查问卷结果进行统计分析。结果显示,被调查者中,支持进行乳房重建的社会人群占 92.36%,而患者的支持率仅为 33.5%,其中手术风险为最主要的反对因素。可以看出社会人群对患者乳房术后重建的态度是积极的,但与患者则形成鲜明的对比。

我国乳房重建手术的开展与西方发达国家还有很大差距,究其原因主要有以下几个方面:①患者自身方面的原因。首先对癌症较为恐惧;其次对乳腺癌不太了解,怕乳房重建会影响进一步的治疗,会影响预后。针对这方面,我们需要普及相关的知识,同时需要我们的医护人员做好宣教工作,其中不只是对患者自身的教育,还应和患者家属做好沟通。因为有时患者有意愿进行重建手术,而家属因为不愿承担患者手术时间的延长以及并发症增加的风险,使得患者丧失进行乳房重建的机会。②医方的原因。医院和医生对于乳房重建在技术掌握上还存在一定的缺陷。因为我国多学科综合治疗的模式在近 10 年才开始开展,乳腺癌的治疗需要外科和放疗、化疗,以及和病理、影像进行结合,但是我们乳腺外科跟整形外科的结合还不是很紧密,特别是在国内一些肿瘤专科医院并不具有整形外科,不能为患者提供乳房重建的服务。因此,虽然乳房重建术的需求量很大,但是如果没有整形外科的全力配合和支持,乳房重建的比例仍会比较低。③国内乳房重建的假体等辅助材料不够完善。在国外 80%~90% 的乳房重建都是假体乳房重建,进行假体乳房重建需要一系列不同规格的假体,但是国内的假体供应商为了解决隆胸等美容手术的需求,对于不同规格的假体备货不足。所以在乳房切除以后,很多患者得不到相应规格的假体,因为假体规格不符,重建的乳房就会非常不对称,引起美学上的不如意,这也是乳房重建比例低的一个原因。④经济方面的原因。患者需要自费进行乳房重建手术,承担更多的经济压力。

针对国内乳房重建的需求量与实施量不成正比的现状,需要多方共同努力,包括医院内多学科构架的完善,加强外科医生专业技术培训,加强患者教育工作,消除患者过多的顾虑等,相信在不远的将来,乳房重建术也会像乳腺癌改良根治术一样成为一种常规术式,造福更多的乳腺癌患者。

肢体康复

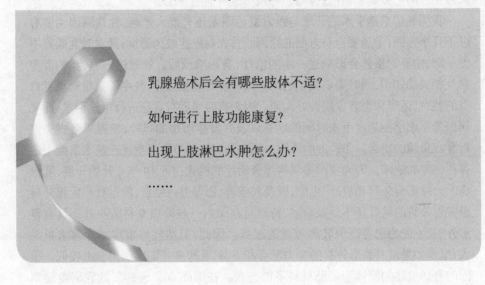

乳腺癌术后会有哪些肢体不适？

如何进行上肢功能康复？

出现上肢淋巴水肿怎么办？

......

　　乳腺癌手术可能导致患侧肢体的不适及运动障碍，淋巴水肿是乳腺癌术后最常见的并发症，很难恢复。一旦出现，必然严重影响你的生活质量。本章介绍一些肢体康复的练习方法，帮你应对不适，回归正常生活。

肢体运动障碍发生机制

在乳腺癌改良根治术中,外科医生通常会切除整个乳房以及乳腺皮肤下方含有淋巴结的大量脂肪组织以观察癌症有无扩散。这样,肋骨之间的感觉神经也可能被切断,所以患者可能会在手术之后乃至更长的时间内出现肩部活动受限、麻木、僵硬、无力、疼痛和肿胀等症状。

除以上切除的组织外,外科医生还常常切除腋窝下的淋巴结以观察癌症有无扩散,与此同时,相应的淋巴管道也会被破坏,淋巴结和淋巴管去除以后会使得该区域的淋巴液引流受到影响。如果残余的淋巴管道不能从该区域引流足够的淋巴液,会使此处的淋巴液聚集形成淋巴水肿,导致患侧上肢肿胀,无法负重。

手术切口疼痛和胸壁肌肉痉挛导致的肩部不适,会迫使你采取保护性姿势:头部前倾、肩部上抬前倾、肘部弯曲使手臂固定在腹前。乳腺癌根治术后,胸壁皮肤会直接同胸壁肌肉缝合,而皮肤整齐的缝合以及创面瘢痕组织的形成,会导致术侧胸壁硬化。在这种情况下,当你用患侧手臂够取物品时,常会感到肩部不适,手臂的活动量也因此而减少。长期的运动受限,会导致肩部肌肉废用性萎缩,肩部的灵活性也因此而进一步减弱。

肢体康复方法

伸展训练是一种很好的肢体康复方法。通过伸展训练,扩大并逐渐恢复患肢的肩部伸展范围,减轻因手术瘢痕造成的局部粘连,促进细胞生长和组织修复,可以改善术后上肢的不适症状。

患肢的伸展训练是你迈向康复的第一步,只要把握正确的动作要领进行训练,很快你就能看到自己的训练成果。

练习动作

动作1:正面爬墙练习

预备姿势:站立,身体正对着墙面,将患侧手臂伸直,手指轻轻接触到

乳腺癌全方位全周期健康管理

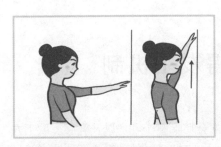

正面爬墙练习

墙面。

方法:手指慢慢地向上移动,移动过程中保持肘部伸直,直到移动受限但不疼痛时停下,持当前的姿势5～30秒,然后恢复起始位置。

要求:每次重复训练3～5次。随着肩部活动范围的增加,你需要逐渐向墙面移动身体,促使肩部前屈范围逐渐增加。

动作2:侧面爬墙练习

预备姿势:站立,身体侧对着墙面,将患侧手臂伸直,手指轻轻接触到墙面。

方法:手指慢慢向上移动,移动过程中保持肘部伸直,直到移动受限但不疼痛时停下,保持当前的姿势5～30秒,然后恢复起始位置。

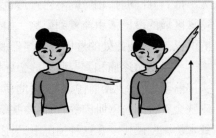

侧面爬墙练习

要求:每次重复训练3～5次。随着肩部活动范围的增加,你需要逐渐向墙面移动身体,促使肩部前屈范围逐渐增加。

动作3:单手过头伸展练习

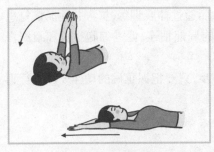

单手过头伸展练习

预备姿势:仰面平躺在地板上,双手在腹部叠加,患侧手臂在下,健侧手臂在上。

方法:深吸一口气,双手缓慢抬起慢慢向头顶方向移动并尽可能超过头顶,移动过程中保持肘部伸直,直到移动受限但不疼痛时停下,保持当前的姿势5～30秒,在此期间放慢呼吸,以使自己尽可能地放松,然后恢复起始位置。

　　要求:每次重复训练 3～5 次。最终训练结果:双手手背可以在头顶上方并能贴于地面。

动作 4:仰卧蝴蝶样伸展练习

　　预备姿势:仰面平躺在地板上,双手轻轻抚耳,肘部指向天花板。

　　方法:将双肘缓慢打开,逐渐向地板靠近,一直打开到受限但不疼痛时停下,保持该姿势 5～30 秒,在此期间放慢呼吸,以使自己尽可能地放松,然后恢复起始位置。

　　要求:每次重复训练 3～5 次。最终训练结果:双手大臂外侧可以贴于地面。

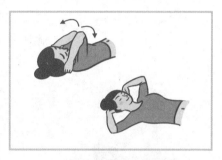

仰卧蝴蝶样伸展练习

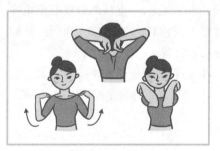

站立蝴蝶样伸展练习

动作 5:站立蝴蝶样伸展练习

　　预备姿势:站立,双手搭在肩上。

　　方法:慢慢将双肘向上抬起,一直移动到受限但不疼痛处停下,保持当前的姿势 5～30 秒,然后恢复起始位置。

　　要求:每次重复训练 3～5 次。最终训练结果:双手手背可以在颈后接触。

动作 6:仰卧平行移臂练习

　　预备姿势:仰面平躺在地板上,双臂在身体两侧打开,肘部伸直,掌心向上。

　　方法:慢慢将双臂向头顶中线移动,移动过程中,双臂始终贴于地面,一直移动到受限但不疼痛时停下,保持当前的姿势 5～30 秒,然后恢复起始位置。

　　要求:每次重复训练 3～5 次。最终训练结果:双臂能够顺利地贴着地面移动至头顶。

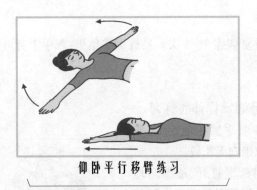

仰卧平行移臂练习

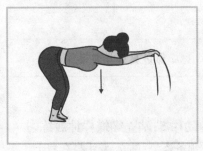

压臂伸展练习

动作7：压臂伸展练习

预备姿势：站立，找一个与腹部位置同高的固定物体，双手搭在物体边缘。

方法：俯身，双腿微曲，腰部下塌，保持肘部伸直，降低头、颈、肩的位置并保持在同一水平线上，一直移动到受限但不疼痛时停下，持当前的姿势5~30秒，然后恢复起始位置。

要求：每次重复训练3~5次。最终训练结果：患肢腋下伸展角度可以达到180°。

动作8：立肘外旋伸展练习

预备姿势：仰面平躺在地板上，患肢大臂贴于地面，小臂竖直，保持腋下与肘部都是90°（如果你不能做到这种姿势，说明你还需要继续进行动作1至动作7的练习）。

方法：将小臂缓慢向头顶方向侧倒，直到移动到受限但不疼痛时停下，保持当前的姿势10~20秒，然后恢复起始位置。

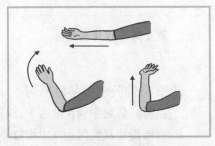

立肘外旋伸展练习

要求：每次重复训练3~5次。训练过程中，肘部始终保持90°。最终训练结果:在肘部90°时,小臂可以完全向头顶放心侧倒并贴于地面。

动作9:屈肘外旋伸展练习

预备姿势:仰卧,患肢在身体侧方伸直贴于地面(如果你不能做到这种姿势,说明你还需要继续进行动作1至动作7的练习)。

方法:保持大臂不动,慢慢屈肘将小臂向头顶方向移动,直到移动到受限但不疼痛时停下,保持当前的姿势10～20秒,然后恢复起始位置。

要求:每次重复训练3～5次。训练过程中,保持大臂不动,小臂始终贴于地面移动。最终训练结果:在肘部90°时,小臂可以完全向头顶放心侧倒并贴于地面。

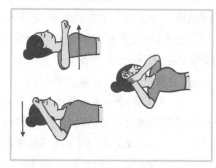

屈肘外旋伸展练习

小知识

术后肢体康复的相关问题

● 手术后多久可以进行肢体康复训练?

一般来说,只要伤口的引流管全部拔除,并通过医生的检查允许后,你就可以进行康复训练了。一定要咨询你的手术医生,了解你锻炼的最佳时机。

● 训练频率和训练时间如何掌握?

美国运动医学院建议患者每周至少进行3次伸展训练,在手术后,为了更快更好地恢复,你可以每天都进行伸展训练,最好每天早、中、晚各进行1次训练,你也可以将训练贯穿于日常生活的任何时间段。例如:久坐或久站感到浑身僵硬的时候;排队等候的时候;看电视、听音乐、看书或者闲坐聊天的时候。每次选择3～5个动作进行练习,每个动作持续5～30秒,一段时间以后,可逐渐增加到20～30秒,时间约10～30分钟。

训练过程中的注意事项

1. 训练前要做好热身运动　在运动前,肌肉是十分僵硬的。但随着热身运动的完成,肌肉便有了较好的伸展性,此时再做伸展运动,效果会更佳。每次做伸展运动之前,患者大概需要做5～10分钟的有氧热身运动,可以是快走,也可以是其他运动。如果患者的体力较差,训练前洗个热水澡,也可以代替热身运动。

2. 训练中不应该感到疼痛 一旦感到疼痛,说明训练幅度过大,要马上停止这样的运动。在运动时,自身的肌肉组织会启动保护机制。这同橡皮筋的伸缩原理十分相像。当你拉开橡皮筋时,橡皮筋会产生相反的收缩力,如果患者的拉力过大,橡皮筋就会被拉断。同理,当肌肉纤维被过度拉长时,神经组织会指令肌肉收缩,防止肌肉损伤。但过度的牵拉会导致局部疼痛,这会损伤肌肉纤维,并会最终导致瘢痕组织的形成。

3. 伸展运动的训练要注意节奏,不要急于求成 在伸展训练时,如果你已经感到肌肉紧缩时就要适时停止,平静地保持这个姿势5～30秒,调整至自然呼吸状态。当你逐渐适应这个位置后,可以再略微伸展手臂进行加强训练,同样不要让自己感到疼痛。注意,伸展训练要顺其自然,不要勉强为完成某些动作而练习。

应对淋巴水肿

在大多数情况下,淋巴水肿的进展十分缓慢,程度也轻重不一。严重的上肢和手部水肿会使组织出现炎症,如果长期这样,将会使皮肤变得粗糙、坚韧或僵硬。乳腺癌的放疗会破坏腋下淋巴结,从而影响手臂、胸部及乳腺区域的淋巴液引流,这将进一步增加患淋巴水肿的风险。另外,肥胖也被认为是诱因之一。因此,淋巴水肿既可发生于手术或放疗过程以后,也可开始于数月甚至数年以后。

淋巴水肿的预防

需要特别注意的是淋巴水肿一旦开始就很难被治愈。所以,淋巴水肿的预防远比干预更重要! 下面这些方法可以帮助患者预防并降低淋巴水肿的发生概率。

(1) 通过拉伸训练,尽快解决上肢活动受限。

(2) 避免高热和灼伤:夏季外出时限制长时间在太阳下暴露,或者使用防晒霜;冬季洗澡避免水温过热,避免桑拿浴,这样可以避免多余的淋巴液生成。

(3) 注意皮肤护理:避免外伤,包括静脉采血和输液、蚊虫叮咬,伤口的感染会引发瘢痕紧缩和淋巴管紧缩。

（4）保证淋巴管畅通：如果压力过高，会影响淋巴管的循环功能，因此，避免患肢量血压、穿过紧的限制循环的衣服和首饰，如很紧的手镯、手表及戒指。

（5）避免患肢长时间下垂或甩动上肢以及搬提重物；避免进行重复性或持久性用力的动作，如擦、推或拉。

（6）维持理想体重并减少钠盐的摄入。

（7）维持皮肤的干爽、清洁；用抗菌皂洗手。

（8）乘坐飞机时，患肢缠绕弹力绷带，给予保护。

淋巴水肿的治疗

如果不幸发生了淋巴水肿，我们仍可通过采取一系列措施来减轻症状并防止进一步恶化。下列建议将有助于减轻水肿。

1. 日常活动　应定期清洗，防止皮肤干燥和继发的皮肤破裂和蜂窝组织炎。为了避免意外创伤应穿长袖衫，你可以像往常一样用你的手臂来进行日常活动，比如：梳头、洗澡、穿衣、吃饭等，研究证明，这些日常活动并不会加重淋巴水肿。

在条件允许的时候，将你受影响的手臂每天抬高，超过心脏水平2～3次，每次持续至少45分钟。躺下做这些，并且全力支撑手臂的重量。把你的手臂放在枕头上，使得手高于腕部、肘部高于肩膀。这样做可以暂时地减少肿胀。

2. 静态压缩　压缩是淋巴水肿的一线治疗，即佩戴弹力袖套或者弹力带，但是压缩只能使上肢体积暂时缩小，如果治疗停止，肿胀则会复发。因此，需要终身使用。

3. 按摩疗法　手动淋巴引流（MLD），由治疗师或家属进行，采用轻柔的按摩，刺激近端淋巴回流。将肿胀的手臂抬高，超过心脏水平，治疗师或家属以缓慢、轻柔且有特定顺序的手法进行按摩，通常是由手臂的远端到近端轻柔地进行。每次按摩10～15分钟，每天重复3～4次，长期坚持有助于促进淋巴液通过没被破坏的淋巴管引流，从而减轻水肿。

4. 充气加压　通过一个带充气套的气动加压装置，提供间歇性的压力，通过大幅度的胀/缩交替变化模型发挥作用。多数研究表明，气动压缩肢体可使肢体体积减小1/4～2/3，其他研究提示肢体体积可得到中度改善（体积减小3%～7%）。治疗结果取决于设备的技术、测量措施、治疗方案。虽然气动压缩有效且长期，但是尚未进行随机对照试验。气动压缩疗法可在家中进行，是不依赖于治疗师的治疗方法，建议每天至少气动压缩2小时。该疗法是一种高效治疗淋巴水肿的方法。此外，当不使用气动泵时，你应接受静态弹力袖套或者弹力带的可控压缩疗法。

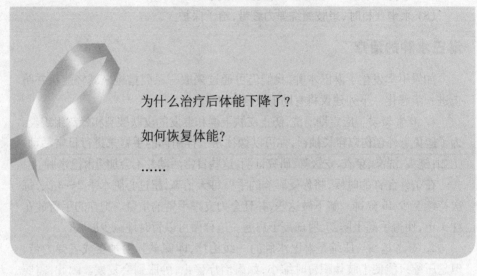

体能康复

为什么治疗后体能下降了?

如何恢复体能?

......

　　你在手术或放化疗等治疗后是否有乏力的感觉? 如果有,这也许会让你的日常行动和体育锻炼变得十分困难,在这期间你会感到十分的不适,甚至连做些简单家务整理的力气都没有。你也许会很懊恼却不知道如何解决这一问题,其实,你需要体能康复,这往往是国内患者忽视的部分。本章将为你详细介绍如何进行体能恢复。

体能康复的方法

在乳腺癌治疗期间,疲乏是手术后和化疗期间最常见的不良反应。导致体能下降的原因有很多,如贫血、抑郁、食欲欠佳、甲状腺功能不全(甲状腺功能低下)、脱水等,这些都会使患者感到疲乏无力。

近年来,关于运动促进体能恢复的研究迅速增多。美国国家癌症研究所的一项小规模前瞻性试验显示,轻到中强度的有氧运动、冥想、腹式呼吸训练、渐进性肌肉放松等运动,对于癌症患者来说有增强体力、促进睡眠质量、改善心情、增进食欲等益处。

患者应当注意每天的运动量和运动时间,而不是过多关注运动强度的大小,当身体条件允许时,应该进行步行或其他体育运动。一般来说,即便仅进行一些强度很轻的锻炼,也比丝毫不锻炼要强。一些特殊时间段(早晨或午饭后)的锻炼效果会更好。

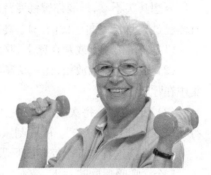

适度运动

有氧运动

对于患者来说,适度的有氧锻炼是十分必要的。最简单的方式是散步,这项运动几乎是所有癌症患者的第一选择。美国运动医学院在为肿瘤患者提供的加强心血管功能的指南中指出,应当每周坚持 3～5 次轻度到中度的散步,每次的时间应控制在 20～30 分钟。当然,如果你的身体状态不是很好,也可以分次进行。也就是说,在你走了 5～10 分钟后,可以先进行短暂的休息,然后再继续向前走。

如果患者的体力不足以做到这一点,那么在锻炼时,该维持什么样的锻炼强度才合适呢?

运动后,如果你还有力气说话,说明这个强度是安全的。如果已经气喘吁吁,那说明你应当适当降低强度。众所周知,循序渐进的锻炼方式,不仅有助于恢复体力,还能降低锻炼带来的风险。

冥想

数千年来,冥思和静想的好处被世界各地的宗教极力称赞。从西方的天主教、犹太教到亚洲的伊斯兰教、佛教、道教、印度教等,静坐集中精力的意义均被认可。我们在大多数清醒的时候,都是和别人在一起,例如和同事、客户、亲人在一起,或者是和电视剧、文艺作品里面那些虚构的人物在一起,我们很少和自己在一起,也许只有和自己在一起,我们才能获得我们所需要的力量。冥想就是自己和自己在一起。冥想等放松技巧对我们的健康是有益的,这一点已经被科学证明。有1 000多项研究证实,冥想可以改善人体多项机能,有缓解疲劳、减轻疼痛、改善睡眠、抗抑郁、抗焦虑等作用。

冥想其实不难,只要你曾经专注地仰望过一次星空、观察过一片树叶……你就体验过冥想。下面让我们一起体验一下,冥想是如何进行的。

(1)坐在椅子上或躺在床上,双手放在椅子的扶手上或者小腹上。

(2)尽量让肌肉放松,让一切顺其自然,采用让自己舒服的姿势,将注意力集中在呼吸上。

(3)闭上双眼,每次吸气时在心中默数"一",速度尽量放慢,停顿一下,再进行呼气,呼气时默数"二"。不要刻意改变或控制自己的呼吸,呼吸要有规律。

(4)坚持这样做5个完整的呼吸。

5个深呼吸后回味一下,是不是觉得在那一小会儿的时间里,你心中的杂念随着呼吸被一点点地去除?没错!冥想后能让你像从熟睡中醒来一样充满活力,内心平静而轻松,思维更加清晰,决策能力得到提高。

小知识

冥想内容与配乐

● 冥想内容

把自己置身于愉快的大自然环境中,在幽静的森林里看碧绿的树叶,在芬芳的花丛中闻温馨的花香;在风和日丽的海滨,感受海风轻轻拂面,浪花轻轻拍打……

春天踏芳草地,夏天散步在小河边,秋天赏银杏,冬日看松林……

看天空云卷云舒,夕阳沉落,听归巢鸟声,细雨微风……

想象自己游览过的名山大川,小桥流水;回忆曾经走过的田间小路,绿色林荫……

凡是让你心情放松、心旷神怡的景象你都可以尽情去想象。

● 冥想音乐

你可以根据自己的喜好去网络上下载用于冥想的静心音乐,以下是一些推荐曲目:

班得瑞《仙境》《寂静山林》《迷雾森林》；黄永灿《如诗般宁静》；林海《琵琶语》《远方的寂静》；陈悦《乱红》《绿野仙踪》；《云水禅心》《静水禅音》《茶佛一味》《流花的湖》……

冥想准备

利用没有急事缠身的时间。找一个相对安静舒适不易被打扰的地方。找来一把舒服的椅子,臀部紧抵椅背双脚稍稍比双膝靠前,双手放在大腿或置于小腹上。也可以盘腿而坐,但不要躺下(因为睡觉与冥想是两种不同的生理状态,所以如果你睡着了就不会达到冥想产生的效果了)。穿宽松的衣裤。配合香薰、蜡烛、音乐,依你的喜好而定。

冥想的注意事项

(1) 冥想的时间在起床后或晚饭以前会比较好。不要在饭后立刻进行冥想,因为饭后血液集中于腹部不利于放松。每次练习 10～15 分钟。

(2) 冥想完成后给身体一定的时间调整恢复到正常的状态:慢慢睁开双眼,做几次深呼吸以后,先坐着伸展一下身体,然后再站起来从事其他活动。因为冥想的时候,血压和心率都会下降,突然从椅子或地上站起来会使人觉得头晕目眩。

(3) 去除杂念,如果你想到一些问题,想起从前的经历,或者想到其他乱七八糟的事情,这很正常。然而,当你意识到自己开始思考问题而不是在冥想时,可以在心里默数"一""二"……并配合着呼吸,恢复到冥想的状态中。

腹式呼吸

腹式呼吸以膈肌运动为主,吸气时胸廓的上、下径增大。呼吸时能够增加膈肌的活动范围,而膈肌的运动直接影响肺的通气量。经常做腹式呼吸,可使膈肌活动范围增加,这对于术后和化疗期呼吸系统功能的改善大有好处,具体如下。

(1) 扩大肺活量,改善心肺功能。能使胸廓得到最大限度的扩张,使肺下部的肺泡得以扩张,让更多的氧气进入肺部,改善心肺功能。

(2) 减少肺部感染,尤其是降低患肺炎的可能。

(3) 可以改善腹部脏器的功能。它能调节消化道运动,有利于胆汁分泌和排泄。

腹式呼吸方法

(1) 患者取仰卧或舒适的冥想坐姿,腹部放置一本书,放松全身。

（2）吸气时,最大限度地向外扩张腹部,使腹部的书本缓缓升起,胸部保持不动。

（3）呼气时,最大限度地向内收缩腹部,使腹部的书本缓缓落下,胸部保持不动。

（4）注意事项:循环反复进行,保持每一次呼吸的节奏一致,细心体会腹部的一起一落。

练习要求

（1）呼吸要深长而缓慢,用鼻吸气用口呼气。

（2）一呼一吸掌握在 10 秒钟左右。即深吸气(鼓起肚子)3～5 秒,屏息 1秒,然后慢呼气(回缩肚子)3～5 秒,屏息 1 秒。

（3）每次练习 5～15 分钟。

看了本章的介绍你也许会惊喜地发现,平时看似普通的散步、冥想、呼吸,只要掌握了科学的方法就会变成体能康复的好帮手。正确的方法加上你不断地坚持,我们相信在不久的将来你的生活一定会大有改变!

心理康复

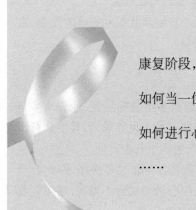

康复阶段,会有什么特殊的心理表现?

如何当一位"知心"人?

如何进行心理康复,重获新生?

······

　　现在你终于顺利度过乳腺癌的治疗期,经历各种磨砺之后在前方等待你的是另一个未知阶段——康复期。这个时段没有了采用放化疗还是采用保守疗法的纠结,也没有初病时心中难以克服的恐惧,你更多需要面对的是回归普通生活后来自社会、家庭以及工作等方面的压力,而如何应对这些压力恰恰是决定你康复期生活质量的重要因素。

了解癌症的康复心理

心理健康是指心理正常、有良好的心理素质。标准的心理健康是指既能过正常的生活，又能经受各种事件的发生。心理健康的人在社会、生产、生活中能保持良好的沟通和协调能力。大量的实验表明，心理健康状况对癌症的发生、发展及预后有很大的影响，并直接影响你的生活质量。

乳腺癌康复期心理特点

世界各国乳腺癌发病及病后的严重程度引起很多学者的重视，他们从多角度、多层次对心理健康因素进行了分析。美国的研究处于世界前列，其中具有代表性的观点是将乳腺癌人群的心理障碍特点归纳为以下几个方面。

1. 矛盾心理　在与疾病抗争过程中，患者常常会面临很多抉择，因此会产生很多内心矛盾和冲突。既希望能保留乳房，又担心肿瘤切除不彻底，增加复发风险；既希望得到家人的照顾又担心拖累他们。

2. 愤怒心理　患者在被告知确诊乳腺癌时也许会变得很愤怒，认为自己注意饮食、锻炼、定期体检等，怎么还会患上乳腺癌，对乳腺癌诊断抱有疑问。

3. 隐瞒心理　患者也许会隐瞒自己的病情，因为害怕亲人、朋友、同事远离自己，担心失去事业发展的机会，从而表现为沉默，秘而不宣，承受着躯体和心理的双重痛苦。

4. 焦虑恐惧心理　对家庭、事业、经济和疾病预后的担忧，常常出现在患者的整个治疗过程。生活状态的改变，疾病所带来的经济负担，治疗反应等均会使患者产生焦虑心理。

5. 悲观心理　即将或已经发生的身体缺陷、工作能力和生活能力的下降等会导致患者的情绪不稳定。胸前的瘢痕和肢体功能的受限、放化疗的不良反应、亲友的态度及病友的离去，时常会触动患者敏感的神经，削弱患者的意志，使患者失去生活的信心。

6. 自责心理　患上乳腺癌后，患者也许会因为不能再胜任一个家庭照顾者的身份而自责，或者因为没有及早重视疾病而自责。

总而言之，虽然已度过治疗干预期，但在康复期患者仍承受着巨大的精神压力,可能是由于患者在疾病的治疗过程中,出现睡眠障碍、消瘦、疼痛、脱发、便秘、恶心呕吐等躯体症状,加之各种症状导致患者的日常生活能力下降和人际关系紧张,从而容易造成自尊心受打击、自我价值贬低。较重的心理压力,进一步加重了症状。此外,乳房作为女性的象征,对于许多女性来讲,疾病的治疗需要进行化疗和乳腺切除,这往往导致了很多人认为自我魅力丧失,对丈夫和亲人的态度和言语十分敏感,自卑感和无助感油然而生。因此,造成较大的心理压力,而心理特点以普遍消极情绪为主。

心理康复的影响因素

刘女士和李女士是在乳腺外科病房认识的病友,两人都是在乳腺癌早期进行了手术治疗,病情相似的两个年轻人因为年龄相近、性格相仿,很快成了好朋友,出院后两人仍然保持联系。一年后,刘女士已重新开始新的工作和生活,有一天,她在街上遇到李女士,李女士说自己因始终无法忘怀乳腺癌的情况,害怕复发以致换了好几份工作,还被诊断为焦虑症,这令刘女士大为不解,为什么两人同样病情和性格,刘女士已开始了崭新的生活,但李女士仍在为乳腺癌耿耿于怀,甚至于焦虑呢?

通过多年的科学研究,学术界将影响乳腺癌人群的心理康复因素总结为以下6个方面。

1. 年龄　有科学研究显示中年和老年乳腺癌女性心理创伤的程度和类型与年轻乳腺癌女性不同。从心理上看,老年人的心理创伤总体较轻,但孤独感更强。年轻人是家庭和社会的支柱,在职业生涯还没有充分开发,生活梦想还没有完全成真,担负的责任还没有承担,肿瘤疾病使这部分人改变了生活规律,因此这部分女性的心理冲突异常激烈。

2. 病理分级　乳腺癌的预后状况与乳腺癌的病理分级关系密切,病理分级越高,乳腺癌的恶性程度越高,预后越差。乳腺癌的病理分级和其产生的心理问题的强度也有关联,病理分级越高的人,心理健康状况越差。

3. 经济水平　乳腺癌的疾病特点决定了其复杂多样的治疗手段和较长的治疗周期,这就可能需要花费大量的治疗费用。有科学研究表明,如果家庭经济水平越低,其对疾病以及因此而产生的费用开支的恐惧、抑郁、焦虑的感觉越严重。并且低年龄、低收入也可能是乳腺癌术后抑郁发生的危险因素,经济条件较差的女性发生焦虑的比例明显高于经济条件好的女性。

小知识

乳腺癌病友会

康复期间参加病友会是个不错的选择。加入各大乳腺癌病友会,可以帮助患者树立并坚定战胜疾病的信心,调整心态,让患者更好地回归社会,感受到来自病友会这个大家庭的温暖,提高生存质量。

● 北京乳腺病防治学会——"乳腺癌乐活者联盟"

2017 年 8 月 28 日,北京乳腺病防治学会病友会联盟正式定名为"乳腺癌乐活者联盟"。北京乳腺病防治学会希望在社会各界的协助下,为更多乳腺癌患者带来关爱和帮助,积极倡导"乐活"态度,真正成为乳腺癌患者的群体抗癌基地,使每一个患者都能悦享乐观向上的幸福生活!

● 中国中医科学院广安门医院——"风信子康复之家"

风信子,重生之花,它诠释了生命不该因为一次挫败停止前行,而是要剪短已经枯萎的过往,鼓起勇气,让生命之花再一次绽放。"风信子康复之家"病友会以"承载希望,积聚力量,树立信心,重塑健康"为宗旨,意在建立一个医患之间、病患之间沟通和交流的平台,给乳腺癌病友们一个可以依靠、重塑生命的家。该病友会会不定期举办乳腺癌相关健康教育活动,通过中西医结合改善机体体质,从而防止疾病复发转移、延缓疾病进程、提高生活质量。

● 北京协和医院——"粉红花园"

"粉红花园"是由北京协和医院乳腺中心精心策划的公益组织,旨在通过心理辅导帮助乳腺疾病患者了解病情,提高信心,以积极乐观的心态面对疾患。该病友会开展了一系列慈善公益活动,如"门诊送咨询""病房送温暖""让女人花更美丽"等义诊活动,以及"唱响粉红希望之歌""点亮生命色彩"等文艺活动,以爱育爱,以爱传爱。

● 北京世纪坛医院——"铿锵玫瑰战友团"

"铿锵玫瑰战友团"宗旨是爱的传递——爱能创造奇迹,爱能充满力量,群体抗癌。希望在病友们之间搭建起一个交流分享信息、相互支持鼓励的社交平台。通过严谨实用的宣教、缤纷多彩的活动、热情洋溢的沟通等多种方式为广大乳腺癌病友们编织一个健康快乐、丰富多彩的生活网。

4. 文化程度 文化程度对乳腺癌人群的心理健康状况的影响是显而易见的。受教育时间越长,其产生抑郁的程度越高。有研究显示大专及大专以上教育程度的乳腺癌女性,抑郁和焦虑发生率较其他较低文化程度者高。也有研究认为受过高等教育的人发生抑郁、焦虑情绪的比例反而不高,这可能与她们受过高等教育,能够从较多的途径了解疾病的相关知识,并得到了更完整的信息支持有关。因此,了解了乳腺癌并非想象中的那么可怕,也许可以达到去除恐惧的效果。

5. 治疗因素 手术方式细分为乳腺癌根治术、改良根治术、全乳切除术、保乳术等多种形式,都是治疗乳腺癌的重要手段,但是以上手术方式一定会或多或少损坏女性的形象,且有可能影响其社会功能,剥夺女性充当家庭生活和社会生活女主角的机会。往往手术过后许久,她们还不能平复心情,在出现身体症状的同时,还会出现心理症状,如焦虑、失眠、社交障碍、抑郁等许多严重的心理问题。保乳手术的宗旨是以最小的损伤换取与根治术几乎一样的远期疗效和最理想的美观效果。放疗、化疗导致的抑郁、焦虑情绪可能性较手术治疗更大,也更加容易让人产生对乳腺癌的恐惧心理。

6. 社会支持 国外研究者调查结论表明,社会支持能促进乳腺癌群体的心理适应以及躯体的康复。国内研究者发现,乳腺癌群体得到的社会支持越多,就越容易从身患癌症的身心俱疲状态中脱离开来,忘掉不愉快的患病经历,重新乐观开朗起来,这对摆脱疾病的困扰显然是大有好处的。有研究进一步证实,不管是早期乳腺癌女性还是晚期乳腺癌女性,社会支持无论是主观支持还是客观支持,都会极大地增强她们抗击病魔的信心。虽然这些社会支持不能直接将疾病治好,但对于乳腺癌女性们的信心恢复、心理健康状况的复原都有着极大的正向促进作用。在有了来自各方面的社会支持后,她们可能会以更加积极的态度去迎接疾病的挑战,而不是怨天尤人、每天唉声叹气。虽然东西方有文化差异,但是,国内外的学者都发现,社会支持是广大乳腺癌女性心理健康康复的最大动力。许多研究表明,良好的社会支持,会极大地缓解乳腺癌女性因为患病所带来的心理压力,能促进她们个人能力的尽快恢复,因此对乳腺癌群体进行积极的心理疏导,使她们明白乳腺癌并不是想象中的那么可怕,可以很好地达到减轻并去除恐惧、焦虑、抑郁等情绪的效果。

综上所述,诸多社会生活环境及个体情感状态的不同,造就了刘女士与李女士在康复期不同的境遇。因此,当患者处在乳腺癌康复期时,这些因素同样会影响甚至决定患者的心理状态,是需要密切关注的。

自我心理评估

心理状态对于乳腺癌患者的康复有着重要意义,所以患者需要客观了解自己的心理状态,当一位"知心"人,即通过各种方式对自我心理状态进行评定,这也有利于调整心身状态,评估的方法之一是以自我评定量表。

心理评定量表

在自我心身状态评定方面,结合乳腺癌患者康复期心理特点,一般需要知道的有以下 3 个量表,分别是抑郁自评量表、焦虑自评量表以及躯体症状自评量表。采用这 3 个量表,能从躯体及心理方面对自己的心身状态进行客观评估,是非常普及及实用的方法。

SCL‑90(症状自评量表)

该心理测验可以分为 9 个因子,分别为:躯体化、强迫症状、人际关系敏感、抑郁、焦虑、敌对、恐惧、偏执及精神病性。

评估项目

1. 躯体化(somatization) 包括 1、4、12、27、40、42、48、49、52、53、56、58 共 12 项,该因子主要反映身体不适感,包括心血管、胃肠道、呼吸和其他系统的不适,还有头痛、背痛、肌肉酸痛以及焦虑等其他躯体表现。

2. 强迫症状(obsessive-compulsive) 包括了 3、9、10、28、38、45、46、51、55、65 共 10 项。主要指那些明知没有必要,但又无法摆脱的无意义的思想、冲动和行为,还有一些比较一般的认知障碍的行为征象也在这一因子中反映。

3. 人际关系敏感(interpersonal sensitivity) 包括 6、21、34、36、37、41、61、69、73 共 9 项。主要指某些个人不自在与自卑感,特别是与其他人相比较时更加突出。在人际交往中的自卑感、心神不安、明显不自在,以及人际交流中的不良自我暗示、消极等待等是这方面症状的典型原因。

4. 抑郁(depression) 包括 5、14、15、20、22、26、29、30、31、32、54、71、79 共 13 项。苦闷的情感与心境为代表性症状,还以生活兴趣的减退、动力缺乏、活力丧失等为特征。以反映失望、悲观以及与抑郁相联系的认知和躯体方面的感受。另外,还包括有关死亡的思想和自杀观念。

5. 焦虑(anxiety) 包括 2、17、23、33、39、57、72、78、80、86 共 10 项。一般指那些烦躁、坐立不安、神经过敏、紧张以及由此产生的躯体征象,如震颤等。

6. 敌对(hostility) 包括 11、24、63、67、74、81 共 6 项。主要从 3 个方

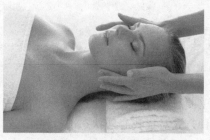

有效的放松是对抗抑郁的好方法

面来反映敌对的表现:思想、感情及行为。其项目包括厌烦的感觉,摔物,争论直到不可控制的脾气暴发等各方面。

7. 恐惧(photic anxiety) 包括13、25、47、50、70、75、82共7项。恐惧的对象包括出门旅行、空旷场地、人群,或公共场所和交通工具。此外,还有反映社交恐怖的一些项目。

8. 偏执(paranoididefition) 包括8、18、43、68、76、83共6项。本因子是围绕偏执性思维的基本特征而制订,主要指投射性思维、敌对、猜疑、关系观念、妄想、被动体验和夸大等。

9. 精神病性(psychotieism) 包括7、16、35、62、77、84、85、87、88、90共10项。反映各式各样的急性症状和行为,也可以反映精神病性行为的继发征兆和分裂性生活方式的指征。

此外还有19、44、59、60、64、66、89共7个项目未归入任何因子,分析时将这7项作为附加项目(addition items)或其他,作为第10个因子来处理,以便使各因子的分数之和等于总分。

总 分

(1) 总分是90个项目所得分之和。

(2) 总症状指数,也称总均分,是将总分除以90(总症状指数=总分÷90)。

(3) 阳性项目数是指评为2~5分的项目数,阳性症状痛苦水平是指总分除以阳性项目数(阳性症状痛苦水平=总分÷阳性项目数)。

(4) 阳性症状均分是指总分减去阴性项目(评为1的项目)总分,再除以阳性项目数[阳性症状均分=(总分-阴性项目总分)÷阳性项目数]。

因子分

SCL-90包括9个因子,每一个因子反映出患者的某方面症状痛苦情况,通过因子分可了解症状分布特点。每一个因子反映出个体某方面的症状情况,通过因子分可了解症状分布特点。当个体在某一因子的得分>2时,即超出正常均分,则个体在该方面就很有可能有心理健康方面的问题。

因子分=组成某一因子的各项目总分/组成某一因子的项目数

评分标准

(1) 总分超过160的(1~5的5级评分),提示阳性症状。

(2) 阳性项目数超过43的(43项2分以上),提示有问题。

(3) 因子分≥2的。2~2.9为轻度异常;3~3.8为中度异常;3.9及以上为重度异常。

姓名： 性别： 年龄： 日期：

填表注意事项:以下表格中列出了有些人可能会有的问题,请仔细阅读每一条,然后根据最近一星期以内下述情况影响您的实际感觉,在 5 个方格中选择一格,划一个"√"

项　目	没有 1	很轻 2	中等 3	偏重 4	严重 5
1. 头痛	□	□	□	□	□
2. 神经过敏,心中不踏实	□	□	□	□	□
3. 头脑中有不必要的想法或字句盘旋	□	□	□	□	□
4. 头昏或昏倒	□	□	□	□	□
5. 对异性的兴趣减退	□	□	□	□	□
6. 对旁人责备求全	□	□	□	□	□
7. 感到别人能控制您的思想	□	□	□	□	□
8. 责怪别人制造麻烦	□	□	□	□	□
9. 忘性大	□	□	□	□	□
10. 担心自己的衣饰整齐及仪态的端正	□	□	□	□	□
11. 容易烦恼和激动	□	□	□	□	□
12. 胸痛	□	□	□	□	□
13. 害怕空旷的场所或街道	□	□	□	□	□
14. 感到自己的精力下降,活动减慢	□	□	□	□	□
15. 想结束自己的生命	□	□	□	□	□
16. 听到旁人听不到的声音	□	□	□	□	□
17. 发抖	□	□	□	□	□
18. 感到大多数人都不可信任	□	□	□	□	□
19. 胃口不好	□	□	□	□	□
20. 容易哭泣	□	□	□	□	□
21. 同异性相处时感到害羞不自在	□	□	□	□	□
22. 感到受骗、中了圈套或有人想抓住您	□	□	□	□	□
23. 无缘无故突然感到害怕	□	□	□	□	□
24. 自己不能控制地大发脾气	□	□	□	□	□
25. 怕单独出门	□	□	□	□	□
26. 经常责怪自己	□	□	□	□	□
27. 腰痛	□	□	□	□	□
28. 感到难以完成任务	□	□	□	□	□
29. 感到孤独	□	□	□	□	□
30. 感到苦闷	□	□	□	□	□
31. 过分担忧	□	□	□	□	□
32. 对事物不感兴趣	□	□	□	□	□
33. 感到害怕	□	□	□	□	□
34. 您的感情容易受到伤害	□	□	□	□	□
35. 旁人能知道您的私下想法	□	□	□	□	□
36. 感到别人不理解您不同情您	□	□	□	□	□
37. 感到人们对您不友好,不喜欢您	□	□	□	□	□
38. 做事必须做得很慢以保证做得正确	□	□	□	□	□

（续　表）

项　目	没有 1	很轻 2	中等 3	偏重 4	严重 5
39. 心跳得很厉害	☐	☐	☐	☐	☐
40. 恶心或胃部不舒服	☐	☐	☐	☐	☐
41. 感到比不上他人	☐	☐	☐	☐	☐
42. 肌肉酸痛	☐	☐	☐	☐	☐
43. 感到有人在监视您谈论您	☐	☐	☐	☐	☐
44. 难以入睡	☐	☐	☐	☐	☐
45. 做事必须反复检查	☐	☐	☐	☐	☐
46. 难以作出决定	☐	☐	☐	☐	☐
47. 怕乘电车、公共汽车、地铁或火车	☐	☐	☐	☐	☐
48. 呼吸有困难	☐	☐	☐	☐	☐
49. 一阵阵发冷或发热	☐	☐	☐	☐	☐
50. 因为感到害怕而避开某些东西、场合或活动	☐	☐	☐	☐	☐
51. 脑子变空了	☐	☐	☐	☐	☐
52. 身体发麻或刺痛	☐	☐	☐	☐	☐
53. 喉咙有梗塞感	☐	☐	☐	☐	☐
54. 感到前途没有希望	☐	☐	☐	☐	☐
55. 不能集中注意	☐	☐	☐	☐	☐
56. 感到身体的某一部分软弱无力	☐	☐	☐	☐	☐
57. 感到紧张或容易紧张	☐	☐	☐	☐	☐
58. 感到手或脚发重	☐	☐	☐	☐	☐
59. 想到死亡的事	☐	☐	☐	☐	☐
60. 吃得太多	☐	☐	☐	☐	☐
61. 当别人看着您或谈论您时感到不自在	☐	☐	☐	☐	☐
62. 有一些不属于您自己的想法	☐	☐	☐	☐	☐
63. 有想打人或伤害他人的冲动	☐	☐	☐	☐	☐
64. 醒得太早	☐	☐	☐	☐	☐
65. 必须反复洗手、点数目或触摸某些东西	☐	☐	☐	☐	☐
66. 睡得不稳不深	☐	☐	☐	☐	☐
67. 有想摔坏或破坏东西的冲动	☐	☐	☐	☐	☐
68. 有一些别人没有的想法和念头	☐	☐	☐	☐	☐
69. 感到对别人神经过敏	☐	☐	☐	☐	☐
70. 在商店或电影院等人多的地方感到不自在	☐	☐	☐	☐	☐
71. 感到任何事情都很困难	☐	☐	☐	☐	☐
72. 一阵阵恐惧或惊恐	☐	☐	☐	☐	☐
73. 感到在公共场合吃东西很不舒服	☐	☐	☐	☐	☐
74. 经常与人争论	☐	☐	☐	☐	☐
75. 单独一个人时神经很紧张	☐	☐	☐	☐	☐
76. 别人对您的成绩没有作出恰当的评价	☐	☐	☐	☐	☐
77. 即使和别人在一起也感到孤单	☐	☐	☐	☐	☐
78. 感到坐立不安、心神不定	☐	☐	☐	☐	☐

（续　表）

项　目	没有 1	很轻 2	中等 3	偏重 4	严重 5
79. 感到自己没有什么价值	☐	☐	☐	☐	☐
80. 感到熟悉的东西变得陌生或不像是真的	☐	☐	☐	☐	☐
81. 大叫或摔东西	☐	☐	☐	☐	☐
82. 害怕会在公共场合昏倒	☐	☐	☐	☐	☐
83. 感到别人想占您的便宜	☐	☐	☐	☐	☐
84. 为一些有关"性"的想法而很苦恼	☐	☐	☐	☐	☐
85. 您认为应该因为自己的过错而受到惩罚	☐	☐	☐	☐	☐
86. 感到要赶快把事情做完	☐	☐	☐	☐	☐
87. 感到自己的身体有严重问题	☐	☐	☐	☐	☐
88. 从未感到和其他人很亲近	☐	☐	☐	☐	☐
89. 感到自己有罪	☐	☐	☐	☐	☐
90. 感到自己的脑子有毛病	☐	☐	☐	☐	☐

抑郁自评量表

评分标准

（1）总分（20 个项目所得分之和）。

（2）标准分（标准分＝原始总分×1.25，并四舍五入取整数）。

（3）中国的抑郁评定临界值为 T＝53，分值越高，抑郁倾向越明显。

（4）53～62 为轻度抑郁；63～72 为中度抑郁；72 分以上为重度抑郁。

姓名：　　　　性别：　　　　年龄：　　　　　　日期：

填表注意事项：下面有 20 条题目，请仔细阅读每一条，把意思弄明白，然后根据您最近一星期的实际情况在右侧相对应的数字上划上一个√，表示：没有或很少时间；小部分时间；相当多时间；绝大部分或全部时间。

项　目	没有或很少时间	小部分时间	相当多时间	绝大部分或全部时间
1. 我觉得闷闷不乐，情绪低沉	1	2	3	4
2. 我觉得一天之中早晨最好	4	3	2	1
3. 我一阵阵哭出来或觉得想哭	1	2	3	4
4. 我晚上睡眠不好	1	2	3	4
5. 我吃得跟平常一样多	4	3	2	1
6. 我与异性密切接触时和以往一样感到愉快	4	3	2	1
7. 我发觉我的体重在下降	1	2	3	4
8. 我有便秘的苦恼	1	2	3	4
9. 我心跳比平时快	1	2	3	4
10. 我无缘无故地感到疲乏	1	2	3	4
11. 我的头脑跟平常一样清楚	4	3	2	1

项 目	没有或 很少时间	小部分 时间	相当多 时间	绝大部分或 全部时间
12. 我觉得常做的事情并没有困难	4	3	2	1
13. 我觉得不安而平静不下来	1	2	3	4
14. 我对将来抱有希望	4	3	2	1
15. 我比平常容易生气激动	1	2	3	4
16. 我觉得作出决定是容易的	4	3	2	1
17. 我觉得自己是个有用的人,有人需要我	4	3	2	1
18. 我的生活过得很有意思	4	3	2	1
19. 我认为如果我死了别人会生活得好些	1	2	3	4
20. 平常感兴趣的事我仍然照样感兴趣	4	3	2	1

焦虑自评量表

评分标准

(1) 总分(20 个项目所得分之和)。

(2) 标准分(标准分＝原始总分×1.25,并四舍五入取整数)。

中国的焦虑评定临界值为 T＝50,分值越高,焦虑倾向越明显。

50～60 为轻度焦虑;61～70 为中度焦虑;70 分以上为重度焦虑。

姓名: 性别: 年龄: 日期:

填表注意事项:下面有20条题目,请仔细阅读每一条,把意思弄明白,然后根据您最近一星期的实际情况,在右侧相对应的适当数字上划上一个√,表示:没有或很少时间有;有时有;大部分时间有;绝大多数或全部时间有。

项 目	没有或 很少时间有	有时有	大部分 时间有	绝大多数或 全部时间有
1. 我感到比往常更加神经过敏和焦虑	1	2	3	4
2. 我无缘无故感到担心	1	2	3	4
3. 我容易心烦意乱或感到恐慌	1	2	3	4
4. 我感到我的身体好像被分成几块,支离破碎	1	2	3	4
5. 我感到事事都很顺利,不会有倒霉的事情 发生	4	3	2	1
6. 我的四肢抖动和震颤	1	2	3	4
7. 我因头痛、颈痛和背痛而烦恼	1	2	3	4
8. 我感到无力且容易疲劳	1	2	3	4
9. 我感到很平静,能安静坐下来	4	3	2	1
10. 我感觉到我的心跳较快	1	2	3	4
11. 我因阵阵的眩晕而不舒服	1	2	3	4
12. 我有阵阵要昏倒的感觉	1	2	3	4
13. 我呼吸时进气和出气都不费力	4	3	2	1

（续　表）

项　目	没有或 很少时间有	有时有	大部分 时间有	绝大多数或 全部时间有
14. 我的手指和脚趾感到麻木和刺痛	1	2	3	4
15. 我因胃痛和消化不良而苦恼	1	2	3	4
16. 我必须时常排尿	1	2	3	4
17. 我的手总是温暖而干燥	4	3	2	1
18. 我觉得脸发烧发红	1	2	3	4
19. 我容易入睡、晚上休息很好	4	3	2	1
20. 我做噩梦	1	2	3	4

其他方法

除了采用量表进行客观评价之外，你还可以通过其他方法对自己的心身状态进行了解。

1. 从现在和过去的状况中认识自己　最近你的事业、工作等各方面基本情况如何，要从多个角度进行分析，要尽可能准确。以前你的事业、工作情况如何，要尽可能客观。

2. 从个人和大家的评价中认识自己　选择有一定代表性的个人，如你最好的朋友，最密切的同事等，一般来说，他们比别人更了解你。大家的评价，可以是单位的看法，也可以是综合大家的看法。

3. 从工作和学习中认识自己　你工作的各种情况，比如：是否喜欢你的工作，成绩如何；你对学习怎么看，是否感兴趣，对业务学习、政治学习、专业学习是什么态度，效果如何？

4. 从事业和生活中认识自己　你的事业心怎么样，从事的是什么事业，你对自己从事的事业是心甘情愿为之奋斗还是勉强应付，你从事的事业现在成就如何？你的家庭生活和个人生活怎么样，是否幸福，原因何在？

5. 从自己的强项和弱项中认识自己　在工作、学习或者爱好中，你的强项是什么，你最强的是什么，成就如何，别人怎么看？你的弱项是什么？在弱项中，它们具体是什么情况？

6. 从感兴趣和讨厌的事情中认识自己　你对什么事情感兴趣，哪一种你最感兴趣？这种兴趣发展到了什么程度，这种兴趣是否高雅？这种兴趣是否发展为爱好？在这方面做一个具体的分析。你讨厌什么？你讨厌人和物是什么具体情况？

7. 从单位和家庭中认识自己　你在单位的表现如何，在单位的地位怎么样,同事怎么看你。你在家里的情况怎么样,对家庭是否有责任心,你的父母、配偶、孩子怎么看你。

在采用上述方法客观地评价自己时,需要注意的是,认识自我,要尽量客观、准确、全面,避免因为个人认识或个人动机出现较大误差。再者认识自我,包括认识自己的现状和未来,是为了更好地把握自己,发展自己,要避免因此限制自己,成为发展的桎梏。

调节心理,重获新生

康复期需要同时关注患者的心理和身体。这就像两只翅膀,缺一不可,在这两只翅膀的帮助下,患者才能放飞自我,在人生的天空中幸福自由地翱翔。

心理调节

你在康复期需要积极面对生活中的压力与挑战,采取多种办法进行自我心理调节,方能战胜自我,赢得美好未来。

1. 放松疗法　每天适当地放松训练可以释放心身压力,压力当天得到宣泄,就不会形成叠加的压力去破坏身体的免疫系统。宣泄放松的方法很多,比如音乐放松法、大叫宣泄法、我国的气功、印度的瑜伽、日本的坐禅、专业心理咨询机构中的宣泄室等。这些放松方法

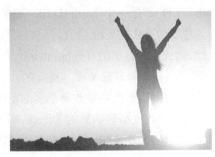

心理调适

更适合身体健康的人或其他慢性病患者,可以强身健体、消除不良情绪。对于癌症导致的情绪问题,尤其是因害怕、恐惧引起的焦虑,采用系统的全身肌肉放松疗法更好。所以,患者需要根据自己的康复情况来安排采取不同的方法进行放松。

2. 安慰疗法　安慰疗法在治疗癌症过程中很重要,能在一定程度上提高治疗效果,让患者以积极的心态去面对。这需要患者的家属、朋友和主治医生的帮助,从思想上解决患者的负担,消除顾虑。安慰时尽量做到真诚,不敷衍,但也要避重就轻,不要轻言"最多还能活多久"之类的话。这一类属于社会支持的一种治疗方式,采用的是温和的方法来使患者心灵得到慰藉,从而使其心身得到放

松。值得一提的是,对于不同文化背景下的个体,肢体接触在这种干预过程中有着不同的效果,所以,在干预时需要根据实际情况采取言语行为来进行安慰。

3. 信心疗法 信心可以激发一种超乎寻常的潜能,能让患者尽快摆脱不良情绪的干扰,积极参与到治疗中来。由于人们各自的人格心理特征、认知能力、以往生活经验、认知模式和认知水平等存在个体差异性,在同样的事件发生后,各自对压力的评估、对自己能力的评估也各不相同,如癌症患者,当个体认为这是不治之症时,那么就会加大压力,并随着每天看到身边的患者病情加重或死亡不断叠加压力,很容易使病情恶化并导致死亡;如果认为是一种有可能治好的疾病时,就会加大信心,增强战胜病魔的勇气,最终得以康复。所以,通过各种方法增强患者及其家人治愈的信心,在康复阶段非常重要。

4. 正念疗法 正念疗法是对以正念为核心的各种心理疗法的统称,目前较为成熟的正念疗法包括正念减压疗法、正念认知疗法、辨证行为疗法和接纳与承诺疗法。正念疗法被广泛应用于治疗和缓解焦虑、抑郁、强迫、冲动等情绪心理问题,在人格障碍、成瘾、饮食障碍、人际沟通、冲动控制等方面的治疗中也有大量应用。有时候,我们会很惊讶地发现很多弱小的人总能在灾难中活过来,而支撑他们的却是一个小小的信念。现实就是这样的,一个小小的信念或许就会成为患者活下去的无限动力,一个与癌症病魔斗争下去的理由,再配上正确的治疗,延长生命甚至治好癌症,也是大有可能的。

5. 社会和家庭治疗 良好的社会支持对患者的身心有调节作用。启动社会支持系统,虽然不能改善患者的躯体症状,但能明显改善心理状况。乳腺癌患者关爱组织能减轻病后的无助感,病友之间互相安慰,互相理解,身处关爱组织之中,就有归属之感。有研究表明,乳腺癌患者的生活质量与其获得的社会支持密切相关,获得的社会支持越多,其生活质量越高。家庭支持是社会支持的重要组成部分,家庭成员及亲朋好友主动对患者提供照顾,可增强患者的自尊和被爱的感觉。关爱组织就是乳腺癌患者的大家庭,家庭成员亲密无间,爱与归属感使每位患者得到满足,从而提高其生活质量。

重获新生

在康复期你会面临诸多挑战及压力,因此心理调节至关重要。这个问题不像躯体症状可以单纯靠药物去解决,心理的状态需要社会、环境、个人等多个层面、多种办法去调整。但不用害怕和担心,你完全有能力和信心去完成这个挑战,因为你已经度过最艰难、最痛苦的治疗期,迎接你的必将是美好的明天,所以,请积极的向前迈步,张开你的双翼,朝着美好的未来飞翔吧!

患者故事分享

·杨医生眼中的抗癌之家·

杨医生所在的乳腺中心康复室,已成立30多年了。这里为乳腺癌术后患者提供专业的、系统的、科学的康复护理,其中很重要的一个环节就是心理康复。乳腺癌患者们把这间小屋当成了自己的"家",她们在这里学习知识、讨论病情、畅谈患病感言,寻求安慰,结交新朋友。因为癌症,她们相识相知,为了同一个目标——战胜癌症威胁,她们成为挚友。她们并肩作战,为征服病魔而努力奋斗着。患者们真的把康复室当成了她们的第二个家,第二次生命孕育的地方。正如康复室的服务宗旨介绍的一样,"牵手并肩,战胜疾病,康复身心,共创粉红人生"。康复室定期组织专家给患者们讲授关于乳腺癌的专业知识、康复保健知识,以及提供免费的一对一的心理咨询,并且组织各类交友联谊活动,目的是通过医院向癌症患者提供相互支持、相互倾诉的互动条件,减少患者的内心孤独和恐惧感,增加患者对抗癌症的信心,为医、护、患交流沟通搭建平台。

·老张眼中的美好明天·

我叫老张,今年63岁,12年前被确诊为浸润型乳腺癌。手术后长达2年的化疗,使我经受了普通疾病所没有的苦难。终于,雨过天晴,我熬过了这段艰苦的岁月,术后至今已经12年了,我仍健康地活着。术后的康复期,因为仍在进行化疗,胃口变差,但家里千方百计地为我增加营养,我把吃饭喝汤作为重要任务,为的是能不中断化疗。同病房的病友非常羡慕,一次病友不解地问我:你怎么吃起来很有滋味?我说,你只要认为喝这碗汤比化疗还重要,就会打起精神把它喝完了。其实,每当我闻及香菇黑鱼汤就想吐,直到现在我仍不想喝这种汤。得了癌症要想忘掉它谈何容易。特别是身体不适时,有一种莫名的恐惧感时时伴随着。为了解除精神上的紧张,我不像一般病友呆在家中长期休息,而是在康复期初期就开始上班,在处理日常工作及与同事们的谈笑中淡忘。转眼退休后,我也并没有闲在家中,我参加了乳腺癌义工组织,广泛结识癌症新朋友,开展群体抗癌活动。这样在充实自己的业余生活的同时,用自己的切身体会为新病友服务。

回想抗癌这些年，虽觉艰辛，但也充满了战胜疾病的欢乐，也从一个新的角度展现了自己的生命意义。

· 上帝钟爱你的芬芳 ·

2014 年 7 月 13 号，那是一个再寻常不过的周末，晚上 9 点多钟，我洗澡后从浴室出来时无意间发现左乳内上侧拇指盖大小的皮肤呈青紫色，犹如皮肤表面血管的颜色。当时，我心里咯噔一下，有种不祥的预感从心头掠过，一宿辗转反侧，难以入眠。

第二天一早就去了医院，医生查看了我的左乳部位，确定我没有磕碰后，让我做了 B 超。随后，穿刺活检。第 3 天，我接到了医院通知，活检病理报告显示：浸润性乳腺癌。虽然之前有所预感，但是听到这个消息的时候还是犹如晴天霹雳，顿时感觉自己被判了死刑且不久将会被执行。我觉得这个世界很快都将与我无关了。绝望、崩溃以及对生的渴望和对亲人的留恋在我心里交织成难以言表的痛。

在外科医生的诊室里，医生安慰我的话语中透出几分威严，你至于那么痛苦沉重吗？癌症现在是慢性病，比起那些消化系统及其他部位的肿瘤患者，患乳腺癌也算是不幸中的万幸，乳腺癌毕竟在体外，不影响你吃喝，把心情调整好，配合医生治疗，结果也许会比你想象的乐观。医生的一席话顿时让我轻松了许多，接着医生给我讲解了我的手术计划，时间确定在 7 月 30 日。从门诊室出来，我如释重负，我决定遵医嘱，改变自己能改变的、接受不能改变的。放松自己、调整好心情，把剩下的交给医生。在等待手术的日子里，我找到了中医，开始中药辅助治疗。

完善各种检查后手术如期进行，按照先前的计划行保乳术。左乳切下 5 cm×5.5 cm 的肿物，腋下淋巴(0/7)无转移，病理显示 ER(＋＋＋)、PR(＋＋)、HER-2(－)，手术一切顺利。手术中意外发现了双病灶，也做了很好的处理。隔天医生就安排我出院回家静养，期间到医院换过几次药，切口也很快愈合。术后一个月，按照治疗计划做放疗，放疗 30 次。放疗前 10 次身体没有明显不适，随着次数的增加，放疗部位的皮肤开始发红疼痛，跟灼烧的感觉差不多，再后来皮肤慢慢变黑更加疼痛，同时伴有明显的口干舌燥。这期间多吃水分多的蔬果，缓解了口干舌燥，涂抹药剂减轻了灼烧疼痛感。做过几次放疗之后，我的心情越来越好，对放疗的恐惧消失殆尽，也不再让爱人陪伴，每天面带微笑自己按时去做治疗。一起放疗的病友看我乐观积极的态度都愿意跟我打招呼，我也热心主动地把自己的心得体会跟她们分享。期间和病友相互鼓励，大家相互关怀支持，积极传递战胜癌症的正能量。

放疗结束后，我开始服用内分泌药物他莫昔芬，同时谨遵医嘱每3个月复查一次，不敢有丝毫的懈怠。后来我加入一个乳腺癌QQ群，发现也很有帮助，不忘提醒自己是一个肿瘤患者。我深知它随时有可能复发或转移，但也没必要杞人忧天，为未知的不确定的事担忧。自己不坚强没人替你勇敢，客观从容理性地对待一切。按时积极检查，发现问题尽早治疗。从确诊到现在，我没有间断服用中药辅助调理，我相信中药调理体内阴阳平衡的作用，大环境好了，身体自然不生病或少生病。

调理身体的同时，我也慢慢调理自己的内心。读过这样一段话："世界上每个人都是上帝咬过一口的苹果，都是有缺陷的，有的人缺陷比较大，那是因为上帝特别钟爱她的芬芳。"我茅塞顿开，患了乳腺癌那是因为上帝钟爱我，既然上帝都钟爱我的芬芳，我更要珍爱自己、快乐生活。我有意识地调整自己对生活的态度，不为难自己，对自己不再那么苛刻，凡事走中庸之道，允许一件事情有多种形式存在。做自己喜欢的事，放大生活中开心的事。自此，我对生活有了和之前不一样的理解和感悟，知道了谁对我重要，什么事重要，珍爱自己和亲人，感恩父母、兄弟姐妹、爱人、孩子，珍惜当下的每一天，让我们在有生之年相互关爱。

骨健康管理

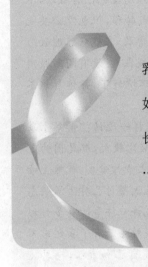

乳腺癌与骨健康有什么联系?

如何进行骨健康管理?

长期应用双膦酸盐类药物有什么副作用?

……

随着乳腺癌早期筛查工作的广泛开展,很多患者在确诊时属于疾病早期,经过综合治疗后,可以获得长期生存,该部分患者对高水平生活质量的追求更加强烈,而乳腺癌治疗后的骨健康问题会直接影响到你的生活质量,下面我们一起来探讨一下骨健康管理的相关问题。

骨健康管理的意义

乳腺癌患者由于多种原因,比其他同龄人更容易出现骨量减少乃至骨质疏松,导致骨折的发生率升高。

在女性的一生中,循环中的雌激素水平随年龄发生动态的变化,在月经初潮后呈周期性波动,在绝经后明显降低,而雌激素对骨骼健康有重要的保护作用,自然绝经后的女性雌激素水平降低,骨密度每年下降约1.9%,并出现骨微结构变化,导致骨质疏松及骨折,因此老年女性发生骨质疏松或骨折的风险增加。

小知识

骨质疏松发生机制

骨骼需有足够的刚度和韧性维持骨强度,以承载外力,避免骨折。为此,要求骨骼具备完整的层级结构,包括 I 型胶原的三股螺旋结构、非胶原蛋白及沉积于其中的羟基磷灰石。骨骼的完整性由不断重复、时空偶联的骨吸收和骨形成过程维持,此过程称为"骨重建"。骨重建由成骨细胞、破骨细胞和骨细胞等组成的骨骼基本多细胞单位(basic multicellular unit, BMU)实施。成年前骨骼不断构建、塑形和重建,骨形成和骨吸收的正平衡使骨量增加,并达到峰值;成年期骨重建平衡,维持骨量;此后随年龄增加,骨形成与骨吸收呈负平衡,骨重建失衡造成骨丢失。

绝经后骨质疏松症主要是由于绝经后雌激素水平降低,雌激素对破骨细胞的抑制作用减弱,破骨细胞的数量增加、凋亡减少、寿命延长,导致其骨吸收功能增强。尽管成骨细胞介导的骨形成亦有增加,但不足以代偿过度骨吸收、骨重建活跃和失衡致使小梁骨变细或断裂,皮质骨孔隙度增加,导致骨强度下降。雌激素减少降低骨骼对力学刺激的敏感性,使骨骼呈现类似于废用性骨丢失的病理变化。

对于乳腺癌患者,激素受体阳性者[即雌激素受体(ER)阳性和(或)孕激素受体(PR)阳性]所占比例较高,约占所有乳腺癌患者的75%。对这些乳腺癌患者,雌激素水平高并不是一件好事情。如果你属于该群体,一般会接受内分泌治疗,以降低循环中的雌激素水平或阻断雌激素信号的传递,从而改善生存率。你也许接受过以下治疗的一种或几种:选择性雌激素受体调节剂(如托瑞米芬、他莫昔芬)、芳香酶抑制剂(如阿那曲唑、来曲唑和依西美坦)、促性腺激素释放激素类似物(如亮丙瑞林或戈舍瑞林)或卵巢切除术。低雌激素水平会让你提前步入中老年女性的状态,增加骨质疏松和骨折的发生风险。

除了内分泌治疗,某些化疗药物(如环磷酰胺)可能诱发卵巢早衰,使绝经前乳腺癌患者发生早绝经、雌激素水平下降,进而影响骨健康情况。乳腺癌化疗中使用的糖皮质激素类药物也会引起骨量丢失。

 临床研究 ◇◇◇◇◇◇◇◇◇◇◇◇◇◇◇◇◇◇◇◇◇◇◇◇◇◇◇◇◇◇◇◇◇◇◇◇◇◇

芳香化酶抑制剂 vs.他莫昔芬(骨折风险)

芳香化酶抑制剂治疗绝经后乳腺癌患者发生骨折的风险(几种芳香化酶抑制剂与他莫昔芬的对比):

骨折风险对比

研究项目	参与例数	骨折发生率(%)	
		芳香化酶抑制剂	他莫昔芬
ATAC(阿那曲唑)	6 168	5.9	3.7
BIG1-98(来曲唑)	8 010	5.7	4.0
IES031(依西美坦)	4 724	3.1	2.3

可见应用芳香化酶抑制剂相比他莫昔芬骨折发生率升高,依西美坦相对阿那曲唑和来曲唑,骨安全性较好。

◇◇

骨健康状态评估

骨健康管理应兼顾癌症的治疗及骨质疏松的防治两个方面。积极抗癌治疗提高你的生存率,骨质疏松的防治改善你的生存质量。

如果你未绝经,想一想你既往接受的治疗中有哪些是为了降低雌激素,这些治疗也许会影响你的骨健康。应当定期监测骨密度,评估骨质疏松及骨折的发生风险。

骨质疏松症是受多因素影响的复杂疾病,对个体进行骨质疏松症风险评估,能为疾病早期防治提供有益帮助。临床上评估骨质疏松风险的方法较多,国际骨质疏松基金会(International Osteoporosis Foundation, IOF)骨质疏松风险一分钟测试题和亚洲人骨质疏松自我筛查工具(osteoporosis self-assessment tool for Asians, OSTA)可以作为骨质疏松风险的初筛工具。

IOF 骨质疏松风险一分钟测试题

IOF 骨质疏松风险一分钟测试题是根据患者的简单病史,从中选择与骨质疏松相关的问题,判断是与否,从而初步筛选出可能具有骨质疏松风险的人群。该测试题简单快速,易于操作,但仅能作为初步筛查疾病风险,不能用于骨质疏松症的诊断,具体测试题见下表。

国际骨质疏松基金会(IOF)骨质疏松症风险一分钟测试题

	编号	问 题	回答	
不可控因素	1	父母曾被诊断有骨质疏松或曾在轻拌后骨折	是	否
	2	父母中一人有驼背	是	否
	3	实际年龄超过 40 岁	是	否
	4	是否成年后因为轻摔后发生骨折	是	否
	5	是否经常摔倒(去年超过 1 次),或因为身体较虚弱而担心摔倒	是	否
	6	40 岁后的身高是减少超过 3 cm 以上	是	否
	7	是否体重过轻(BMI 值<19 kg/m²)	是	否
	8	是否曾服用类固醇激素(例如可的松、泼尼松)连续超过 3 个月(可的松通常用于治疗哮喘、类风湿关节炎和某些炎性疾病)	是	否
	9	是否患有类风湿关节炎	是	否
	10	是否被诊断出有甲状腺功能亢进或是甲状旁腺功能亢进、I 型糖尿病、克罗恩病或乳糜泻等胃肠疾病或营养不良	是	否
	11	女士回答:是否在 45 岁或以前就停经	是	否
	12	女士回答:除了怀孕、绝经或子宫切除外,是否曾停经超过 12 个月	是	否
	13	女士回答:是否在 50 岁前切除卵巢又没有服用雌/孕激素补充剂	是	否
	14	男性回答:是否出现过阳痿、性欲减退或其他雄激素过低的相关症状	是	否
生活方式可控因素	15	是否经常大量饮酒(每天饮用超过两单位的乙醇,相当于啤酒 500 g、葡萄酒 150 g 或烈性酒 50 g)	是	否
	16	目前习惯吸烟,或曾经吸烟	是	否
	17	每天运动量少于 30 分钟(包括做家务、走路和跑步等)	是	否
	18	是否不能食用乳制品,又没有服用钙片	是	否
	19	每天从事户外活动时间是否少于 10 分钟,又没有服用维生素 D	是	否
结果判断		上述问题,只要其中有一个问题回答结果为"是",即为阳性,提示存在骨质疏松症的风险,并建议进行骨密度检查或 FRAX 风险评估		

亚洲人骨质疏松自我筛查工具(OSTA)

OSTA 基于亚洲 8 个国家和地区绝经后妇女的研究,收集多项骨质疏松症危险因素,并进行骨密度测定,从中筛选出 11 项与骨密度显著相关的危险因素,再经多变量回归模型分析,得出能较好体现敏感度和特异度的两项简易筛查指标,即年龄和体重。计算方法是:

OSTA 指数=[体重(kg)−年龄(岁)]×0.2,结果评定见下表,也可以通过以下速查图表根据年龄和体重进行快速查对评估。OSTA 主要是根据年龄和体重筛查骨质疏松症的风险,但 OSTA 所选用的指标过少,其特异性不高,需结合其他危险因素进行判断,且仅适用于绝经后妇女。

OSTA 指数评价骨质疏松风险级别

风险级别	OSTA 指数
低	>−1
中	−4~−1
高	<−4

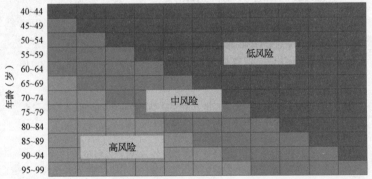

年龄、体重与骨质疏松风险级别的关系(OSTA)

OSTA:亚洲人骨质疏松自我筛查工具

骨质疏松性骨折风险评估工具(FRAX)

骨质疏松性骨折风险评估工具(fracture risk assessment tool, FRAX)是由 WHO 开发的一款可以免费评估健康绝经女性 10 年内发生骨质疏松引起的主要骨折事件风险的软件,它会根据你的临床危险因素及股骨、胫骨密度建立模型,评估你未来 10 年髋部骨折及主要骨质疏松性骨折(椎体、前臂、髋部或肩部)

的概率,该软件也可以用于乳腺癌女性骨折风险的评估,但是可能低估。使用该软件时需要输入你的年龄、性别、临床风险因素、骨密度值等即可获得风险值,针对中国人群的 FRAX 可通过以下网址获得:http://www. sheffield. ac. uk/FRAX/tool. jsp

FRAX 计算依据的主要临床危险因素、骨密度值及结果判断

危险因素	解　释
年龄	模型计算的年龄是 40~90 岁,低于或超过此年龄阶段,按照 40 或 90 岁计算
性别	选择"男性"或"女性"
体重	填写单位是"kg"
身高	填写单位是"cm"
既往骨折史	指成年期自然发生或轻微外力下发生的骨折,选择"是"与"否"
父母髋部骨折史	选择"是"与"否"
吸烟	根据患者现在是否吸烟,选择"是"与"否"
糖皮质激素	如果患者正在接受糖皮质激素治疗或接受过相当于每日泼尼松>5 mg 超过 3 个月,选择"是"
类风湿关节炎	选择"是"与"否"
继发性骨质疏松	如果患者具有与骨质疏松症密切关联的疾病,选择"是" 这些疾病包括 I 型糖尿病、成骨不全症的成人患者、长期未治疗的甲状腺功能亢进症、性腺功能减退症或早绝经(<45 岁)、慢性营养不良或吸收不良、慢性肝病
过量饮酒	乙醇摄入量每日≥3 单位为过量饮酒 一个单位相当于 8~10 g 乙醇,相当于 285 ml 啤酒,120 ml 葡萄酒,30 ml 烈性酒
骨密度	先选择测量骨密度的仪器,然后填写股骨颈骨密度的实际测量值(g/cm²),如果患者没有测量骨密度,可以不填此项,系统将根据临床危险因素进行计算
结果判断	FRAX 预测的髋部骨折概率≥3%或任何主要骨质疏松性骨折概率≥20%时,为骨质疏松性骨折高危患者,建议给予治疗;FRAX 预测的任何主要骨质疏松性骨折概率为 10%~20%时,为骨质疏松性骨折中风险;FRAX 预测的任何主要骨质疏松性骨折概率<10%,为骨质疏松性骨折低风险

需要注意的是临床上已诊断骨质疏松症(即骨密度 T 值≤−2.5)或已发生脆性骨折者,不必再用 FRAX 评估骨折风险,应及时开始治疗。需要 FRAX 评估风险者是指具有一个或多个骨质疏松性骨折临床危险因素,未发生骨折且骨量减少者(骨密度为−2.5<T 值<−1)。

小知识

骨密度

骨密度(bone mineral density,BMD)是指单位体积(体积密度)或者是单位面积(面积密度)所含的骨量。骨密度及骨测量方法较多,不同方法在骨质疏松症的诊断、疗效监测以及骨折危险性评估中的作用有所不同。目前临床和科研常用的骨密度测量方法有双能 X 线吸收检测法、定量计算机断层照相术、外周 QCT 和定量超声等。目前公认的骨质疏松症诊断标准是基于双能 X 线吸收检测法测量的结果。

WHO 将骨质疏松定义为 BMD 低于健康年轻女性平均 BMD 水平的 2.5 个标准差以上,即你的检查报告中 T 值≤−2.5;将骨量丢失(骨量减少)定义为 BMD 低于健康年轻女性平均 BMD 水平的 1.0~2.5 个标准差,即你的检查报告中−2.5＜T 值。骨量丢失和骨质疏松的危险分级:①低度:T 值≥−1.0;②中度:−2.0＜T 值＜−1.0;③高度:T 值≤−2.0,或 FRAX 骨折风险评价工具预测 10 年主要骨折风险＞20%或髋骨骨折风险＞3%。

如果你已经绝经,并且在使用芳香化酶抑制剂,那么骨不良事件(例如骨折、骨痛等,严重者发生瘫痪)的发生率更高,当你符合以下条件时,提示有较高的骨折风险。乳腺癌患者骨折危险因素:①芳香化酶抑制剂治疗;②BMD 检测 T 值＜−1.5;③年龄＞65 岁;④体重指数 BMI＜20 kg/m^2;⑤髋骨骨折家族史;⑥＞50 岁有脆性骨折史;⑦口服糖皮质激素＞6 个月;⑧吸烟史。

小知识

需要进行骨密度测定的人群

我国已经将骨密度检测项目纳入 40 岁以上人群常规体检内容,临床上为诊治骨质疏松症的骨密度测定指征如下:

- 女性 65 岁以上和男性 70 岁以上者。
- 女性 65 岁以下和男性 70 岁以下者,有一个或多个骨质疏松危险因素者。
- 有脆性骨折史的成年人。
- 各种原因引起的性激素水平低下的成年人。
- X 线影像已有骨质疏松改变者。
- 接受骨质疏松治疗,进行疗效监测者。
- 患有影响骨代谢疾病或使用影响骨代谢药物史者。
- IOF 骨质疏松风险一分钟测试题检测结果阳性者。
- OSTA 结果≤−1 者。

医生还会观察你的骨转换标志物(bone turnover markers, BTMs)的情况。骨转换标志物分为骨形成标志物和骨吸收标志物(如下表),前者反映成骨细胞活性及骨形成状态,后者代表破骨细胞活性及骨吸收水平。在正常人不同年龄段,以及不同疾病状态时,血循环或尿液中的骨转换标志物水平会发生不同程度的变化,代表了全身骨骼代谢的动态状况。这些标志物的测定有助于鉴别原发性和继发性骨质疏松、判断骨转换类型、预测骨丢失速率、评估骨折风险、了解病情进展、选择干预措施,监测药物疗效及依从性等。

骨 转 换 生 化 标 记 物

骨形成标记物	骨吸收标记物
血清碱性磷酸酶 (alkaline phosphatase, ALP)	空腹2小时尿钙/肌酐比值 (ratio of urinary calcium to creatinine, UCa/Cr)
血清骨钙素 (osteocalcin, OC)	血清抗酒石酸酸性磷酸酶 (tartrate-resistant acid phosphatase, TRACP)
血清骨特异性碱性磷酸酶 (bone alkaline phosphatase, BALP)	血清 I 型胶原 C-末端肽交联 (serum C-terminal telopeptide of type I collagen, S-CTX)
血清 I 型原胶原 C-端前肽 (procollagen type I C-peptide, PICP)	尿吡啶啉 (urinary pyridinoline, Pyr)
血清 I 型原胶原 N-端前肽 (procollagen type I N-peptide, PINP)	尿脱氧吡啶啉 (urinary deoxypyridinoline, D-Pyr)
	尿 I 型胶原 C-末端肽交联 (urinary C-terminal telopeptide of type I collagen, U-CTX)
	尿 I 型胶原 N-末端肽交联 (urinary N-terminal telopeptide of type I collagen, U-CTX)

骨健康管理方法

调整生活方式

(1) 加强营养,均衡膳食:建议摄入富含钙、低盐和适量蛋白质的均衡膳食,推荐每日蛋白质摄入量为0.8~1.0 g/kg,并每天摄入牛奶300 ml或相当量的奶制品。

(2) 充足日照:建议上午11:00至下午3:00间,尽可能多地暴露皮肤于阳光下,晒15~30分钟(取决于日照时间、纬度、季节等因素),每周2次,以促进体内维生素D的合成,尽量不涂抹防晒霜,以免影响日照效果。但需注意避免强

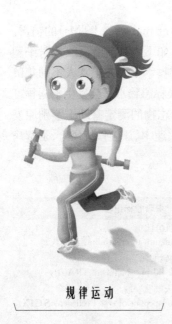

规律运动

烈阳光照射,以防灼伤皮肤。

(3) 规律运动:建议进行有助于骨健康的体育锻炼和康复治疗。运动可改善机体敏捷性、力量、姿势及平衡等,减少跌倒风险。运动还有助于增加骨密度。适合于骨质疏松症患者的运动包括负重运动及抗阻运动,推荐规律的负重及肌肉力量练习,以减少跌倒和骨折风险。肌肉力量练习包括重量训练、其他抗阻运动,以及行走、慢跑、太极拳、瑜伽、舞蹈和乒乓球等。运动应循序渐进、持之以恒。骨质疏松症患者开始新的运动训练前应咨询临床医生,进行相关评估。

(4) 戒烟。

(5) 限酒。

(6) 避免过量饮用咖啡。

(7) 避免过量饮用碳酸饮料。

(8) 尽量避免或少用影响骨代谢的药物。

(9) 采取防止跌倒的各种措施,加强自身和环境的保护措施(包括各种关节保护器)。

适量摄入补充剂

1. 钙剂　充足的钙摄入对减缓骨丢失、改善骨矿化和维护骨骼健康有益。2013版中国居民膳食营养素参考摄入量建议,成人每日钙推荐摄入量为800 mg(元素钙),50岁及以上人群每日钙推荐摄入量为1 000～1 200 mg,绝经后女性推荐摄入量为1 000 mg。尽可能通过饮食摄入充足的钙,饮食中钙摄入不足时,可给予钙剂补充。营养调查显示我国居民每日膳食约摄入元素钙400 mg,故每日尚需补充元素钙500～600 mg。钙剂选择需考虑其钙元素含量、安全性和有效性。不同种类钙剂中的元素钙含量不同,碳酸钙含钙量高,吸收率高,易溶于胃酸,常见不良反应为上腹不适和便秘等;枸橼酸钙含钙量较低,但水溶性较好,胃肠道不良反应小,且枸橼酸有可能减少肾结石的发生,适用于胃酸缺乏和有肾结石风险的患者。高钙血症和高钙尿症时应避免使用钙剂。补充钙剂需适量,超大剂量补充钙剂可能增加肾结石和心血管疾病的风险。在骨质疏松症的防治中,钙剂应与其他药物联合使用,目前尚无充分证据表明单纯补钙可以替代其他抗骨质疏松的药物治疗。

2. 维生素 D　充足的维生素 D 可增加肠钙吸收、促进骨骼矿化、保持肌力、改善平衡能力和降低跌倒风险。维生素 D 不足可导致继发性甲状旁腺功能亢进,增加骨吸收,从而引起或加重骨质疏松症。同时补充钙剂和维生素 D 可降低骨质疏松性骨折风险。维生素 D 不足还会影响其他抗骨质疏松药物的疗效。2013 版中国居民膳食营养素参考摄入量建议,成人推荐维生素 D 每日摄入量为 400 U(10 μg);65 岁及以上老年人因缺乏日照以及摄入和吸收障碍常有维生素 D 缺乏,推荐每日摄入量为 600 U(15 μg);可耐受最高摄入量为每日 2 000 U (50 μg)。维生素 D 用于骨质疏松症防治时,剂量可为每日 800～1 200 U。对于日光暴露不足和老年人等维生素 D 缺乏的高危人群,建议酌情检测血清 25OHD 水平,以了解患者维生素 D 的营养状态,指导维生素 D 的补充。有研究建议老年人血清 25OHD 水平应达到或高于 75 nmol/L(30 μg/L),以降低跌倒和骨折风险。临床应用维生素 D 制剂时应注意个体差异和安全性,定期监测血钙和尿钙浓度。不推荐使用活性维生素 D 纠正维生素 D 缺乏,不建议 1 年单次较大剂量普通维生素 D 的补充。

药物治疗

抗骨质疏松症药物按作用机制可分为骨吸收抑制剂、骨形成促进剂、其他机制类药物及传统中药。对低中度骨折风险者(如绝经后女性,骨密度水平较低但无骨折史)首选口服药物治疗;对口服不能耐受、禁忌、依从性欠佳及高骨折风险者(如多发椎体骨折或髋部骨折的老年人、骨密度极低的人)可考虑使用注射制剂(如唑来膦酸、特立帕肽或迪诺塞麦等);新发骨折伴疼痛的患者可考虑短期使用降钙素。

防治骨质疏松症主要药物

骨吸收抑制剂	形成促进剂	其他机制类药物	中药
双膦酸盐	甲状旁腺激素类似物	活性维生素 D 及其类似物	骨碎补总黄酮抑制剂
		维生素 K₂ 类	淫羊藿苷类制剂
雌激素		锶盐	人工虎骨粉制剂
选择性雌激素受体调节剂			
RANKL 抑制剂(国内尚未上市)			

1. 双膦酸盐　双膦酸盐能特异性地结合到骨转换活跃的骨表面上,抑制破骨细胞的功能,从而抑制骨质破坏。口服剂型的双膦酸盐包括阿仑膦酸钠、依替膦酸钠和利塞膦酸钠等。静脉用双膦酸盐包括唑来膦酸、帕米膦酸钠和伊班膦

酸钠,其中唑来膦酸最常使用。有研究显示采用芳香化酶抑制剂(AI)的绝经后乳腺癌妇女,BMD明显下降,给予双膦酸盐治疗,骨量能够得以维持。

你也许会担心使用双膦酸盐会有什么副作用。的确,长期使用双膦酸盐有一定的肾毒性,要定期监测肾功能,保证每分钟肌酐清除率(Cr)>30 ml。还要监测血清维生素D水平,以防发生持续性低钙血症,长期使用双膦酸盐应及时补充钙剂和维生素D。如果你有严重的口腔健康问题,又长期服用双膦酸盐,可能会出现下颌骨坏死,应及时进行口腔科干预。在使用双膦酸盐治疗期间避免进行口腔科手术。

2. 降钙素类 降钙素是一种钙调节激素,能抑制破骨细胞的生物活性、减少破骨细胞数量,减少骨量丢失并增加骨量。降钙素类药物的另一突出特点是能明显缓解骨痛,对骨质疏松症及其骨折引起的骨痛有效。目前应用于临床的降钙素类制剂主要有两种:鳗鱼降钙素类似物和鲑降钙素。

降钙素总体安全性良好,少数患者使用后会出现面部潮红、恶心等不良反应,偶有过敏现象,可按照药品说明书的要求,确定是否做过敏试验。2012年欧洲药品管理局人用药机构委员会通过荟萃分析发现,长期使用(6个月或更长时间)鲑降钙素口服或鼻喷剂型与恶性肿瘤风险轻微增加相关,但无法肯定该药物与恶性肿瘤之间的确切关系,鉴于鼻喷剂型鲑降钙素具有潜在增加肿瘤风险的可能,鲑降钙素连续使用时间一般不超过3个月。

3. RANKL单抗 RANKL单克隆抗体(迪诺塞麦)能够特异性地与成骨细胞分泌的RANKL相结合,抑制RANKL与破骨细胞上的受体RANK结合,从而抑制破骨细胞的活性,抑制骨破坏。有研究显示采用AI治疗的绝经后乳腺癌妇女,用RANKL单抗治疗能使骨骼获益。该药物在国外已经广泛使用,在国内已经完成Ⅲ期临床试验,尚未(即将)上市。

小知识

应用骨健康保护药物进行干预的时机

对于绝经前乳腺癌女性,在接受卵巢去势治疗联合他莫昔芬或AI的治疗后,骨不良事件发生率升高,建议接受卵巢去势治疗、BMD的T值<-2.0的患者进行双膦酸盐、钙剂和维生素D的干预治疗。

对于绝经后的乳腺癌女性,在开始AI治疗前,无论BMD值如何,都应给予维生素D和钙剂的预防治疗。对于T值≤-2.0或FRAX10年主要骨折风险>20%或髋骨骨折>3%的高危患者,强烈建议进行双膦酸盐药物干预;对于中危者可结合骨折危险因素,适时进行药物干预。

心血管功能的保护

乳腺癌的相关治疗会影响心血管功能吗?

发生心血管不良事件的高危人群有哪些?

如何预防乳腺癌治疗带来的心血管不良事件?

……

　　你需要了解的是手术、放化疗、内分泌治疗及靶向治疗都可能导致不良心血管事件(如心绞痛、急性心肌梗死、严重心律失常、心力衰竭、冠心病死亡等)的发生,心血管功能的保护对治疗效果及患者生活质量有很大的影响。不同治疗阶段容易发生的不良心血管事件种类不同,防治方法也不完全相同,本章就乳腺癌常规治疗过程中心血管功能保护的相关问题为你进行解答。

手术阶段

　　如果你有心脏病病史,身体能否承受乳腺癌手术会是你及家属最关心的问题。同时这也是医生、麻醉师最常遇到的问题。因为手术后机体处于应激状态,还有疼痛、贫血、高凝状态、心动过速、血压波动等危险因素,上述因素的共同作用下可能造成心肌缺血或冠状动脉斑块破裂并伴血栓形成,最终导致心肌梗死或其他围手术期心脏并发症。此外,恶性肿瘤自身的相关生物学过程可能影响血细胞计数、免疫系统及多个器官,影响你的功能状态和围手术期的管理决策。乳腺癌手术后的心血管系统并发症不但影响手术后早期的恢复,而且影响术后1～2年甚至更长时间的转归。

　　如果你既往有心脏病史或有心血管疾病高危因素,如何安全地进行手术呢?首先,术前麻醉师以及心内科医师会使用风险预测工具,预测你围手术期主要不良心血管事件的发生风险。高曼心脏危险指数是评估非心脏手术中心脏风险的量化模型,包括9个独立变量,汇总各部分积分可获得心脏危险指数。评估变量包括你是否有心脏病病史、你的体格检查结果(血压、心率、心律等)、实验室检查结果以及计划的手术类型。目前临床多采用改良版的高曼心脏危险指数,仅包含以下6个危险因素:①高危手术,指胸、腹腔手术及腹股沟以上的血管手术。②心力衰竭史。③脑血管病史。④缺血性心脏病史。⑤术前肌酐＞2 mg/dl。⑥术前使用胰岛素治疗。

改良高曼心脏危险指数评估法

危险因素数量	心脏事件发生率(%)
0	0.4
1	1
2	2.4
3个或更多	5.4

注:心脏事件包括围手术期心源性死亡、非致死性心肌梗死及非致死性心脏停搏。

　　若预测结果显示你发生主要心血管事件的风险较低(＜1%),即可直接进行手术。若你发生主要心血管不良事件的风险较高(≥1%),则会有专业的医师以及手术团队结合你的病史、临床表现以及合并的危险因素等进行一系列的心脏病学评估和管理,并根据指南指导的药物治疗进行手术或考虑其他治疗策略。

放疗阶段

放疗在治疗疾病的同时,也可能引起不同程度的心脏损伤,影响患者的生存质量,甚至死亡。放疗所致的心脏损伤出现的时间差异较大,在放疗过程中或放疗后数月乃至数年均有可能发生。

 小知识

放疗引起心脏损伤的机制

● 内皮细胞 通常认为血管内皮细胞损伤是 RIHD(放射诱导心脏病)的潜在机制。放射剂量≥2 Gy 可明显改变内皮细胞功能。照射后,上皮细胞显著上调多种细胞黏附分子的表达,这些黏附分子的表达升高会促进白细胞黏附和迁移,继而引起前炎症反应。此外,放射线还能减少心脏微血管密度,增加微血管通透性,导致体内内皮细胞死亡。多项研究证明放射线能够导致体外多种形式的内皮细胞死亡,包括细胞凋亡、有丝分裂障碍和衰老。

● 肥大细胞 动物试验还表明心脏局部放射会引起肥大细胞浸润,肥大细胞是组织定居前哨细胞,对免疫应答可以同时进行正、负向调控。有些研究显示肥大细胞的浸润可能与冠状动脉粥样硬化和心肌纤维化有关。但有趣的是,在肥大细胞缺陷的大鼠试验中发现肥大细胞在大鼠 RIHD 模型中起保护作用,其保护机制还有待进一步研究。

如果患者在放疗过程中为了提高疗效采取了联合蒽环类药物的治疗方案,蒽环类药物会使心脏对放射线的耐受性降低,药物本身的心脏毒性加上放射线对心脏的损伤导致心脏疾病的发生概率升高。

放射性相关的心脏毒性损伤可分为 3 期,即急性期(放疗后 6～48 小时),潜伏期(放疗后 2～47 天),晚期(放疗 70 天以后)。目前为止,对心脏安全的最低平均放射剂量是多少仍未可知。有研究显示,即使是最小剂量的放疗也可发生心脏缺血事件,且其发生率随着心脏受到照射剂量的增大而增加,这种风险的增加最早出现在放疗后 5 年,可持续至放疗后 30 年。

放疗相关的心脏毒性的危险因素包括以下几点。

(1) 大分割放疗(提高每次放疗剂量同时减少次数的放疗)或高剂量放疗(>200 cGy)。

(2) 心脏受照射的体积大。

(3) 合并应用心脏毒性药物(如蒽环类化疗药)。

(4) 合并动脉粥样硬化等。

如何在放疗过程中保护你的心脏免受伤害呢? 放疗相关心脏毒性的防护须遵循以下原则。

(1) 优化技术来降低心脏受照体积和剂量:内乳淋巴结放疗的严格筛选、三维适形放射治疗和调强适形放射治疗,上述技术均已被证实可降低心脏局部放射剂量。

(2) 尽量不要超过心脏耐受剂量,且使每日剂量分布均匀。

(3) 当与多柔比星等损害心肌的化疗药同时或先后应用时,心脏的放射耐受量下降,此时要适当调整放射治疗剂量。但目前对放疗相关心脏毒性的保护药物还处于基础研究阶段。

放疗相关的心脏疾病包括心包病变、冠状动脉病变、瓣膜性心脏病、心肌病变和心电传导异常等。其中最常见的为心包病变,在放疗期间发生急性心包炎通常表现为胸痛和非特异性的 ECG 改变或经典的 ST 段抬高。急性心包炎可用非甾体消炎药、秋水仙碱和类固醇等药物治疗。慢性心包疾病可能会表现为心脏增大、慢性心包积液或缩窄性心包炎。对于慢性心包积液可行心包穿刺术。有症状的缩窄性心包炎可行心包剥离术。放疗相关的冠状动脉病变的临床表现、诊断及治疗与普通人群是相似的。经皮介入治疗和冠状动脉旁路移植均可作为治疗选择。

放疗后心血管功能的监测仍应引起重视。保留基线水平的 12 导联心电图和超声心动图检查,随访中,若条件允许可行胸部 X 线及 CT 扫描的评估,因为慢性心包积液(可能在放疗后数月至数年后发生)或心脏轮廓扩大通常于随访的胸部 X 线检查中发现,任何少量的心包积液都应进行定期随访。若出现了心脏相关症状应进行超声心动图随访。对于高危但无症状者(接受左侧胸部放疗,并具有>1个放疗诱导心脏损伤的危险因素),放疗结束后的第 5 年应进行超声心动图筛查,对于中、低危患者,超声心动图筛查应于放疗结束后的第 10 年进行。

化疗阶段

蒽环类药物是临床上最常用且有效的乳腺癌化疗药物,但其可导致严重的心脏毒性。蒽环类药物的心脏毒性按照出现的时间可以分为急性、早期慢性和迟发性 3 类。急性心脏毒性不常见，1%在给药后很快发生，常表现为室上性心律失常、短暂性心功能异常和心电图改变，病程一般可逆，但也可能反映为心肌损伤而最终进展为早期和迟发性心脏毒性；早期慢性心脏毒性多在化疗的 1 年内发生，发病率为 1.6%~2.1%，表现为临床心力衰竭或亚临床心肌功能降低，病情呈进展性改变；迟发性心脏毒性，在化疗后数年发生(平均 7 年)，发病率为 1.6%~5%，多表现为心力衰竭，心肌病和心律失常等，尽管可以治疗，但累积的心脏毒性可以使心肌细胞功能永久丧失，病程多为不可逆性。

在西方国家，癌症群体因药物相关心脏毒性导致的死亡风险已经超过了癌症复发风险，化疗药物导致的心脏损害与治疗方案及药物种类相关，也与你本身存在的心脏并发症及使用其他心脏毒性药物有关。

 临床研究 ◇◇◇◇◇◇◇◇◇◇◇◇◇◇◇◇◇◇◇◇◇◇◇◇◇◇◇◇◇◇◇◇◇◇◇◇◇◇

蒽环类药物伤害心脏的机制

蒽环类药物具有亲心肌特性，更易在心肌细胞停留，所以心脏较其他脏器或组织更易遭受蒽环类药物的损伤。目前研究表明可能与以下机制有关。

- 蒽环类醌基团的氧化还原循环及蒽环类-铁复合物形成造成心肌氧化应激增加。
- 干扰细胞和线粒体内的钙稳态。
- 线粒体能量破坏。
- 降解包括肌联蛋白和抗肌营养蛋白在内的超微结构蛋白。
- 抑制拓扑异构酶Ⅱβ造成 DNA 损伤。
- 抑制促生存信号通路，如神经蛋白调节蛋白-1 和 ErbB。
- 对心脏祖细胞的直接细胞毒效应导致其在心肌受损后修复潜能降低。

◇◇◇

化疗药物的心脏毒性标志及症状

化疗药物	心脏毒性的标志、症状及体征
蒽环类 (多柔比星、表柔比星、伊达比星、米托蒽醌)	1. 急性毒性：<1%，可逆，输注不久之后；毒性包括心律失常、QT 间期延长、HF 2. 早发慢性进展性：1.6%~2.1%，从治疗期间到治疗结束 1 年后，不可逆，临床上类似心肌炎，伴有舒张期功能障碍 3. 晚发慢性进展性：1.6%~5%，治疗结束后 1 年以上，不可逆，临床失代偿通常在隐性 LVD 之后发生

（续　表）

化疗药物	心脏毒性的标志、症状及体征
环磷酰胺	1. 心律失常 2. 非典型 ST - T 异常 3. 心包积液 4. 出血性心肌心包炎 5. 有症状的 HF(7%～28%) 给药后 1～14 天内出现,通常持续数天。毒性可能完全可逆或是具有长期后遗症
异环磷酰胺	1. 心律失常 2. ECG 非典型 ST - T 改变 3. HF(17%) 急性 HF 通常出现在首次异环磷酰胺给药后 6～23 天内
顺铂	1. 胸痛 2. 心律失常 3. ECG 非典型 ST - T 改变 4. ACS 5. 血栓栓塞(8.5%)
氟尿嘧啶 (5 - FU)	1. 胸痛或 ACS 3%～7.6% 2. 心房颤动 3. HF 4. 心源性猝死(罕见) 治疗期间或开始不久后出现。症状最多持续 48 小时,但通常会消除。在接受持续输注治疗的患者中,ECG 出现改变者达 68%。心脏生物标记物上升达 43%
卡培他滨	胸痛或 ACS(3%～9%)并伴有 ECG 一过性 ST 段抬高 治疗开始后 3～4 小时出现症状。心脏生物标记物通常保持在正常水平
紫杉醇	1. 心肌缺血(1%～5%) 2. MI(0.5%) 3. 心律失常以及心脏传导阻滞 心脏并发症的出现率达 29%,其中最多的是无症状的心动过缓。在紫杉醇给药期间或给药后 14 天内出现。治疗停止后症状通常消除
多西他赛	1. HF(2.3%～8%) 2. 心肌缺血(1.7%)

注:LVD:左室功能障碍;HF:心力衰竭;MI:心肌梗死;ACS:急性冠状动脉综合征;ECG:心电图。

哪些人的心脏更易受到伤害呢? 高危人群主要包括以下 3 种。

（1）累积应用多柔比星≥250 mg/m² 或表柔比星≥600 mg/m²。

（2）累积应用多柔比星≤250 mg/m² 或表柔比星≤600 mg/m² 时,伴有 2 个以上心血管病危险因素(如吸烟、高血压、糖尿病、高脂血症、肥胖),或年龄≥60

岁,或合并心脏病(临界性 LVEF 降低、心肌梗死病史、中重度瓣膜病)。

(3) 当累积应用多柔比星≤250 mg/m² 或表柔比星≤600 mg/m² 时,联合应用心脏区域的低剂量(<30 Gy)放疗,或联合应用赫赛汀。

如何保护自己从而免受化疗药物伤害呢? 尤其对于高危者,你的肿瘤治疗方案及心脏毒性防治方案需要有经验的肿瘤医生和心内科医生团队共同协商制订,优选无心脏毒性或心脏毒性低的治疗方案并及时加用心脏保护药物。现在越来越多的医院成立了"肿瘤心脏病"专科,以预防抗癌药物导致的心脏毒性,优化监测和治疗。目前常采用的防治策略包括限制蒽环类药物累计剂量,改变给药方法以及使用脂质体蒽环类药物降低心脏毒性的发生率。研究显示右丙亚胺(DZR)可有效预防蒽环类药物导致心脏毒性的发生,其发挥保护作用的机制主要是通过减轻心肌凋亡、减少氧自由基的产生、降低脂质过氧化物产物。也有相关研究证实 β 受体阻滞剂和(或)ACEI(ARB)也可用于蒽环类药物心脏毒性的防治。

内分泌治疗阶段

辅助内分泌治疗是雌激素受体阳性乳腺癌的重要治疗手段,内分泌治疗阶段的心血管保护主要是针对血脂监测和管理。因为内分泌治疗可能使你的血脂升高,尤其是对绝经后女性的血脂影响更明显,而血脂升高会增加心血管疾病的发生风险。所以如果你正在接受辅助内分泌治疗,需要密切监测血脂,建议高危女性 6 个月检测 1 次,其他女性在内分泌治疗随访期间 6~12 个月检测 1 次。对于乳腺癌患者血脂的控制目标,目前国内外尚无统一的标准。中国成人血脂异常防治指南推荐对于无动脉粥样硬化性心血管疾病的低危、中危、高危患者,低密度脂蛋白胆固醇(LDL-C)目标值分别为 4.1、3.4 和 2.6 mmol/L 以下。接受辅助内分泌治疗时,雌激素水平明显下降,这也是心血管事件增加的直接原因,因此,需要更严格的血脂管理。如果你是正在接受辅助内分泌治疗的乳腺癌患者,尤其是绝经后乳腺癌女性,应坚持控制饮食并调整生活方式,加强锻炼,积极预防脂质代谢异常。

绝经后女性的内分泌治疗会选择芳香化酶抑制剂(AI)类药物,分子结构的差异导致 AI 类药物对绝经后乳腺癌女性血脂的影响亦存在差异。非甾体类芳香化酶抑制剂(来曲唑、阿那曲唑)辅助治疗可使患者的 TC 和 LDL-C 水平升

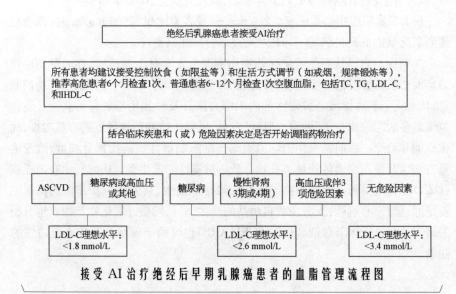

接受 AI 治疗绝经后早期乳腺癌患者的血脂管理流程图

注:ASCVD:动脉硬化性心血管疾病(arteriosclerotic cardiovascular disease);TC:总胆固醇;TG:三酰甘油;
HDL-C:高密度脂蛋白胆固醇;LDL-C:低密度脂蛋白胆固醇。
(摘自:中国乳腺癌内分泌治疗多学科管理血脂异常管理共识专家组 中华肿瘤杂志 2017.39(1)72-77)

高,而甾体类芳香化酶抑制剂(依西美坦)则可降低 TC 水平,对 LDL-C 无显著
不良影响。

内分泌治疗药物对血脂的影响

	阿那曲唑	来曲唑	依西美坦
LDL-C	↑/-	↑/-	↓/-
HDL-C	↑/-	-	↓/-
TC	↑/-	↑/-	↓/-
TG	-	-	↓
总 HDL-C	-	↑/-	?
Lp(a)	↑/-	?	-
Apo-B	↑/-	↑/-	-

注:↑表示增加;↓表示降低;-表示无改变;?表示不确定。

临床研究 ◇◇◇◇◇◇◇◇◇◇◇◇◇◇◇◇◇◇◇◇◇◇◇◇◇◇◇◇◇◇◇◇◇◇◇◇◇◇

内分泌治疗药物对血脂有不同程度影响的国际大型研究

研究	随访(月)	AI	对照	事件	AI vs.对照(%)	风险比	P值
ATAC[1]	68	ANA	TAM	高胆固醇血症	9 vs. 3.5	2.57	NR
BIG 1 - 98[3]	51*	LET	TAM	高胆固醇血症	50.6 vs. 24.6	NR	<0.001
BIG 1 - 98[3]	71*	LET	TAM	高胆固醇血症	53.2 vs. 29.9	NR	<0.001
IES[4]	56	EXE	TAM	高胆固醇血症	7.2 vs. 6.0	NR	0.12

注：* 51 个月分析仅限于单药治疗组。
* 71 个月分析仅限于序贯分析单药治疗组,TAM 组包含换药人群。
TAM:他莫昔芬;ANA:阿那曲唑;LET:来曲唑;EXE:依西美坦;NR:无报告。

◇◇◇

靶向治疗阶段

　　曲妥珠单抗(赫赛汀)是现在乳腺癌靶向治疗的最常用、最有效药物,但是它的心脏毒性也日益受到学者们的关注。研究显示,使用赫赛汀治疗的女性患心脏疾病的风险增高超过 4 倍。采用间隔给药的方式可明显降低其心脏毒性。ACEI 和 β 受体阻滞剂可以有效降低给药期间心力衰竭的发生率。美国国家癌症研究所建议如果 LVEF(心脏射血分数)降低至<45%,应中断赫赛汀并加用 ACEI;如果 LVEF 恢复到>49%,赫赛汀可重新开始应用;如果 LVEF<50%但>44%,赫赛汀可继续使用同时加用 ACEI。如果在加用 ACEI 治疗后 LVEF 仍下降,应转诊心血管科进行专科治疗。在特定情况下,根据并发症情况可能优先选择 β 受体阻滞剂而不是 ACEI。

　　蒽环类药物与赫赛汀联合应用会进一步加重心脏毒性,研究显示,两药合用者 5 年后患心脏疾病的风险升高了 7 倍。欧洲肿瘤医学学会指南建议,为预防赫赛汀诱导的心脏毒性,应延长以蒽环类为基础的化疗方案和应用赫赛汀之间的间隔时间,同时在化疗开始前和随访中应仔细评估你的心功能,对高血压或新发左心室功能不全者,预防性使用 ACEI 进行控制。与蒽环类药物不同的是,赫赛汀引起的心脏功能不全似乎并不具有剂量依赖性,停止治疗后心脏毒性通常可以逆转。

不同种类靶向药物的心脏毒性标志及症状

靶向药物	心脏毒性及症状
酪氨酸激酶抑制剂	
舒尼替尼	1. HTN(47%) 2. 无症状的 LVEF 下降(10%～21%) 3. 有症状的 HF 达 15% 症状出现时间不一(数天至数月)
索拉非尼	1. MI(2.7%～3%) 2. HTN(17%～43%) 3. HF/LVD 心功能障碍比舒尼替尼少
阿昔替尼	HTN
瑞格菲尼	HTN
凡德他尼	尖端扭转型室性心动过速
伊马替尼	LVEF 减少(0.5%～1.7%)
达沙替尼	HF/LVD
拉帕替尼	1. LVD(1.6%～2.2%) 2. 有症状的 HF(0.2%～1.4%) 3. QTc 间期延长 心脏不良事件发生率相对较低
单克隆抗体	
曲妥珠单抗	HF/LVD,根据临床试验定义的不同比例各异,单一疗法中 2%～7%,联合紫杉醇的治疗中 2%～13%,在合并蒽环类药物的治疗中达 27%
贝伐珠单抗	1. HTN 2. HF(0.8%～22%) 3. MI/心绞痛(1.5%) 4. 治疗期间的 ATE(中位数为 3 个月)

注:HTN:高血压;LVEF:左室射血分数;ATE:动脉血栓事件;HF:心力衰竭;MI:心肌梗死;LVD:左室功能障碍。

对于曲妥珠单抗诱导的心脏毒性的预防,研究发现使用 β 受体阻滞剂者比未使用者发生曲妥珠单抗诱导心力衰竭的可能性更低;预防性使用培哚普利或比索洛尔的 HER-2 阳性者相对安慰剂组,曲妥珠单抗治疗的中断率更低。多项相关研究正在进行之中,研究结果将更好地指导医生进行临床用药。

潮热与内分泌

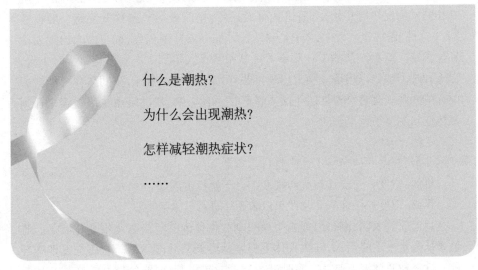

什么是潮热?

为什么会出现潮热?

怎样减轻潮热症状?

……

在乳腺癌的治疗过程中,你是否出现过一阵阵汗出的现象?像一股热潮席卷你的身体,你会烦躁不安、周身汗出,热潮退却后又会发冷,搞得你心情抑郁,严重影响日常生活质量。不必太过担心,这些现象是乳腺癌治疗中很常见的副作用,本章会给你一些建议,让你轻松应对以上不适。

潮热产生的机制

发生潮热时,你的身体会感觉到像潮汐一样的发热,通常以突然出现的上胸部和面部的发热感开始,然后迅速蔓延,变为全身发热。这种发热感一般持续2~4分钟,通常伴有大汗,偶有心悸。出汗后随着汗液蒸发,你可能会出现发冷和焦虑感。这种潮热的发作频率可能从平均1天不到1次到多达每小时1次,白天和晚上都可以出现。晚上出现潮热伴出汗时称为盗汗,夜间盗汗可能会影响你的睡眠。潮热会对你的生活质量产生不良影响,目前常用4级量表来评判潮热症状的严重程度。

Ⅰ级:无症状。

Ⅱ级:轻度——症状不会干扰日常活动。

Ⅲ级:中度——症状在某种程度上会干扰日常活动。

Ⅳ级:重度——症状非常严重以致无法进行日常活动。

目前研究表明,潮热出现的生理机制和你体内的雌激素水平变化有关。雌激素从高水平下降后,会导致人体下丘脑体温调节功能障碍。有研究发现绝经前女性在核心体温升高0.4℃时就会启动散热机制,而绝经期女性在核心体温升高远低于0.4℃时就会启动散热机制。散热机制启动后人体外周血管不适当扩张,手指和皮肤血流增加,从而散热增加,人体出现温暖的感觉,这就是潮热现象。出汗导致热量快速损失并使核心体温降至正常以下,随后可能感觉发冷、寒战,这是人体一种使核心体温恢复正常的正常机制,如果出现,你不必太过焦虑。

一些女性的潮热症状可能首发于生育期晚期,主要集中在月经前后,但这个年龄段的女性出现潮热时,其症状通常比较轻且无需治疗。绝大部分女性出现潮热现象,都与绝经相关。自然绝经是指中年女性停止出现月经,此时,女性的卵巢停止排卵并停止产生雌激素和孕酮。更年期早期潮热发生率大约为40%,而在更年期晚期和绝经后早期其发生的概率增加至60%~80%。

如果你患有乳腺癌,和其他女性相比,你有更大可能性出现潮热问题。乳腺癌女性出现潮热的原因有多种:首先,你可能因为接受化疗,导致卵巢早衰。其次,如果你的免疫组化显示雌激素或孕激素受体阳性,你可能接受内分泌治疗,如果你服用他莫昔芬(三苯氧胺),该药物会阻断雌激素和体内靶器官之间的作用,高达80%的人会出现潮热症状,其中30%的人认为自己是重度潮热。芳香化酶抑制剂(如阿那曲唑、来曲唑、依西美坦等),也可能引起潮热症状,但其发生率和严重程度均较他莫昔芬(三苯氧胺)低。此外,如果你较年轻,针对你的乳腺癌治疗,可能需要卵巢功能抑制药物、双侧卵巢切除手术、卵巢放疗等治疗,从而影响女性激素的产生和月经周期形成,表现为停经现象,出现停经相关症状,如盗汗、夜间睡眠障碍、阴道干涩、情绪改变、抑郁、注意力难以集中和记忆力下降等。

小知识

绝经

- 以下这些情况提示你开始进入绝经期

(1) 月经频率高于或低于平常(例如,每5~6周而非每4周1次)。

(2) 出血天数少于平常。

(3) 有1个或多个周期没来月经。

(4) 出现绝经症状,如潮热。绝经通常发生于45~55岁,平均发生年龄是51岁,自然绝经一般是缓慢发生的,通常会历时几年。

- 美国NCCN指南对乳腺癌绝经状态的定义   判定是否绝经对乳腺癌患者选用何种内分泌治疗意义重大,符合以下任意一条者即属于绝经。

(1) 双侧卵巢切除。

(2) 年龄>60岁。

(3) 年龄<60岁者,连续停经12个月或以上,且连续监测血清卵泡刺激素(FSH)、雌二醇(E2)显示处于绝经状态。

注意:对于正在使用卵巢功能抑制剂GnRHa类药物的患者无法对其是否绝经做出判定。

注意:虽然满足第3条,但对于年龄稍年轻,在考虑换用绝经后内分泌药物时,要连续监测血清FSH、E2。因为既往化疗或他莫昔芬等治疗造成卵巢功能受损随着时间的推移有恢复的可能,并未达到真正但绝经。

应对潮热

如果你的潮热程度只是轻度(不干扰日常活动的潮热),通常不需要接受药物治疗,一些简单的行为措施可有助于减少潮热的发生次数。如穿合适的易穿脱的棉质衣服,根据情况增减衣物。可以适当降低室温、使用风扇。你要注意观察寻找可能的触发潮热的因素,如辛辣食物、酒精或精神紧张,如上述因素确实会诱发你的潮热症状,请尽量避免。大多数情况下,采取上述简单措施,你的潮热症状便可以得到很好的控制。

如果你的潮热症状比较严重,通常需要接受药物治疗。对于非乳腺癌的女性出现潮热等更年期相关症状时,最有效的治疗方法是补充雌激素。但对于乳腺癌患者,全身性的雌激素治疗被认为是相对禁忌的。植物雌激素对于乳腺癌的影响尚不明确,目前不太建议采用。建议采用非激素药物治疗,你可以选用的药物包括抗抑郁药、抗癫痫药和中枢作用药物。抗抑郁药如文拉法辛、西酞普兰和帕罗西汀都是合理的选择。如果你在服用他莫昔芬(三苯氧胺),那更倾向于建议选用西酞普兰或文拉法辛,以减少药物之间的相互作用。少数服用文拉法辛的女性可能会有恶心或呕吐反应,大部分人的以上症状会随着用药时间的延长而消失。有些人服用文拉法辛后会出现血压升高,用药时注意经常测量血压。加巴喷丁是一种抗癫痫药,通常用于带状疱疹后遗神经痛和痛性糖尿病神经病的治疗。因为它有镇静作用,所以加巴喷丁对一些女性的潮热症状也有效。如果你的潮热症状主要在夜间出现,那更适合用这一药物,可以缓解潮热引起的烦躁情绪。普瑞巴林可用于多种疾病,包括癫痫发作、神经病理性疼痛和带状疱疹后遗神经痛,也能有效缓解潮热症状。可乐定是一种用于治疗高血压的药物,能在一定程度上缓解潮热反应。

此外,还有一些其他补充治疗法,包括中药、针刺治疗、身心疗法、冥想、深慢呼吸、减轻体重和锻炼等,也可能在一定程度上能帮助你缓解潮热症状。你可能需要结合自身情况,在医师指导下酌情选用。

控制癌痛

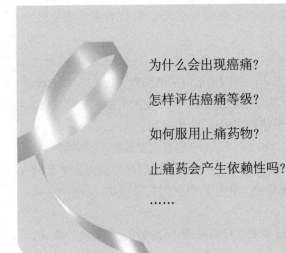

为什么会出现癌痛?

怎样评估癌痛等级?

如何服用止痛药物?

止痛药会产生依赖性吗?

......

　　很多乳腺癌患者在疾病过程中会出现疼痛,可能是由肿瘤直接引起的,也可能是相关治疗的并发症。统计显示,所有癌症患者中大于 50% 的人经历过中到重度的疼痛。癌症幸存者的癌痛发生率为 40%,这其中 2/3 的人在疾病晚期的生活是与癌痛相伴的。癌性疼痛严重影响患者的生活质量,但是癌痛的控制却没有引起大家足够的重视,WHO 的一项统计显示,全球每年大约有 820 万人死于晚期癌症,约 600 万人没有接受过足量强阿片类止痛药物的治疗。癌痛的早期干预可以使患者有很大获益,本章就癌痛控制的相关问题为大家进行详细阐述以纠正大家的止痛误区。

癌痛的病因及特点

癌痛是一种混合性疼痛,产生的原因主要有 4 个。

(1)癌症本身引起癌痛,约占 78.6%。由于肿瘤侵犯或压迫神经组织,侵犯骨骼、胃、肠、肝、肾、脑器官,造成管道梗阻、黏膜受侵或溃疡、血管阻塞或受侵、颅内压升高、高钙血症性腹痛等。

(2)与肿瘤相关的疼痛,约占 6%。不是肿瘤直接引起,但是与肿瘤的发生与发展有着明显的相关性,如由于恶病质等因素造成活动障碍引起的疼痛、如病理性骨折、空腔脏器的穿孔或梗阻、肌痉挛、便秘等。当你患肿瘤后,本身存在免疫力低下的问题,容易继发性感染带状疱疹病毒,产生疼痛。

(3)与诊断或治疗有关的疼痛,约占 8.2%。一些有创性诊断,如骨髓穿刺、病理活检、腰椎穿刺等操作引起的疼痛。外科手术后引起的神经损伤及淋巴回流受阻导致手、臂、肩及背部的肿胀疼痛。化疗后引起的黏膜损伤、周围神经病变、口腔炎及放射性脊髓炎等。

(4)与癌症无关的疼痛,如果你本来就有痛风、椎间盘突出、关节炎等疾病,平时就会产生疼痛症状。但要注意的是,患肿瘤后你的疼痛阈值会降低,也就是

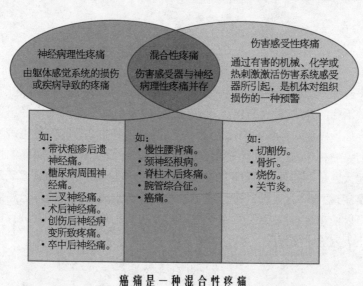

癌痛是一种混合性疼痛

说你对疼痛也许更敏感、更难忍,所以这些疼痛也会变得更强烈。

有时候在你身上会同时出现不止一种的"复合痛",这种疼痛更加剧烈,治疗起来也更复杂。

可以说癌痛是"全方位的疼痛",因为它对你的影响是多方面的。

(1) 躯体方面:癌症本身因素、相关性疼痛、非相关性疼痛。

(2) 心理方面:由疼痛引起对命运的不满、对上天的愤恨、丧失信心、失去寻觅生活的意义、对未来担忧、痛苦、抑郁等心理。

(3) 社会生活方面:导致社会地位和角色的迷失、失去工作、经济相关因素、对家庭产生依赖性等。

与普通疼痛相比,癌症疼痛的一个特点就是持续性疼痛,持续性时间比较长,出现以后很难消失,它是一个反复发生、持续存在、不断加重的过程。如果说普通疼痛是一个症状,那么癌症疼痛就是一种病。为什么说癌症疼痛是一种病?因为疼痛的持续存在,不断向神经系统传入,与大脑皮质形成固定的反射,会对神经系统本身造成器质性损害。

小知识

癌痛的等级评估

癌痛等级评估与你的疼痛阈值相关,可以通过以下的"癌痛评估脸谱"进行分级。一般来说,刀割皮肤的疼痛可以达到 6 级,传说中的"竹签插手指"的酷刑可以达到 7 级,癌痛可能会达到 10 级。

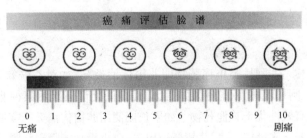

癌痛评估脸谱:0:无痛;1~3:轻度疼痛(睡眠不受影响);
4~6:中度疼痛(睡眠受影响);7~10:重度疼痛(严重影响睡眠)。

癌痛的临床控制

如果急性疼痛未能完全控制,可能会发展成慢性疼痛;慢性疼痛若不及早治疗,会形成疼痛记忆,导致难治性疼痛。因此,癌症疼痛应及早治疗、尽快控制。

非药物止痛方法

非药物止痛方法包括物理治疗、综合治疗、介入治疗、心理学治疗以及神经刺激疗法等,具体见下表。

非 药 物 止 痛 方 法 举 例

治疗方法	举 例	证据等级/推荐强度
物理治疗	个体化的身体治疗方法:职业疗法、娱乐疗法、个体化的锻炼计划、器械矫正、冷疗/热疗等	中级;中等
综合治疗	按摩、针灸、音乐	低级;弱
介入治疗	神经阻滞、轴索注射(膜外/膜内)、椎体形成术/椎体后凸成形术	中级;中等
心理学治疗	认知行为疗法、分散注意力、静坐、放松、想象疗法	中级;中等
神经刺激疗法	经皮电导神经刺激、脊髓刺激、外周神经刺激、经颅刺激法	低级;弱

"三阶梯"药物止痛

轻度疼痛(第一"阶梯")

止痛药物 非阿片类止痛药物即非甾体消炎药[如对乙酰氨基酚(扑热息痛)、布洛芬、阿司匹林、双氯芬酸钠等]。目前尚无证据显示某种非甾体消炎药的安全性或有效性优于其他药物。如果长期使用非甾体消炎药需要进行定期监测并调整给药方案,以防止发生胃肠道出血、血小板功能障碍和肾功能衰竭等严重毒性反应。

轻度-中度疼痛(第二"阶梯")

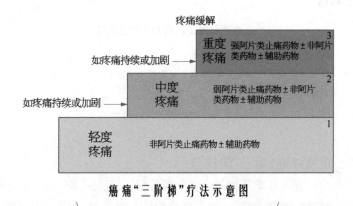

癌痛"三阶梯"疗法示意图

临床研究 ◇◇

是否应废除第二"阶梯"治疗

2015 年 12 月 J Clin Oncol 发表的一篇临床研究结果打响了废除第二"阶梯"治疗的第一枪!通过一项为期 28 天的多中心随机对照开放性临床试验,研究人员对 240 位中度癌痛患者随机分组后尝试了低剂量的强阿片类药物(吗啡),研究结果如下:

● 一线使用低剂量吗啡对于中度癌痛患者而言,比弱阿片类药物缓解疼痛的疗效好,而且止痛更迅速。

● 阿片类药物相关不良反应发生的频率和严重程度在低剂量吗啡组和弱阿片类药物组相似。

◇◇

止痛药物 非甾体消炎药加上弱阿片类药物(如可待因、双氢可待因、曲马多等)。对大多数处于第二"阶梯"治疗的患者来说,药效一般仅能维持 30～40 天,第三"阶梯"治疗的开始往往由于第二"阶梯"治疗的止痛效果不理想,而非副作用的出现。其次,使用弱阿片类药物时会产生"天花板效应",即超过某个剂量后继续加量不仅无法增加药物的有效性,反而会促使副作用的出现。因此,有人建议废除第二"阶梯"的治疗,以便更早地引入低剂量吗啡。

小知识

止痛药都能在药店和医院买到吗

常用的非甾体消炎药在药店是可以买到的,但其他的药有很多都是管制药品,普通药店是不能买的,必须到医院来开。如果你活动不便,家属只要拿着有效证件及诊断证明到医院办理一个毒麻药品管理卡,就可以代开。

中度-重度疼痛(第三"阶梯")

止痛药物 强阿片类药物[如吗啡、羟考酮、二氢吗啡酮、芬太尼、哌替啶(杜冷丁)等]。吗啡是中度-重度癌症疼痛治疗的首选药物,因为它的止痛效果好、耐受性好、使用简单而且便宜。此外,吗啡是 WHO 基本药物目录中唯一用于成人和儿童疼痛控制的阿片类镇痛药,也是 NICE(英国国立健康与临床优化研究所)指南中推荐的治疗癌痛的一线药物。目前证据并不足以支持其他的阿片类药物疗效优于吗啡。

很多患者会依据他们的日常生活来制订他们的止痛方案,并不一定达到完全止痛的效果。他们会在止痛与止痛药的副作用之间权衡,从而保证日常生活不受影响。

常用止痛药副作用

非甾体类消炎药

因非甾体类消炎药可以直接作用于胃肠道,所以会破坏胃肠道黏膜,甚至可以出现胃出血,如果你有胃溃疡病史,最好不要使用。如果你在用药过程中出现了胃部的不适,要赶紧停用,一旦出现了胃出血,要按照消化道出血的病情来进行止血处理,或者加用胃黏膜保护剂、质子泵抑制剂等药物做补救。有的非甾体类消炎药(比如塞来昔布),没有胃肠道的反应,但它的副作用是增加心脑血管病的发病风险。此外,长期使用此类药物,对肝脏、肾脏有一定毒性。

阿片类药物

便秘的发生率是最高的,大概有 80% 以上。为了缓解便秘,你应该适当地活动,吃一些比较容易消化的水果蔬菜,再配合使用一些缓泻剂,比如番泻叶、乳果糖等。刚开始使用阿片类药物的患者中大概有 60% 会出现恶心、呕吐的反应。但是阿片类药物造成的恶心、呕吐不是损伤胃肠道引起的,它是由于阿片类药物在大脑的呕吐中枢也有一个"接收器",药物起效后,除了镇痛还会启动呕吐中枢,如果你能够在开始服药的前2周克服药物引起的恶心、呕吐,后面就会逐渐适应。必要时可加用甲氧氯普胺(胃复安)、昂丹司琼等止吐药。阿片类药物最严重的副作用就是药物中毒,即用药早期可能会出现呼吸抑制的现象:呼吸的次数慢慢变少,呼吸变浅,呼气和吸气的量都变少,这时如果发现了就该及时处理,如果再严重就会出现针尖样瞳孔(瞳孔一下子急剧缩小),需要紧急减药、停药。还有很少的人会出现尿潴留的现象,就是膀胱内充满了尿液但是尿不出来,这种情况可进行膀胱区的热敷、针灸等治疗。纳洛酮是一种短效的阿片类药物拮抗剂,可以逆转阿片类药物使用过量造成的严重不良反应。

 小知识

阿片类药物长期使用的副作用

- 便秘。
- 心理阴影。
- 上消化道症状(例如胃部灼热、恶心、腹胀等)。
- 内分泌疾病(性腺功能减退/高泌乳素血症)。
- 疲乏。
- 不孕。
- 骨质疏松/骨量减少。
- 性欲减退。
- 月经稀发/闭经。
- 神经毒性。
- 肌肉痉挛。
- 其他精神状态方面的变化(包括:影响情绪、记忆力减退、高龄患者跌倒风险升高等)。
- 阿片类药物减量时出现痛觉过敏(该现象的发病率是不确定的,但是与疼痛加重时就加大止痛药剂量有关)。
- 睡眠呼吸障碍。
- 增加同时服用苯二氮䓬类药物患者发生睡眠呼吸暂停的风险。
- 新发睡眠呼吸暂停或加重原有的睡眠呼吸暂停。

注:以上内容摘自"American society of clinical oncology, 2017, education book"

由于阿片类药物本身存在的一些问题,如严重的滥用及误用问题,诸多的副作用,严格的用药限制及监管等,使得美国阿片类药物的使用有减少的趋势,甚至促进了大麻类止痛药物的临床研究和应用。为了防止阿片类药物误用、滥用及诸多副作用现象的发生,美国采取风险评估的办法,如果评估结果是低风险,则可以开具阿片类药物处方,并在开具处方后长期随访监察;如果评估结果是中或高风险,那么就要考虑换用其他非阿片类药物或非药物疗法进行替代治疗。

阿片类药物滥用风险评估

	低风险	中等风险	高风险
风险分层	• 无酗酒或吸毒史或家族史 • 无重度精神疾病或精神异常病史 • 高龄 • 不吸烟 • 稳定的社会收入	• 远期酗酒或吸毒史 • 药物成瘾史,并接受了一段时间的系统治疗得以恢复 • 不明确的酗酒和吸毒家族史 • 重大精神疾病史但已经被有效控制 • 年轻 • 吸烟 • 身体或性虐待史 • 缺乏社会收入 • 认识其他吸毒者	• 近期或多次发生的酗酒或吸毒史 • 药物成瘾史,未接受系统的治疗 • 明确的酗酒和吸毒家族史 • 重大精神疾病史未有效控制
监管频率	至少每年监管一次	至少每半年监管一次	至少每 2～3 个月监管一次,随访应该更频繁
监管方法	• 详细询问药物相关行为 • 询问家庭成员并回顾 • 记录其他医生的治疗 • 在监控程序中检查处方 • 尿检	• 详细询问药物相关行为 • 询问家庭成员并回顾 • 记录其他医生的治疗 • 在监控程序中检查处方 • 尿检	• 详细询问药物相关行为 • 询问家庭成员并回顾 • 记录其他医生的治疗 • 在监控程序中检查处方 • 尿检 • 药片剂量
应对异常行为	重新制订治疗计划,考虑非阿片类药物是否能被更好地应用	重新制订治疗计划,考虑非阿片类药物是否能被更好地应用	重新制订治疗计划,考虑非阿片类药物是否能被更好地应用 • 限制或不允许使用 • 减少使用频率 • 不要同时使用两种或以上的阿片类药物(如当使用常规长效阿片类药物时,不添加短效阿片类止痛药控制爆发痛) • 咨询药物成瘾方面的专家或精神病专家

注:摘自"American society of clinical oncology, 2017, education book"。

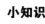 小知识

止痛药相关疑问

● 长期服用阿片类药物会产生精神依赖性吗？

疼痛症状本身是阿片类药物成瘾的"天然屏障"。长期使用阿片类药物，尤其是采取口服或透皮方式给药时出现精神依赖性（即成瘾）的危险性很小。由阿片类药物导致的耐受性或躯体依赖性，并不意味着已产生精神依赖性。阿片类药物使用后是否导致精神依赖与剂型、给药途径及给药时间有关。注射剂静脉给药使血药浓度突然升高，容易出现欣快感，易导致精神依赖性。

● 止痛药吃时间长了，药效会不会越来越差？

这个说法是有一定道理的，因为任何药物吃久了都会让机体对药物的敏感性下降、效果变差，一般会在用药后几个月发生，所以你一定要在医生的指导下从小剂量开始，逐步按需增加剂量，不要为了止痛一下子大剂量使用药物或者盲目使用针剂。

如果出现耐药现象，当你本来服用的剂量比较小时，医生会增加20％左右的药量，看是否能继续有效镇痛，或者增加一些辅助用药。如果这些方法还是不管用，医生就会给你换其他药。

● 哌替啶针剂是最好的镇痛药物吗？

哌替啶即杜冷丁，很多人误以为哌替啶是最好的镇痛药物，但是哌替啶镇痛效果不及吗啡，有效时间短，累积毒性大，目前已不建议用于癌痛的治疗。

骨转移相关性疼痛

骨转移是乳腺癌常见的转移类型，骨转移瘤的治疗总体属于姑息性治疗，核心目的是消除或缓解症状，改善生存质量。对于骨转移引起的疼痛，应按照"三阶梯"止痛原则，合理、规范地使用镇痛药物，此外，还可以使用手术、放疗、核素治疗、双膦酸盐（如唑来膦酸、帕米膦酸二钠等）和中医针灸治疗等。以下模式图可以给你一些参考，具体治疗方案需要与你的医生探讨后确定。

止痛药服用方法

止痛药必须按时吃吗

像高血压和糖尿病这种慢性病的人都知道要按时服药才能控制好血压、血糖。癌痛也是一样的，它也是24小时持续存在的，按时吃药才能让你身体里的

乳腺癌全方位全周期健康管理

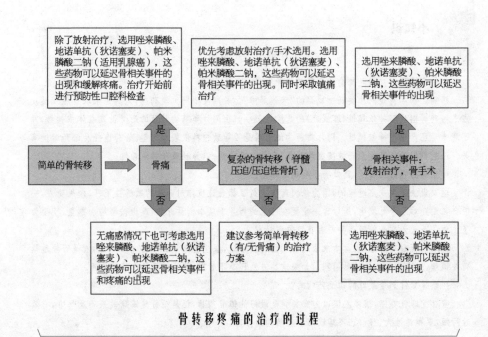

骨转移疼痛的治疗的过程

注:1. 放疗在治疗骨转移和转移性脊髓压迫症(MSCC)相关的疼痛时可缓解 60%～80%患者的疼痛症状。

　　2. 双膦酸盐在体内通过与骨矿物质结合,抑制破骨细胞对骨小梁的溶解和破坏,减少恶性肿瘤引起的骨吸收和溶骨性破坏,从而改善骨痛、骨病变及高钙血症等骨相关事件的发生。除抑制溶骨之外,双膦酸盐还能直接作用于肿瘤细胞抑制肿瘤生长。因此,双膦酸盐的应用成为癌症标准治疗——止痛药物和局部放疗外的另一种有价值的止痛治疗。

　　3. 地诺单抗(狄诺塞麦):一种靶向药,美国 FDA 于 2010 年 11 月 18 日批准地诺单抗(狄诺塞麦)用以预防癌症已经转移并且损害骨质的肿瘤患者骨相关事件。还没有足够的证据显示地诺单抗明显优于其他任一种药物,特别在延长患者生存期方面。

药物浓度稳定,从而很好地控制疼痛,不一定在疼痛剧烈的时候才吃。如果你总是打乱服药规律,让药物的浓度忽高忽低,形成疼痛的恶性循环,后期甚至会出现用更大的剂量都控制不住疼痛的现象,所以止痛药一定要按时吃,保持血药浓度的稳定。

服用止痛药的同时可以服用其他药物吗

　　止痛药和其他药物是可以同时用的,但是需要提醒的是,不要手里拿一把药一起吃下去,因为很多药物之间有相互反应,甚至会产生一些毒性,建议你在服用多种药物时,每种药的服药时间间隔半小时。

　　当止痛药与安眠药合用时,两种药物能起到 1＋1＞2 的效果。夜间失眠时可能会对疼痛的感受也更敏感,与其加大镇痛药物的剂量,不如稍微加一点安定镇静的药物,能更好地帮助你减轻疼痛,进入睡眠状态。

可以自己加大止痛药剂量吗

如果疼痛控制不住了,加大药物剂量是可以的,但一定要在医生的指导下进行。一般增加药物的量是原来基础用药的 20％,比如你原来一天吃 100 mg 吗啡(一天吃 2 次药,一次就是吃 50 mg),加药是加 20％的药量,也就是 20 mg,所以现在患者一次吃 60 mg 吗啡,一天一共吃 120 mg。如果加过两次药还是不管用,那一定要咨询医生,是不是有新的问题出现了,是病情加重了? 还是出现了其他症状,需要辅助用药? 如果只是一味加药,不仅疼痛没有控制好,不良反应还越来越重,就得不偿失了。

如果忘记按时服用药物怎么办

如果某一顿药忘了吃就不用专门去补了,但是出现暴发痛就需要按暴发痛处理,用即释的药物快速止痛,以后的药按时吃就好。建议把用药的时间、效果、吃药后的不良反应都详细记录下来,这样来就诊时,医生就能迅速地了解你的用药情况。

可以自己停药吗

如果你擅自停药,会引起突然的撤药反应,比如大汗淋漓、疼痛加剧等。如果你觉得疼痛控制得很好,医生会帮助你逐渐减量、停药。比如你现在吃的是 100 mg 的吗啡,就先减 20％～30％,也就是变成一天吃 70～80 mg 吗啡,减药后还需要观察 1～3 天,如果你的疼痛又出现了,就说明还不能减,如果减药以后疼痛依然控制得很好,再进行下一轮 20％～30％的递减,以此类推,直到你可以停药。需要注意的是,医学上理想的止痛治疗效果是让你在不痛的情况下休息、活动、工作。因此,不能因疼痛部分缓解就擅自停药,应该追求疼痛的完全消除。

止痛药片剂与针剂疗效有差别吗

部分使用片剂的患者在疼痛加重后可能要求改用针剂,虽然片剂与针剂存在一定的量效比,比如吗啡针剂 10 mg 相当于吗啡片剂 30 mg,但是并不是说针剂作用大于片剂。如果能够口服,首选口服,但如果出现消化功能不良,饮食量少,不强求你坚持口服药物。

服用止痛药物的注意事项

由于常用的这些药物都是中枢神经的抑制剂，尤其是老年患者在服药后会出现神志恍惚、注意力不集中，甚至嗜睡的症状。所以这部分患者一定不要开车或者做一些比较精细的工作。另外想提醒的是，饮酒会导致肝酶功能的下降，影响药物的代谢，会让药物在体内蓄积产生毒性，所以如果你服用了止痛药物尽量不要抽烟喝酒。

家属须知

患者的疼痛常人难以想象，没有必要让患者忍受癌痛

部分患者家属认为镇痛药物不能从根本上解决肿瘤的相关问题，更是像恐惧毒品一样恐惧毒麻药品，而选择让患者忍耐疼痛。需要明确的是，癌痛是常人难以想象的，尤其是骨转移等疼痛。癌痛是毒麻药品的天然屏障，肿瘤患者使用阿片类制剂不会成瘾。癌痛影响患者睡眠、干扰患者食欲、对患者的身心不利。因此，充分的镇痛治疗能够改善患者生活质量，是一种人道的治疗手段。

镇痛是一种积极的治疗手段

很多患者家属把镇痛治疗看成一种消极治疗，认为是医疗上的一种无奈之举。其实，疼痛往往是多数晚期患者的主要症状，因此镇痛治疗恰恰是对晚期患者的一种关爱，是应该积极使用的一种治疗方式。

应早期使用阿片类药物

及早应用阿片类药物能够减少疼痛的中枢敏化，减少药物用量。中度癌痛时直接应使用阿片类制剂，甚至轻度癌痛就可以使用小剂量的阿片制剂。阿片类药物治疗不会成瘾。

阿片类药物毒性有限

便秘是阿片类药物长期存在的不良反应，但是经过通便药物的治疗，这一不良反应是可以克服的。其他不良反应多数会逐渐消失，包括：恶心、呕吐、嗜睡、眩晕、呼吸困难、排尿困难（甚至尿潴留，老年男性患者更应警惕，必要时可导尿）、幻觉、胆绞痛，偶见瘙痒、荨麻疹、皮肤水肿等过敏反应。严重者可产生中毒表现。中毒患者进入麻痹期后表现为昏迷、针尖样瞳孔、呼吸抑制、呼吸频率减慢、皮肤湿冷、血压下降、尿少及腱反射消失，应用纳洛酮等药物治疗后多数可以解除。

乳腺癌与饮食

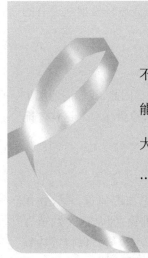

不同治疗阶段该怎么吃?

能吃"发物"吗?

大豆含有雌激素,会引起乳腺癌复发吗?

······

　　民以食为天,饮食是我们人类维持生存的本能,同时也承载着我们的文化印记、社会交往、精神需要等社会心理学功能,是我们生活最重要的构成部分。乳腺癌患者该怎么吃,也许是你最为重视,最为敏感,也最为迷惑的话题。你真的吃对了吗? 下面让我们聊聊乳腺癌与饮食的那些事。

四句话让你变身病友"美食家"

无论你是刚刚确诊的患者,或是正在联合医生对抗病魔的"战士",还是颇具抗癌心得的"达人",我们都想与你分享以下观点,这些会让你轻松拥抱现有的生活。

第一句:接受事实,调整心态

要知道我们的生命意志力如同"弹簧",越压抑越反抗。因此,我们需要顺势引导生命的"能量",正面已经患病的事实,积极了解疾病,珍惜生命。这样才能动员身体的"正"能量,享受积极轻松的生活。

第二句:保持体重,"动""静"结合

各个阶段的患者都要记得,你一定要有一个稳定的健康的体重,建议使用身体质量指数[BMI=体重(kg)除以身高(m)的平方]推算,通常这个数值在19～24之间比较好,也可以跟你的医生沟通你的健康体重数值。保持或恢复体重的方法通常需要饮食和运动两个方面相结合。可以理解为饮食使能量"进入身体",运动是"能量的利用",两者要均衡,动静结合,才可保证你的健康。

第三句:讲质讲量,注重适宜

讲质讲量:是正确看待营养饮食的观点。讲质即讲究食材的新鲜、优质、干净、安全;讲量即控制饮食剂量,就如同服药要按说明书服药剂量一样。

吃什么和吃多少是你最需要关注的,脱离摄食量(吃多少)单纯谈摄食的对象(吃什么)是人们最常见的误区,对某种食物的片面宣传也属于极不负责任的行为。

注重适宜:讲质讲量和科学饮食要在遵循自身或家庭条件可承受的基础上进行,要求过于严苛,很可能导致你自己和身边的人无从下手。

第四句:广泛摄食,自我管理

癌症患者膳食指南中积极倡导饮食多样性,避免只吃精粮、复合加工食物

（如熏制、煎炸食物），指南建议盘中餐应由谷物（主食）、水果蔬菜、优质蛋白（鱼、蛋、奶等）组成，比例约为 4∶3∶3。养成适合你自己的饮食习惯，才能长期发挥作用，最终让你获益。

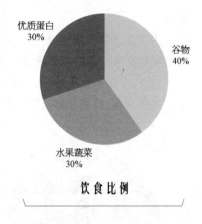

优质蛋白
30%

谷物
40%

水果蔬菜
30%

饮食比例

怎么样，理解完上述几条原则，有没有对"吃饭"这件再平常不过的事情产生全新的认识？接下来让我们一起来了解一下广大乳腺癌患者患病后怎样把自己训练成一个有经验的"吃货"。

"吃货"养成记

手术阶段——"吃货养成"

手术很可能是你抗癌旅程的起点，这时有许多的困惑甚至恐惧，要知道这些都是很正常的，一定要放松心态，接受事实。

术前

肿物的切除手术以及淋巴结清扫术，会对机体造成创伤。手术前应采取营养丰富且适量的饮食，可为手术的顺利进行和术后恢复积累"能量"。故术前1～2周内建议适量增加营养，如较消瘦的人要给予高热量、高蛋白质、高维生素的膳食（如牛羊肉和瘦猪肉、鸡肉、鱼、鸡蛋、牛奶、豆制品、新鲜蔬菜水果等），使患者能在短期内增加体重；对较肥胖的人要给予高蛋白质、低脂肪的膳食（如鸡肉、鱼肉、豆制品、脱脂奶、燕麦等），以储存部分蛋白质并消耗体内脂肪，因为体脂过多会影响伤口愈合。

术后（3～7天）

待胃肠道功能恢复后，可以先给流食（汤），逐步过渡到半流食（肉末粥、碎菜粥、蛋花粥、面条汤、馄饨、面包；蒸蛋羹、蛋花汤；嫩豆腐、豆腐脑；果汁、果泥；西瓜、熟香蕉；菜泥、菜汁、嫩碎菜叶），经过一段时间后再依次过渡到软食或普通饮食。

为了促进早日康复或尽快接受其他治疗,术后饮食原则上应给予高蛋白质、高热量和高维生素的营养膳食。

另外,分享一个小妙招,手术后你可能食欲减退进而影响正餐摄入量,建议手边备些零食,特别是你喜爱的坚果。

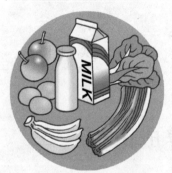

以色香味
促进
食欲

适当改变
进食时间

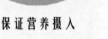

保证营养摄入　　　　　　　　　改善饮食习惯

放化疗阶段——"吃货进阶"

放化疗是目前肿瘤治疗中公认的、有效的治疗手段,但是治疗在杀死肿瘤细胞的同时可能杀死其他增殖较快的细胞,如骨髓细胞(主管血液运输和疾病抵抗),该阶段你的抵抗力可能会大大下降,因此,本阶段最值得关注的问题是预防感染。关于这个问题,需要改善你的饮食习惯,建议如下:

(1) 在进食或准备食物前洗手。

(2) 在合适的温度下储存食物,认真清洗蔬菜和水果。

(3) 在处理生肉类、鱼、家禽和蛋时,要特别注意将它们远离其他食物。接触生肉的刷碗布等洁具要彻底清洁。

(4) 使用适当的温度烹调食物。肉类,家禽和海鲜应彻底煮熟。

(5) 避免进食粗制的蜂蜜、牛奶、果汁,应选择灭菌的产品。购买食物后,及时放置到冰箱的保鲜或冷冻室内,限制细菌的生长。

(6) 避免食用沙拉、寿司和生的或未煮熟的肉、海鲜(包括贝类)、家禽和鸡蛋。这些食物更可能含有有害细菌。

(7) 使用纯净水。

放化疗期间常见并发症与饮食建议

症状	饮食	营养补充*	建议	常见错误
恶心呕吐	• 液体和一些冷的软食:果汁、碳酸饮料、水果 • 干燥且味道淡的食物:面包、饼干 • 酸味食品和流体:柠檬水,少量多次进食	葡萄糖寡聚糖、清洁的液体	• 保持环境凉爽,通风良好,无烹饪气味 • 干淀粉食物(面包、饼干)可预防呕吐,饮用液体需缓慢,分散注意力、想象或采取一些放松的技巧也有所帮助 • 服用止吐药物或预防药物 • 计划服药时间,尽量使其导致呕吐峰值时间与进食时间错开 • 在恶心时不要进食平时比较喜爱的食物以防对这些食物产生厌恶 • 不要对患者采取强迫或诱骗方式使其多进食	• 热的食物 • 脂肪含量比较高的食物 • 气味强烈的食物,辛辣的食物
厌食	• 饮食规律的进食 • 增加食物的色香味,少量多次	葡萄糖寡聚糖及其产品;添加奶粉的液体奶,谷类或马铃薯泥(除了乳糖不耐受);必要时管饲	• 除非患者结束用餐,否则不要给予果汁饮料,因为液体可以占据胃的空间 • 参与准备食物或尽量制备诱人的食物	吃得过多可造成过饱,抑制食欲
黏膜炎(口腔炎,反流性食管炎)	• 非粗糙的食物 • 冷的或在常温下的软食:罐装或柔软、新鲜、低酸的水果 • 冷冻水果、冰棍 • 蛋羹 • 雪糕 • 酸奶 • 煮熟的谷物(温暖)	葡萄糖寡聚糖体、纯液体补充剂	• 漱口,往往采用生理食盐水、水、漱口水 • 利多卡因镇痛,但患者使用后进食必须小心,因为口腔有麻木感 • 组织可能会无意中被咬伤或被热的食物或饮料烫伤	• 食物酸性水果和果汁,如柑橘(如果不吃柑橘类水果,应评估维生素 C 的摄入量) • 太咸或辛辣的食物,太硬的食物,如硬片,椒盐饼,坚果,种子 • 热的食品
吞咽困难	• 强调食物要在嘴里形成一个半流质食团(例如肉末粥、碎菜粥、蛋花粥、面条汤、馄饨、面包 • 蒸蛋羹、蛋花汤 • 嫩豆腐、豆腐脑 • 果汁、果泥;西瓜、熟香蕉;菜泥、菜汁、嫩碎菜叶)	在食物中加入糖类或蛋白质,补充增稠浓液体	• 浓液体干谷类、捣碎的马铃薯、马铃薯泥或玉米淀粉 • 用肉汤和酱汁湿润肉和蔬菜 • 如果吞咽困难严重,考虑使用管饲	• 稀液体,如水、茶、咖啡 • 黏稠度不均匀的食物,如炖汤 • 干燥食物,如煮得过久的肉、硬面包卷、坚果 • 易粘在上腭的食物,如花生酱和普通面包

（续　表）

症状	饮食	营养补充	建议	常见错误
口干燥症（唾液分泌减少）	• 普通、湿润的食物：砂锅菜、肉汁、果酱 • 鼓励流质饮食，包括冰棒、水、汤		• 养成良好的口腔卫生，因为当唾液分泌不足以缓冲口腔中的细菌产生的酸时，龋齿就会很常见 • 经常用盐水或漱口水漱口 • 在两餐之间食用无糖糖果或口香糖促进唾液分泌；如果问题严重使用人工唾液	• 食物面包、干燥食物、甜的黏性食物、含糖的口香糖或糖果
味觉减退	• 含有口味较重的香料或调味品的食物	全流质添加物，如果有必要的话添加香料		食用味淡的食物
味觉障碍（味觉改变）	• 普通食物 • 反复试验确定最合适的食物	水果味的添加物、葡萄糖寡聚体		咖啡、巧克力、红肉，其他的食物（因个人而异）。
腹泻	低乳糖、低脂肪；多饮液体；多吃糊状食物	葡萄糖寡聚体、无乳糖液体添加物；活乳酸菌添加物		奶、奶油汤、冰激凌、含脂肪的或油煎的食物
便秘	• 高纤维素，每天每千克体重至少50 ml液体		• 粗纤维食物：常见的是芹菜、韭菜等（这类食物咀嚼过程中有"丝线"感）	
中性粒细胞减少症合并潜在感染	• 普通食物	葡萄糖寡聚体、罐装添加物	• 煮鸡蛋、肉、家禽和鱼最好 • 彻底洗净生吃的水果和蔬菜（在骨髓移植和严重的中性粒细胞减少症之后，可能需要避免生的食物） • 避免交叉感染（例如，在准备生蔬菜前仔细清洗切生肉的面板） • 餐后立即冷藏熟食 • 丢弃任何剩余3天的食物	• 食用生的或煮得欠熟的鸡蛋、肉、家禽、鱼、有壳的水生动物（例如小虾、龙虾）；罕见的肉 • 寿司 • 自制的蛋黄酱 • 生牡蛎 • 含生鸡蛋的其他食物

＊注：营养补充是指根据你的需求以纠正身体状态为目的的膳食补充类商品、院内制剂或特制食物，请与医生沟通你的状态，遵循医嘱服用。

以上内容主要参考美国癌症协会 2012 年发布的《Nutrition and Physical Activity Guideline for Cancer Survivors》

巩固治疗阶段——"大师级吃货"

巩固治疗阶段患者的"吃货"经验已经十分丰富，我们希望患者可以作为正确自我管理理念的"推动者",做一名"大师级吃货",将自己的经验、体会和更多的患者分享以帮助他们建立自信,传递希望!

　　该阶段健康管理主题是控制体重,因为合理的体重可以有效抵抗疾病,同时预防复发。随着身体的恢复,生活回归正常,饮食也几乎与常人无异,但是要记住前文的"美食家原则四句话"。

 小知识

豆类食品与乳腺癌

　　豆类食品是优良的蛋白质来源,大豆含有大量的植物化学物质,其中的某些化合物还具有抗氧化性能,可能具有抗癌作用。但其中一些物质具有弱的雌激素活性,使乳腺癌患者们"谈豆色变",其实,大豆异黄酮与人体雌激素受体结合的能力仅为人体自身雌激素的 $1/100 \sim 1/1\,000$,而且它是人体雌激素的调节器,在人体内雌激素水平较高时,它能作为拮抗剂限制自身雌激素与受体的结合;当体内雌激素水平较低时,它表现出类雌激素样作用。因此,正常女性适度食用豆制品不会导致体内雌激素水平过高,更不会导致乳腺癌。

　　对于已经确诊乳腺癌的女性能否食用豆制品的问题,各种研究尚未得出一致的结论。《美国医学会杂志》发表的一项涉及中美 9 514 名乳腺癌患者,平均跟随 7.4 年的大型调查报告显示,与大豆蛋白摄取量最低的人相比,那些大豆蛋白摄取量最多的患者,其死亡风险降低了 29%,而乳腺癌复发风险则下降了 32%。中美联合研究的结果显示,大豆摄入能降低 25% 的乳腺癌复发风险,对雌激素受体阴性的患者保护作用更明显。基于以上研究证据,推荐将大豆制品作为健康膳食的组成部分,适量摄入是安全的。而 2014 年国际肿瘤权威杂志 JNCI 上发表研究显示:研究者将已确诊乳腺癌的女性分为两组,一组每日食用约 50 g 豆制品,一组每日食用约 50 g 牛奶制品,根据患者情况持续约 7～30 天,然后检测发现豆制品组与乳腺癌相关的基因(如 FGFR2、E2F5、BUB1、CCNB2、MYBL2、CDK1、CDC20 等)的表达会升高,因此不建议已经确诊乳腺癌的女性食用豆制品。因为各研究结论尚未统一,我们不建议乳腺癌患者食用过多豆制品以预防复发转移,适量食用即可。

　　豆油:大豆经过压碎、萃取、提纯等步骤可以产生 20% 的大豆油。经过这些加工,大豆油中基本不再含有植物雌激素,主要的成分是各种脂肪酸。其中亚油酸最多,因为亚油酸是花生四烯酸的原料,花生四烯酸会增加"芳香化酶"的活性,促使更多的雄性激素转变为雌性激素,因此,对于正在服用"芳香化酶抑制剂"即阿那曲唑、来曲唑、依西美坦的患者,还是适当减少亚油酸含量高的饮食。

　　豆腐:大豆经过浸泡、研磨、煮沸、过滤以及凝固形成豆腐。在整个生产过程中,大豆异黄酮,也就是植物雌激素已经被大部分破坏,因此乳腺癌患者食用豆腐不用担心植物雌激素的作用。但乳腺癌患者需注意的是:放疗期间避免食用豆腐,因为豆腐中会含有一种叫做"染料木素"的物质,它有一定保护细胞免受放射线损伤的作用,所以食用后可能影响放疗的疗效。

　　黄豆发酵品:黄豆发酵品是亚洲人群常备的调味品,包括黄豆酱油、黄豆酱、豆豉等,是黄豆经过特殊工艺发酵的产物。经过发酵过程,这些产品比大豆含有更多的大豆异黄酮和染料木素,这些物质被发现有抗突变的活性。还有研究观察经常食用黄豆发酵品的人群更易发生胃癌。研究者认为,胃癌的发生还是主要与黄豆发酵品含有较多的盐有关。有证据表明乳腺癌带瘤生存者会有更高的发生胃癌的风险,小叶乳腺癌患者更容易出现胃部转移。所以对于乳腺癌患者,如果喜欢吃黄豆发酵品,建议不要过多食用,或尽量避免这些含盐量高的食物。

大家最关心的问题

酒精会增加癌症复发的风险吗?

研究发现,酒精摄入与提高某些癌症的风险之间有联系,其中包括乳腺癌。酒精摄入还能增加血液中雌激素的含量。在理论上,这可能会增加雌激素受体阳性乳腺癌治疗后复发的风险,但研究仍在进行中。综上所述,我们建议你尽量不要饮酒!

抗氧化剂对癌症有什么作用?

抗氧化剂包括维生素 C、维生素 E、类胡萝卜素(一种使蔬菜和水果有颜色的物质)和许多植物类化学物质。抗氧化剂可以"中和"体内的氧化物,体内氧化物可能会导致细胞损伤,促进癌症形成和发展。

研究表明,吃更多的蔬菜和水果,例如富含天然抗氧化剂的水果(蓝莓、蔓越莓、猕猴桃、葡萄等),能够降低患某些癌症(包括患第二种原发癌症)的风险。因此,建议你每天吃多种含抗氧化剂丰富的新鲜水果和蔬菜!到目前为止,还没有研究发现抗氧化剂类营养品(如维生素或矿物质补充剂)能降低癌症发生的风险,也就是说尽量优选吃蔬菜水果,而不是服用营养品!

在癌症治疗期间服用抗氧化剂补充剂是否安全?

许多膳食补充剂含有的抗氧化剂(如维生素 C 和维生素 E),其含量远远高于为最佳健康的水平所建议的膳食摄入量。有一个问题不可避免,那就是抗氧化剂的补充可能会干扰癌症治疗效果。目前建议你最好避免服用膳食补充剂,除非你的医生或健康护理团队明确建议你服用(可能因为骨质疏松症或贫血等原因)。

吃更少的脂肪会降低患癌症的风险、提高生存率吗?

多项关于乳腺癌患者脂肪摄入量与生存期相关性的研究已经开展,目前尚无一致结论。关于乳腺癌患者的一项早期大规模研究的结果表明,低脂肪饮食可能降低癌症复发的概率,这种现象在雌激素受体阴性的女性群体中更明显。当然跳出这个问题讲,高脂肪的饮食往往是高热量的,可能会导致超重和肥胖,这与多种癌症的发生、复发风险和生存质量都相关。因此,我们建议你尽量少吃高脂肪食物。

膳食纤维能预防癌症或提高癌症的生存率吗?

膳食纤维包括可溶性纤维(如燕麦糠)或不可溶性纤维(如小麦糠和纤维素)。可溶性纤维有助于降低血液胆固醇水平,降低心脏病的风险。膳食纤维还可以改善肠道功能。目前研究尚不清楚膳食纤维的摄入是否可以影响患癌风险或预后。推荐优质纤维来源是豆类、蔬菜、全谷物、坚果和水果。因为它们营养丰富,可能有助于降低罹患癌症的风险,还可以减少心脏病的风险。

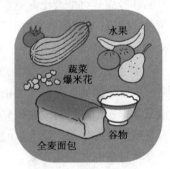

多吃膳食纤维

亚麻籽对你有好处吗?

亚麻籽富含维生素、矿物质、纤维素、ω-3 脂肪酸和木脂素(与体内的雌激素有类似作用的化合物)。在实验室中,亚麻(亚麻籽和其他化合物)已被证实能够减缓癌细胞生长,并提高某些治疗的效果。两项较小的研究发现,乳腺癌或前列腺癌患者术前安排亚麻籽饮食比其他饮食的患者,有较低的癌细胞生长率。但是对于亚麻籽的确切效果还需要更多的研究。因此,建议你在可承受的范围内适度摄入(千万不能盲目过量地吃)!

你应该避免肉类吗?

研究发现,吃大量的红肉和加工肉类(如熏肉、热狗和熟食肉类)会增加患大肠癌、前列腺癌和胃癌的风险。由于这些原因,美国癌症协会预防癌症的营养和体力活动指南建议限制进食加工肉类和红肉,乳腺癌患者也应遵循这一建议。

超重会增加癌症复发的风险或患其他癌症的风险吗?

越来越多的证据表明,超重或肥胖会增加癌症复发的风险,降低癌症的生存概率。体重增加与癌症死亡率的升高相关。由于减肥会带来其他健康方面的益处,因此,我们鼓励超重者都应该减轻体重,并保持健康的体重。

推荐癌症患者食用标注为"有机"的食物吗?

"有机"一词常被用于指食物不使用杀虫剂和基因修饰。"有机"也指来自不使用抗生素或生长激素动物的肉类、家禽、蛋和奶制品。通常认为,有机食品对你更有益处,因为有机食物对特定的化学物质的接触减少。也有人认为,这些食品的营养成分可能会比非有机食品好。有机食品是否对健康有益正处在被研究阶段。所以,建议你不要过分迷信"有机"食物,正常饮食即可。

什么是植物化学物质,它们能降低癌症风险吗?

植物化学物质是一大类由植物产生的化合物。一些植物化学物质有抗氧化或激素样作用。只有少数研究分析了植物化学物质(或包含它们的植物)对癌症复发或恶化的作用。吃大量的蔬菜和水果会降低某些癌症发生的风险,因此建议你尽量多吃些蔬菜水果。

吃含糖和含糖的食物会"喂养"癌细胞吗?

没有直接证据表明糖的摄入量增加与罹患癌症或癌症进展的风险相关。但是,高热量的食物能促进体重增加,导致肥胖,从而影响癌症的预后。

因此,建议你限制糖和碳水化合物饮料的比例。

你会受益于使用维生素和矿物质补充剂吗?

你应该尝试通过食物来获得他们所需要的营养,而不是补充剂。当医生建议你服用一些膳食补充剂时,主要可能是因为你有某种营养素缺乏。不要服用高于建议水平的维生素或其他膳食补充剂,因为这可能会对身体有害而无益。

虽然一些研究表明,蔬菜、水果和其他植物性食物对乳腺癌、前列腺癌和卵巢癌的复发或生存有一定的疗效。但是没有任何证据能证明营养补充剂能提供这些好处。

综上所述,食物是维生素和矿物质的最佳来源。

吃蔬菜和水果会降低患癌症的风险吗?

在大多数研究中,多吃蔬菜和水果能够降低肺癌、口腔癌、食道癌、胃癌和结肠癌的发生风险。最近的一些研究表明,较高的蔬菜摄入量可能有助于降低乳腺癌、前列腺癌和卵巢癌的复发。

建议你每一天至少应该摄入蔬菜 300～500 g,水果 200～400 g,由于蔬菜和水果中的哪种化合物作用最强尚不明确,所以最好每天吃不同种类的蔬菜(≥3种)和水果(≥2 种)。

新鲜、冷冻、罐装蔬菜和水果的营养价值有不同吗?

是有不同,但它们都是不错的选择。新鲜的食物通常被认为最具有营养价值。但一些冷冻食品比新鲜食品有更多的营养成分。这是因为他们经常在成熟时采摘并快速冷冻,营养物质不会在采摘和食用这段时间丢失。由于罐头加工过程中使用高温,罐头制品更容易丢失热敏感和水溶性的营养成分。另外,要注意一些水果是和大量的糖浆一起包装的,一些罐头蔬菜中钠含量很高。因此建议你选择不同形式的新鲜蔬菜和水果。

烹调会影响蔬菜的营养价值吗?

烹饪蔬菜和水果可以帮助你更好地吸收某些营养素,如类胡萝卜素(化合物,组成某些蔬菜和水果的颜色)。微波炉蒸是最好的保持养分的方法,而长时间炖煮,能让食物中的水溶性维生素进入汤汁中。

应该把蔬菜和水果榨汁吗?

榨汁可以在饮食中添加不同种类的蔬菜或水果,尤其是如果你有咀嚼或吞咽困难的时候。榨汁也可以帮助身体吸收一些蔬菜和水果中的营养物质。但喝果汁可能比直接吃蔬菜和水果要少,而且喝大量的果汁可能在饮食中增加额外的热量。建议购买巴氏杀菌 100％的蔬菜或水果汁产品,这种产品对每个人都有益,特别是免疫系统薄弱的人,比如化疗的患者。

素食会减少患癌症的风险吗?

没有直接的证据表明,素食饮食相比于含有肉类和蔬菜、水果、全谷物和肉类低的食物更有助于降低患癌症的风险。

生育问题

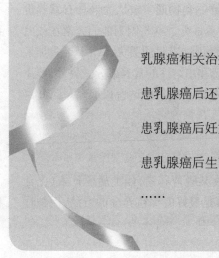

乳腺癌相关治疗对生育功能有什么影响？

患乳腺癌后还可以有自己的孩子吗？

患乳腺癌后妊娠对生存期有什么影响？

患乳腺癌后生育的孩子是健康的吗？

……

　　年轻的姑娘在放化疗前问："有没有办法让我以后还能有自己的孩子？"有人说："哪儿还顾得上这个，保命要紧！"是啊，癌症的治疗一定是最重要的，但并不意味着保护生育力就会耽误保命！

　　"癌症患者需要进行生育力保护！"——当国际上已经把这条要求明确地写在癌症治疗指南中时，我们才刚刚起步。想到癌症治疗对卵巢功能的巨大影响，想到自己将来即使从癌症中活下来，也会因此丧失生育能力，从而失去拥有完整家庭的权利，你也许会放弃治疗。在你放弃希望之前，请详细阅读本章，以下方法也许会给你带来新的希望。

生殖保护

冻卵/冻胚胎

当年某些明星不远万里跑到美国冻卵的新闻传遍大街小巷，我想这个方法也许是最广为人知的了。一般女性一个月经周期只会成熟一颗卵子，偶尔产生多个，从而孕育出多胞胎。研究显示，要想保证以后移植、怀孕的成功率，最好至少冻存几十枚以上的卵子，冻一二个卵子是全然没有意义的。怎样做到呢？这就必须使用到大剂量的激素刺激卵巢，使卵巢在一个周期内成熟很多个卵泡，再通过经阴道穿刺手术把卵子取出，冷冻起来。冻胚胎就是把取出的卵子先进行体外受精，再冻存。一项小样本研究（33 例平均年龄 41.2 岁）显示胚胎冷冻保存后（中位保存时间为 5 年）约有 51.2% 的女性生育了至少 1 个孩子。

这个过程耗时较长，需要 2 周左右的时间，取卵数量也有限，甚至会由于卵巢反应不佳而无法取出卵子，只能继续等待。这可能会延误乳腺癌的治疗。而且，若是想要冻胚胎，必须是已婚才行。再者，有 50% 以上的乳腺癌是激素依赖性疾病，使用大剂量的促性腺激素刺激卵泡生长，会引起血清雌激素升高，这对乳腺癌患者的危害引起关注，虽然峰值只持续几天，但是降低峰值的情况下最好不影响卵母细胞的产生。但目前有研究表明在使用常规大剂量激素基础上联合使用来曲唑可降低峰值。

卵巢组织冻存

最新的一种生育力保护方法是在放化疗前，通过腹腔镜取出患者的一部分卵巢组织，然后进行处理、冷冻及冻存，当患者需要且身体情况允许时，再将卵巢组织复苏、移植回体内，可以实现卵巢生殖能力与内分泌功能的保存与恢复。目前，卵巢组织冻存技术已在欧美发达国家应用了 10 余年。

小知识

成功案例

彩虹（化名）在确诊癌症时刚刚年过 30，考虑到放化疗对卵巢功能可能带来的毁灭性打击，她选择了单侧卵巢部分切除冻存术两种不同的方式来保护生殖力。

到了 2016 年年中,她的癌症治疗效果很理想。然而,由于放化疗,她的 FSH 升到了 100 多($>$ 40 为绝经水平),Kupperman 评分高达 37 分,属于重度更年期综合征(Kupperman 评分是目前国际通用的女性更年期综合征诊断评定表,35 分以上为重度)。这表明她留在体内的卵巢已经衰竭。

在中德两国专家的共同会诊下,确认她已经符合卵巢冻存组织移植的指征,决定在 2016 年 9 月进行手术。在移植前,医生对她冻存的卵巢组织复苏后的活性进行了检测,结果显示,和刚刚离体的新鲜组织的活性没有区别,完全符合移植的要求。

移植手术顺利进行。当初她取出的卵巢组织被处理成了 7 片,这次手术移植了其中的 4 片,移植的位置是之前卵巢对应的腹膜后,也是目前国际上研究认为最适宜移植的地方。根据卵泡密度情况,决定每次移回的数量,等这次移植的组织功能消耗殆尽再移植下一批。目前,国际上移植后卵巢组织存活时间最长的已超过 11 年。

术后仅 1 个月,她的 Kupperman 评分就迅速降为 5 分,她明显感觉到了更年期症状的缓解。这说明卵巢冻存组织移植成功后,她的内分泌功能已经在逐步恢复。对人体来说,所有的卵泡都分布在卵巢的皮质中,也是主要冻存的部分。皮质内 99% 是原始的小卵泡——始基卵泡,从始基卵泡成长到成熟的卵泡,一般至少需要 85 天,这是国际上公认的周期。也就是说,在移植后的大约 85 天后,患者的激素水平才能恢复到比较正常的水平。

移植 3 个月后,她的 B 超已经可以清楚地观察到卵泡。同时,激素检验的结果显示,她的 FSH 已经从一百多降到了十几!这两个现象充分表明,移植到她体内的卵巢组织已经存活,并且开始发挥功能。

这是中国第一例卵巢冻存组织移植手术,取得了完满成功,也突破性地推动了癌症患者生育力保护在中国的发展。

优势

(1)生殖力储备巨大。与卵子冻存技术一次只能冻存几个或十几个卵子相比,卵巢组织冻存的生殖力储备巨大,一片卵巢组织即可储备数百或上千的原始卵泡,日后可以通过自体移植、卵泡分离后体外培养等方法获得成熟的卵母细胞。

(2)能够恢复女性内分泌功能。卵巢分泌的雌孕激素对于女性来说至关重要。卵巢组织冻存不仅保留了象征着女性生殖力的卵子,还保存了具有内分泌功能的其他卵巢组织细胞,在组织移植回体内后,能够恢复女性的内分泌功能。

(3)不需要大剂量强刺激的促排卵治疗。卵巢组织取材仅需 1~2 天的准备时间,组织取出后可立即进行冻存。与卵子/胚胎冻存技术相比,不需要进行为期两周的大剂量强刺激的促排卵治疗,也不会延误癌症的放化疗。国际指南明确指出,手术后 3 天即可进行癌症相关的治疗,这是目前全世界最快的生殖力保护方法。

(4)是青春期前癌症女性的唯一选择。青春期前的女孩性腺轴还没有发育成熟,对促排卵药物是没有任何反应的,所以卵巢组织冻存是目前青春期前癌症女孩保护生殖力的唯一选择,甚至可用于几个月大的女婴。

(5)不受生理周期的影响,不需要算哪天开始打针,哪天应该取卵。

(6)自体组织移植,避免了伦理方面的问题。

应用情况

2004年,经"冻存卵巢组织再移植"技术诞生了世界上第一例健康的婴儿。这一突破性成果被发表在《柳叶刀》(*lancet*)杂志上,在国际学术领域引起了轰动。截至2016年1月,世界上经此技术诞生的婴儿已经超过80余例,卵巢组织冻存技术已成为欧美发达国家常规保护女性生殖力的方法。

促性腺激素释放激素类似物(GnRHa)对生殖保护的作用

放化疗前及放化疗期间长期注射大剂量促性腺激素释放激素类似物(GnRHa)会抑制卵泡生长,让它们处于安眠状态,可以在一定程度上避免化疗药物和放射线对卵巢的损伤。实际效果具体如何? 医学界一直存在着争议。2015年,多国专家联合组织了国际癌症与生殖力保护研讨会,在发表的专家共识中,并没有针对卵巢抑制这一方法达成一致。近年来,越来越多的基础与临床研究表明,卵巢抑制对卵巢功能起不到应有的保护。体外基础研究没有发现GnRHa通过抑制细胞凋亡和上调抗凋亡基因等发挥其细胞内保护作用;具有顶尖影响力的美国医学会杂志(JAMA)也发表了一项总样本量为1 903例的大型研究结果,否认了GnRHa对卵巢功能的保护作用。但目前有5项随机临床试验显示使用GnRHa的乳腺癌患者的怀孕率高于未使用者,使用GnRHa可以减少化疗诱导的闭经也达成了共识。

乳腺癌患者妊娠安全性问题

传统观点认为,确诊为乳腺癌后妊娠会刺激激素依赖型乳腺癌患者的复发,故而约30%有乳腺癌病史的女性怀孕后被建议终止妊娠。但是,很多研究推翻了这一观点,一项多中心的回顾性研究显示,内分泌治疗完成5年后怀孕与未怀孕的乳腺癌患者相比,无论无病生存及总生存均无差异;目前有一项针对中断内分泌治疗后怀孕的前瞻性研究正在进行中,我们期待它的结果。

临床研究

治疗后生育对乳腺癌患者的影响

西雅图 Fred Hutchinson 癌症研究所选取 438 例确诊后生育的乳腺癌患者进行研究,同时选取 2 775 例诊断后未生育的患者作为对照人群。结果发现,与患乳腺癌后未生育的乳腺癌患者比较,患乳腺癌后生育的患者的死亡率降低了 46%,提示乳腺癌患者治疗后的生育可能对患者本人有一定的保护作用。

法国学者对 1993～2007 年间在 Strasbourg 妇产科医院进行治疗的 598 名浸润性乳腺癌患者进行了随访,其中 6 名在确诊 2 年内怀孕(4 位流产,2 位生产),17 名在确诊 2 年后怀孕(3 位自然流产,3 位人工流产,1 位宫外孕,10 位生产),其中 2 人生育后发生远处转移而死亡,1 人在诊断乳腺癌 3 年后生育,虽然发现肺和脑转移,但仍然健在,1 人局部肿瘤复发,但是总的预后是好的,8 名患者在 105 个月随访中生活良好。

英国皇家妇产科医师学院(RCOG)在《乳腺癌和妊娠指南》中指出:尽管内分泌治疗后闭经对激素受体阳性患者预后有改善,但研究表明,治疗后生育并不影响乳腺癌患者的远期生存,甚至能够降低患者死亡的相对危险。

乳腺癌相关治疗是否会对患者的生产过程造成影响? 瑞典 Kristina Dalberg 等人研究了 2 870 932 例单胎婴儿,有 331 例胎儿的母亲接受过乳腺癌手术治疗,从手术治疗到怀孕的时间平均是 37 个月。所有接受过乳腺癌治疗的母亲,绝大多数的分娩过程没有出现意外。但是,接受过乳腺癌治疗的女性,其分娩过程中出现并发症、剖宫产、早产(孕龄<32 周)的危险性显著增加。结论认为,接受过乳腺癌治疗的女性其生育过程总体上是安全的,但是这些妇女可能需要作为高危孕妇来对待,针对既往接受的抗癌相关治疗及治疗可能带来的副作用进行连续不断地监测和治疗。例如,化疗和分子靶向治疗可能造成心脏功能不可逆性的损伤,妊娠也会加重心肺负担,因此孕期要重视超声心动图的检查。

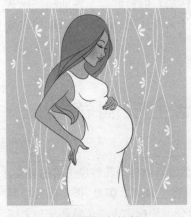

乳腺癌患者妊娠

通过以上介绍,你会发现,乳腺癌的预后与其疾病本身的特点有关,与患病后是否妊娠并无太大关系。

胎儿安全性问题

很多人会担心,乳腺癌相关的治疗会对胎儿产生严重副作用,从而放弃妊娠,事实并非如此。研究提示,与一般人群相比,癌症患者所生育的后代在遗传异常和儿童期肿瘤的发生率上,并无统计学意义上的显著差异。为了保证胎儿的安全,孕期乳腺癌患者在选择治疗方法和药物时还需慎重,如怀孕的任何时期均可以手术,但孕期行前哨淋巴结活检时禁用蓝染,可以用放射性物质标记的硫溶胶;怀孕头 3 个月禁用化疗,怀孕中、后期可用化疗药,药物可以选用多柔比星、环磷酰胺、氟尿嘧啶,紫杉类药物的安全用药资料虽还不充足,但临床必要时仍可使用紫杉周疗方案;若需要放疗,则一定要分娩后进行;针对 HER‐2 的靶向治疗,孕期和哺乳期禁用;内分泌治疗在孕期和哺乳期禁用。

 临床研究

孕期治疗对胎儿的影响

《柳叶刀肿瘤》杂志上的一项国际性研究结论指出:乳腺癌妇女在孕期可以接受治疗,不会增加胎儿和孕妇不良结局的风险。然而,研究者确实发现宫内暴露于化疗的胎儿比未暴露的胎儿出生体重要低,也有更多的并发症,但是两组间没有显著差异。重要的是,没有重大的出生缺陷。但是 Kristina Dalberg 等人报道,接受过乳腺癌治疗的女性,其胎儿低出生体重、出生缺陷的危险性显著增加。Danish 的研究也有类似结果,但尚无对这些胎儿成长情况的长期随访报道。

读了以上内容,年轻未生育的乳腺癌患者朋友们,你是否对未来生活重新燃起了希望?面对国家"二胎"政策的全面放开,已经生过一胎的乳腺癌患者们是否又心动了?在实施妊娠计划前一定要咨询你的主管医生,让他(她)为你全面评估妊娠的可行性,切不可自作主张。

遗传咨询

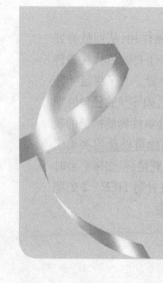

乳腺癌会遗传吗？

哪些基因突变会导致遗传性乳腺癌？

哪些人需要进行遗传基因检测？

如果基因检测结果阳性该怎么办？

……

　　人们很早就发现乳腺癌的发病有家族聚集性，近年来，基因检测技术的进步揭开了遗传性乳腺癌的神秘面纱。如果你被确诊为乳腺癌，你需要明确它是否是遗传性的。本章就遗传性乳腺癌的相关问题为你进行解答。

了解遗传性乳腺癌

乳腺癌会遗传吗？答案是肯定的,确实会遗传。比如,遗传性乳腺-卵巢综合征(hereditary breast-ovarian cancer syndrome, HBOCS)占乳腺癌遗传病例的60％～75％。HBOCS 患者终身都有较高的风险发生乳腺癌和卵巢癌。但大家对这个答案不必紧张、惊慌,也不必因此去扩大联想到自己的女儿、亲友是否也会患病,癌症的发病往往是综合因素引起的,遗传性乳腺癌只占整个乳腺癌人群的 5％～10％,有明确的发病机制和独特的生物学行为,临床具有早发性和家族聚集性,是乳腺癌防控的重要突破口。遗传咨询和基因检测可以帮助你明确所患乳腺癌是否为可遗传性的。

小知识

遗传咨询

遗传咨询是咨询医师及咨询者就其家庭中遗传病的病因、遗传方式、诊断、治疗、预防、复发风险等所面临的全部问题进行讨论和商谈,最后做出恰当的对策和选择,以达到防治效果的过程。咨询医师会联合人类基因组技术和人类遗传学知识开展咨询服务,还可指导咨询者的产前诊断、结婚、妊娠、生产及婴儿保健等。

遗传性乳腺癌相关基因

什么是基因突变？每个人都有 23 对染色体,染色体是 DNA 分子的载体,带有遗传信息的 DNA 片段称为"基因"。基因决定着生命的基本结构和性能,所有生物的性状都是由基因控制的。在自然界中,基因的 DNA 分子序列有时会发生突然的改变,这些改变有可能改变生物的性状,这种改变叫做"基因突变"。

与乳腺癌遗传有关的基因有哪些呢？15％遗传性乳腺癌与 BRCA1、

BRCA2 基因突变相关。其他乳腺癌易感基因有 TP53、CHEK2、ATM、RECQL、CDH1、NBS1、NF1、PTEN、PALB2、RAD50 以及 STK11 等,以上基因发生突变的频率约占遗传性乳腺癌的 7％左右。一个携带 BRCA1 基因突变的女性有 55％～65％的风险患浸润性乳腺癌,约 39％的风险患浆液性卵巢癌。一个携带 BRCA2 基因突变的女性 70 岁之前,估计有约 45％的风险患浸润性乳腺癌,11％～17％的风险患浆液性卵巢癌。携带 BRCA1 基因突变的女性,乳腺癌的发病年龄比携带 BRCA2 基因突变的女性年轻,携带 BRCA 基因突变的女性患对侧乳腺癌的风险也高。

携带 BRCA1 和 BRCA2 基因突变的男性终身患癌的风险也会增加。携带 BRCA1 基因突变的男性患乳腺癌的风险性为 1％,携带 BRCA2 基因突变的男性患乳腺癌的风险性约为 6％～7％。携带 BRCA 基因突变的男性患前列腺癌和胰腺癌的风险也增加。

基因检测

只有 5％～10％的肿瘤与遗传基因有很强的关联性,因此基因检测并不适合每个人。家族中存在以下情况时,就应该考虑做癌症风险方面的基因检测。

(1) 有家族成员在非常年轻时即被诊断为癌。

(2) 近亲患有罕见癌症(例如:男性乳腺癌),且该癌症与遗传性肿瘤综合征(指遗传原因导致的染色体和基因异常,使某人患肿瘤的机会大大增加)相关。

(3) 几位一级亲属患有同一种癌症(如母亲、女儿、姐妹都患乳腺癌)。

(4) 家族中患癌成员都与同一个基因突变相关(如乳腺癌、卵巢癌和胰腺癌都与 BRCA2 相关)。

(5) 体检时发现与遗传性癌症相关的病变(例如:多发结肠息肉)。

(6) 家族中有一个或多个成员有已知的基因突变。

遗传咨询、基因检测可以帮助我们筛选出遗传高风险的家族成员,建立健康随访档案并为其制订个体化的预防方案。对非遗传性癌症的家庭成员可减少不必要的精神负担。

如果进行遗传咨询,应该就诊于医院的防癌体检科或者遗传咨询科,由遗传咨询医师根据家族情况决定是否做基因检测,做哪些基因检测项目等。所有进行检测者都应签署书面知情同意书,该同意书会说明可能出现的检测结果,检测结果对于检测者和家庭的意义,检测的准确性和局限性,检测存在的潜在风险和好处。暂不推荐儿童或未成年人进行该项检测。

检测结果的解读

因存在检测的参数和判读错误的可能性,遗传检测从来不可能达到100％的准确。阳性结果表明患肿瘤风险增加,但无法确定会发生什么类型的肿瘤,什么年龄发生。阳性并不等同于一定会患肿瘤,而没有患肿瘤并不意味着检测结果是错误的。阴性结果不保证不会患肿瘤,但真阴性结果的个体可以放心,其患肿瘤的风险与一般人群是一样的(风险很低)。然而一些检测者的阴性结果可能是由于当前的技术无法检测到突变或者突变位于其他没有检测的基因。

结果阳性怎么办

携带 BRCA1 或 BRCA2 基因突变的女性,患乳腺癌的风险会提高很多,到70 岁时,其发病风险增至 40％～80％,而普通人群,到 70 岁时,同期发病率仅约4％左右。降低携带 BRCA 基因突变女性患乳腺癌风险的最佳方法是通过手术去除大部分的乳腺组织,该方法称为预防性乳腺切除术,能减少 90％～95％的乳腺癌风险。年龄越大,手术的作用可能越小。绝经前女性行卵巢切除术也可以降低乳腺癌风险。著名影星安吉莉娜·朱莉因携带 BRCA1 基因突变,为了预防乳腺癌做了预防性双乳腺切除术,之后又进行了预防性卵巢切除术。目前,在中国人群中现有证据和法律尚不支持常规开展预防性手术干预。化学预防是降低乳腺癌风险的另一种有效方法,普通女性和 BRCA2 突变的女性使用他莫昔芬,可以降低约 50％的乳腺癌风险,但化学预防对 BRCA1 突变的女性的效果较差。

画出你的风险评估图

风险程度图例

低风险家族是指没有证据表明他们患有遗传肿瘤综合征,受试者的癌症风险与一般人群相同。

中等风险的家族中,癌症模式可能是遗传的,也可能是由于多因素引起的。遗

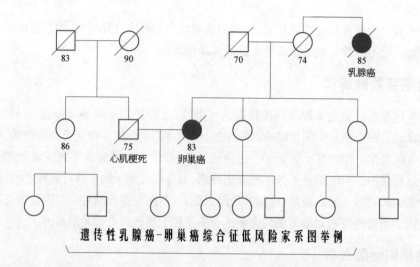

遗传性乳腺癌-卵巢癌综合征低风险家系图举例

传咨询师的挑战是要在中等风险的家族中找出有遗传肿瘤综合征的那一小部分。

高风险家族的癌症发病模式与遗传性肿瘤综合征的诊断标准完全符合或是高度近似。

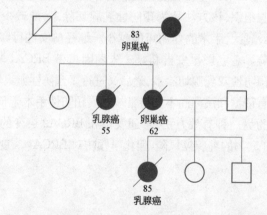

遗传性乳腺癌-卵巢癌综合征高风险家系图举例

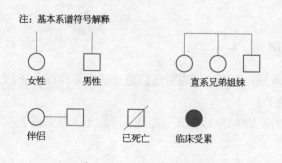

注：基本系谱符号解释

女性　男性　直系兄弟姐妹

伴侣　已死亡　临床受累

癌症风险通常是基于该综合征相关的癌症风险、受试者在家族中的位置以及该综合征的遗传模式来评估的。此外,患者的年龄和性别也可能会影响癌症的风险,取决于综合征的类型。

更多遗传性乳腺癌的信息可参考下面 2 个表格。

乳腺癌/卵巢癌遗传性检测指南

建议以下人群进行遗传性乳腺癌/卵巢癌综合征检测(符合下面任何一项标准)

1. 家族成员存在已知的 BRCA1 或 BRCA2 基因致病性突变
2. 乳腺癌史(至少符合下面一项条件):
   A. 确诊年龄≤45 岁
   B. 确诊年龄≤50 岁
      a. 两次原发性乳腺癌
      b. ≥1 位有血缘关系的近亲患乳腺癌,其确诊年龄不限
      c. ≥1 位胰腺癌的近亲
      d. ≥1 位(Gleason 分值≥7)前列腺癌的近亲
      e. 家族史不全或未知家族史
   C. 确诊年龄≤60 岁的三阴性乳腺癌
   D. 确诊年龄不限
      a. ≥1 位确诊年龄≤50 岁乳腺癌的近亲
      b. ≥2 位确诊年龄不限的乳腺癌的血缘关系近亲
      c. ≥1 位浸润性卵巢癌的血缘关系近亲
      d. ≥2 位年龄不限胰腺癌或(Gleason 分值≥7)前列腺癌的血缘关系近亲
      e. 男性乳腺癌的血缘关系近亲
      f. 无需家族史的高频突变种族(如德系犹太人)人群
3. 浸润性卵巢癌病史
4. 男性乳腺癌病史
5. 前列腺癌病史(Gleason 分值≥7)且有≥1 位患乳腺癌和(或)浸润性卵巢癌和(或)胰腺癌或(Gleason 分值≥7)前列腺癌的血缘关系近亲确诊年龄≤50 岁
6. 胰腺癌病史,确诊年龄不限且有≥1 位患乳腺癌或浸润性卵巢癌和(或)胰腺癌的确诊年龄≤50 岁的血缘关系近亲
7. 具有家族史:
   A. 一级或二级亲属符合上面 6 条中任何一条
   B. 三级亲属患有乳腺癌和(或)浸润性卵巢癌,且≥2 位血缘关系近亲(其中至少 1 位确诊年龄≤50)确诊为乳腺癌和(或)浸润性卵巢癌

注:以上信息摘自《2017 年 NCCN 遗传性/家族性高危评估指南:乳腺癌/卵巢癌》
近亲:三代以内有血缘关系的亲属。
一级亲属:父母、子女及(同父母)兄弟姐妹。
二级亲属:祖父母、外祖父母、叔、伯、舅、姑、姨。
三级亲属:表兄弟姐妹或堂兄弟姐妹。

建议 BRCA1/BRCA2 突变携带者监测指南

1. 18 岁开始乳腺自检

2. 25 岁开始,每 6~12 个月 1 次,乳腺临床检查

3. 乳腺癌筛查:当家系中有小于 30 岁的乳腺癌患者,建议在 25~29 岁,每年 1 次,乳腺增强 MRI (首选)或钼钯检查。30~75 岁,每年 1 次,钼钯＋乳腺增强 MRI 检查。＞75 岁,根据个人情况,考虑钼钯检查。BRCA1/BRCA2 突变乳腺癌患者术后,每年 1 次,钼钯和乳腺增强 MRI 检查

4. 卵巢癌:推荐预防性输卵管-卵巢切除。未接受预防性切除者,可采用阴道超声和血清 CA125 监测,但价值有限

注:以上内容摘自《2016 年 NCCN BRCA1/BRCA2 突变携带者临床监测指南》。

精准医学

什么是精准医学？

精准医学如何指导乳腺癌的治疗？

精准医学将会如何发展？

......

医学的发展从最初的经验医学到几年前的循证医学再到如今的精准医学，我们欣慰现代医学飞速发展为人类带来的益处，也担心各种新技术发展的同时带来的新问题。在各大会议、指南、科普讲座中频频出现的"精准医学"到底能为你的治疗提供怎样的指导？本章将为你解答与乳腺癌相关的"精准医学"那些事儿。

精准医学的概念

　　自 2015 年奥巴马总统在国情咨文演讲中从国家战略层面提出"精准医学计划"以来,精准医学迅速成为全球医学界热议和关注的焦点。在乳腺癌领域人们也越来越多地在探讨"精准医学"。那么究竟什么是精准医学呢？美国国家卫生研究院(NIH)院长法兰西斯·柯林斯(Francis Collins)提出癌症研究是精准医学的近期目标,简而言之,肿瘤的精准治疗就是为患者找到合适的药物。精准医学是以个人基因组信息为基础,结合蛋白质组、代谢组等相关内环境信息,为你量身设计的健康管理和疾病治疗方案,以期达到治疗效果最大化和副作用最小化的定制医疗方式。

　　其实早在 2004 年,医学界的领军刊物《新英格兰医学杂志》就曾发表了一篇精准医学的标志性论文,这篇文章描述了一个癌症患者的治疗过程。用基因测序的方法找到患者突变的靶标,再辅以有针对性的化学药物治疗小细胞肺癌,即所谓的精确打击,以代替肿瘤治疗中的放疗、化疗、手术等地毯式轰炸手段,不仅提高了治疗效率,还能降低患者的痛苦程度和经济负担。

　　精准医学的诞生离不开分子生物学技术的突破性发展,同时也与分子病理、影像诊断等技术的持续进步密不可分。

精准医学在乳腺癌防治中的应用

基于分子分型的经典治疗模式中的精准治疗

　　其实,在乳腺癌防治领域甚至更早期就已经出现了精准医学的身影。激素受体(ER/PR)阳性乳腺癌和人表皮生长因子受体 2(HER-2)阳性乳腺癌分别能从内分泌治疗和抗 HER-2(如曲妥珠单抗)治疗中获益,这是乳腺癌领域最经典的精准治疗。乳腺癌的内分泌治疗始于 1896 年 Beatson 用卵巢切除治疗晚期乳腺癌,至今已有上百年的历史。随着内分泌治疗方案的逐步发展及完善,乳腺癌的内分泌治疗已成为诸多肿瘤的内分泌治疗中最为成熟和卓有成效的治疗方案。人体内雌激素水平的病理性上升，是刺激乳腺癌细胞增生的主要因素。雌激素在绝经前主要由女性的卵巢分泌，绝经后由肾上腺和部分脂肪组织分泌。乳腺细胞中存在雌激素和孕激素受体，这些受体使得乳腺组织随着雌孕激素水平的升高而增生。对于全部乳腺癌中大约2/3激素受体阳性的类型，通过药物抑制雌激素的作用或减少雌激素在体内的合成，可达到显著抑制肿瘤生长、降低肿瘤复发风险的作用。这些药物的作用靶点和作用机制包括：作用于雌激素受体的雌激素受体调节剂和雌激素受体下调剂、作用于芳香化酶的芳香化酶抑制剂、作用于垂体的促黄体生成激素释放激素类似物(LHRHa)等。事实上这些药物的临床应用都是针对特定的患者人群，找到关键性的治疗靶点并实施精确靶向性治疗的过程，已属于精准医学的范畴。

在乳腺癌诊治领域的另一个经典的精准治疗案例当属针对 HER-2 过表达型乳腺癌的治疗。HER-2 阳性乳腺癌被称为最凶险的乳腺癌，在乳腺癌中有20%～30%的肿瘤是 HER-2 过表达型的。HER-2 与细胞的生长、增殖有关，与普通乳腺癌相比，HER-2 过表达会导致细胞中相关信号通路的激活，刺激癌细胞疯狂增长、分裂更快，增强其侵袭性。这就意味着肿瘤进展加快，更容易转移和复发，而且 HER-2 过表达型乳腺癌患者可能对某些治疗不敏感，生存期仅为 HER-2 阴性患者的一半。针对这一类型的乳腺癌，我们已有了多种对抗 HER-2 的靶向药物，它们可以精确作用于 HER-2 受体的不同部位，达到抑制 HER-2 受体，从而抑制由于过多 HER-2 受体导致的癌细胞过度增殖。这些靶向药物包括大分子的曲妥珠单抗、帕妥珠单抗(国内未上市)、T-DM1(国内未上市)等，也包括小分子的拉帕替尼等，这些治疗手段均是 HER-2 过表达型乳腺癌患者的基础治疗药物，能够为患者提供最大的治愈可能。尤其是曲妥珠单抗，对于 HER-2 过表达型的早期乳腺癌患者，在化疗基础上加用曲妥珠单抗一年可以降低一半的复发和转移风险，并降低40%左右的死亡风险，使80%的患者可获得治愈的机会。抗 HER-2 治疗可以说是在准确寻找到基因靶点后，有针对性进行化学药物的靶向治疗，是精准医疗的典范。

除了抗 HER-2 靶向治疗，目前应用于乳腺癌领域还有多种靶向药物。比如作用于血管内皮生长因子的贝伐珠单抗，可在一定程度上抑制肿瘤血管生成，使肿瘤血管趋于正常化，从而抑制肿瘤的生长。如 PI3K/AKT/mTOR 这条信号传导途径与细胞的生长和肿瘤细胞的恶性增殖密切相关，而针对这条信号通路科学家们已经研制出了多种靶向性化学药物，其中我国现已有的依维莫司就是针对 mTOR 的抑制剂，与其他一些药物进行联合可提高治疗效果、甚至逆转耐药。再比如在细胞周期的正常运转中,细胞周期蛋白依赖性激酶(CDKs)在许多关键步骤发挥着重要作用,而科学家们研发出的 CDK 抑制剂(如 Palbociclib)则可以精确的针对 CDK 进行拮抗,抑制其功能,从而干扰细胞周期的进程,使细胞生长停滞,对于快速生长的肿瘤细胞来说往往是致命的,因此可对肿瘤带来杀伤作用。

这里列出的只是其中的一小部分,目前已经用于乳腺癌治疗以及未来将要用于治疗的靶向药物还有很多。但是这里需要指出的是,靶向药物正因为其精准靶向的特性,它们仅适用于一小部分包含这类靶点的肿瘤,并且很可能只适用于肿瘤治疗的某个阶段,或者只适合与某些药物进行联用时才能更好地发挥作用,这正反映了这一类药物在临床应用中的精准特性。此外,这些靶向药物虽然能够精准地作用于既定的靶点,但是这些靶点不仅仅存在于肿瘤细胞中,它们也广泛存在于正常细胞中,并因此导致人体的一系列不良反应;虽然大部分靶向药物的不良反应由于其高度精准性已经远远低于常规化疗药物的毒性,但是在一些靶向药物治疗中,其不良反应仍可能是致命的。这也是靶向药物作为目前精准治疗一个组成部分的局限性,需要我们在未来的研究中进一步提升其针对肿瘤细胞的特异性,减轻对正常组织的不良反应。

基因检测指导下的精准医疗纵深发展

基因检测对于精准医疗的指引作用要从 BRCA 基因这个乳腺癌的"明星"基因谈起。2013 年 5 月,美国著名影星安吉丽娜·茉莉在《纽约时报》撰文,说她由于携带 BRCA1 基因突变而预防性切除了双侧乳腺,2015 年她又切除了双侧卵巢及输卵管以预防卵巢癌。一石激起千层浪,人们震惊惋惜之余,也开始关注 BRCA 这一名词。那么,BRCA 是什么? 与乳腺癌和卵巢癌有什么样的关系? 早在 1990 年,研究者发现了一种与遗传性乳腺癌密切相关的基因,命名为乳腺癌 1 号基因(BRCA1),定位于第 17 号染色体;4 年之后,研究者在第 13 号染色体上又发现另外一种与乳腺癌有关的基因,称为 BRCA2,通常将两种基因统称 BRCA1/2。BRCA 是抑癌基因,在调节细胞复制、DNA 损伤修复、细胞正常生长方面有重要作用;如果 BRCA 基因突变,就丧失了抑制肿瘤发生的功能。BRCA 突变类型达数百种之多,与人体的很多癌症的发生都有关系,其中关系最密切者是乳腺癌,其次是卵巢癌。BRCA 突变的女性一生中发生乳腺癌的风险可高达 80%,在美国,存在 BRCA 基因突变的人群有一半会最终选择切除双侧乳腺。在我国,虽然在选择预防性切除和密集接受定期乳房体检之间还存在很大争议,但对 BRCA 突变人群的关注也在渐渐增加。对于乳腺癌患病时较为年轻、直系亲属中有乳腺癌患者的人群推荐进行 BRCA 突变检测,并接受遗传咨询,制订适合的随访、监测或治疗计划。

BRCA 基因只是目前比较明确的与乳腺癌关系密切的基因之一。目前研究者们已经发现了多种潜在增加乳腺癌发病风险的基因,有一些基因与多种肿瘤的发生均存在相关性。除此之外,研究者们还发现了大量的与乳腺癌治疗疗效、复发/转移风险、耐药性、远期预后等相关的基因,这些基因往往不是单独发挥作用,而是存在潜在的相互联系。因此,科学家们也为此设计了多种多基因检测的组合(panel),通过对不同特征的个体检测某个多基因组合来评价该个体未来的患病风险、预后特征、治疗反应、耐药潜能等,从而为个体制订有针对性的精准预防、治疗、监测和评估方案,达到精准医疗的效果。

目前在国际上指导中低风险早期 Luminal 型(主要激素受体阳性型)患者是否需要接受术后辅助化疗的乳腺癌 21 基因检测即属此列。该检测通过分析一组 21 个特异基因的表达水平,检测结果以积分的形式表示,对预测预后、复发、转移风险乃至指导治疗提供信息,从而预测乳腺癌复发指数以及接受化疗的效益比。每个肿瘤患者都是独一无二的,都具有特性,没有完全一样的,因此每个乳腺肿瘤患者复发指数及治疗方式也是不同的,而这种多基因检测也将最终达到为患者的个体化治疗提供帮助的目的。

我们有理由相信从基因层面分析每个个体的细微差异将成为未来精准治疗的努力方向,未来通过多基因检测制订个体化诊疗方案也是大势所趋。但是,目前多基因检测虽然已经成为指导乳腺癌精准治疗的手段之一,但现有的多基因组合设计以及检测技术、判定标准还存在诸多缺陷,科学家们还在发掘更多更重要的与肿瘤发生发展相关的基因,现有的众多检测组合也有待进行统一和规范。

液态活检为精准医疗提供精细化预测和监控

如今一种被称为液态活检的检测方法正开始兴起,为一些患者省去了手术活检和穿刺活检等有创性检测手段,并同样能起到指导患者抗肿瘤治疗的目的。以前我们说"抽管血就能检测肿瘤"可能并不可信,或者具有很大局限性,因为当时指的仅仅是传统的肿瘤标志物,而现今随着遗传技术的飞跃式发展,"抽管血测肿瘤"似乎指日可待。只需抽取 5～10 ml 血,就有可能进行肿瘤筛查、复发监测、耐药预测、疗效评价等。

小知识

液态活检

液态活检作为体外诊断的一个分支,是指一种非侵入式的血液测试,能监测肿瘤或转移灶释放到血液的循环肿瘤细胞(CTC)和循环肿瘤 DNA(ctDNA)碎片,是检测肿瘤及辅助治疗的突破性技术。理论上讲,通过液态活检技术能够有效指导乳腺癌诊治。目前已有不少针对 CTC 和 ctDNA 技术指导乳腺癌治疗的研究结果公布,部分结果显示,液态活检有可能更准确、更即时性地反映肿瘤侵袭生长的状态。我们知道,恶性肿瘤,包括乳腺癌,往往存在异质性,也就是一块肿瘤组织中存在多种特征的细胞,而穿刺活检仅能检测活检针内组织的特性,液态活检则能更全面地了解当前发生侵袭转移的那部分肿瘤细胞的特性,同最初手术时的样本相比具有一定的优势。同时,通过液态活检可能更简便地获得肿瘤的遗传信息、肿瘤细胞的分子特征,从而对药物疗效进行预测,更精确地选择针对性的治疗方案。

液态活检在现有技术水平下其检测的准确度、灵敏度、可重复性、标准化等仍然存在缺陷,有时通过不同单位的检测结果可能存在差异,有时多次检测的结果也存在差异,但这些问题在未来可能随着技术水平的提高和认识层面的提升而获得改进。

精准医学的发展方向

精准医学要求医生能够预测你的疾病发展,规划最适合你的治疗方案。未来精准医学将会基于基因序列分析、基因组学和大数据分析来更加精确地判断你的病情,从而实施更加精确的医疗行为。医生们要根据患者的临床信息和人群队列信息、应用现代遗传技术、分子影像技术、生物信息技术,结合患者的生活环境和方式,实现精准的疾病分类及诊断,制订具有个性化的疾病预防和治疗方案。

长远来看,精准医学使医学模式从被动的粗放型疾病治疗向主动的精准型疾病预防转变,人类能更从容地掌握自己的命运。精准医学必然成为全球大国为各自前途与发展竞相角逐的领域。不过,精准医学在技术创新和社会层面仍然面临一些现实难题。比如现有技术在敏感性、可重复性上的一些缺陷,在费用方面也会给患者带来较大负担。大量个体生物学数据信息难以从技术上和伦理上共享,过度精细化的数据质控标准不能统一等,这些都是精准医学发展道路上的巨大挑战。

但是,总体而言,精准医学将推动未来的医疗模式产生革命性变化。引用中国工程院院士詹启敏的评论:21世纪是生命科学的世纪,医学发展是生命科学的核心与最终目标,谁掌握了精准医学的发展前沿,谁就掌握了未来社会的健康、科技和经济发展的制高点。

临床新药研究

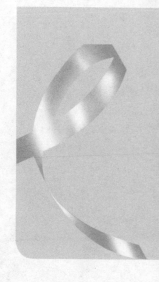

临床上很多新药试验,哪些人可以参加?

参加新药临床试验安全吗?

参加新药临床试验能为患者带来什么?

如何加入到新药的临床试验中去?

⋯⋯

你也许经常听医生或者病友们提到"入组患者",即加入某些临床试验组的患者,参加临床试验不失为一种治疗方式,但很多人会担心临床新药研究的安全性,怀疑它的有效性,而且不知道如何加入其中,本章就新药的临床研究相关问题为你进行详细解答。

了解新药临床研究

临床研究(clinical trials)指任何在人体(患者或健康志愿者)进行的药物系统性研究,以证实或揭示试验药物的有效性、不良反应或试验药物的吸收、分布、代谢和排泄,目的是确定试验药物的疗效与安全性。

通俗的解释就是,所有的药物或治疗方法在研究阶段需要在实验室完成细胞学及动物学的实验,初步评估这些药物或治疗方法的有效性和安全性,但在被批准用于临床治疗之前还需要进行严格的临床验证,包括安全性、有效性等其他指标,因此在新药或新的医疗器械、治疗方式在临床广泛使用之前必须通过在部分患者身上使用并证明其安全性和有效性,这一过程就称之为"临床试验"。这部分患者(极少情况下也可能是健康人)被称为"受试者""志愿者""入组患者"。

众所周知,癌症目前仍然是医学界无法攻克的难题。但是在大量科学家和研究人员的努力下,每年有数以万计的化合物或其他有机、无机物被发现或合成,这些当中会有数以千计的成分被证明在细胞学或动物学层面有一定的抗肿瘤活性,被称为潜在的备选药物,但这些药物由于各种原因不会全部进入临床研究。尽管如此,每年还是会有几十甚至数百个药物通过临床前深入的研究和严格的药效、毒理筛选,成为临床研究的对象。但是这些药物真正想要成为上市药物,为广大肿瘤患者治疗病痛还需要很漫长的道路。从临床前研究到临床应用,这是一段极其漫长而艰辛的过程,也是必需的过程,因为所有的药物都可能有毒副作用,而且特定药物对于特定疾病的治疗作用也是需要在使用过程中逐步总结的。因此,只有通过严格的临床试验过程,才能把药物的疗效、人体代谢过程以及毒副作用揭示清楚。所有的药物在广泛上市使用前均需要经过新药临床试验的过程,因此,临床试验在新药研发过程中的重要性不言而喻。

另一方面,恶性肿瘤作为一个危害人类健康的最主要病种,目前还没有根治的方法,特别是在晚期患者或特定的高度恶性肿瘤患者当中。因而寻找新的治疗药物或方法可能是恶性肿瘤患者的唯一出路,也只有在临床试验中患者才能够获得最新的药物治疗。

参加临床新药研究的安全性问题

如果你参加了某一项临床研究,那么在整个过程中都会有完善的安全保障措施为你保驾护航,你不需要为药物的不良反应以及自己的生命安全担忧,因为在现代临床研究中,对受试者,也就是参加临床研究的患者所采取的保障措施是最先进和完备的。在临床研究的发展过程中,对受试者的保护是贯穿整个历史并持续改进的,在这方面我们遵循的原则是纲领性文件《世界医学协会赫尔辛基宣言》(以下简称《赫尔辛基宣言》),该宣言制定了以人作为受试对象的生物医学研究的伦理原则和限制条件,也是关于人体试验的第二个国际文件,比《纽伦堡法典》更加全面、具体和完善。世界医学会《日内瓦宣言》使用"患者的健康将是我的首要考虑"这句话来约束医生,《国际医学伦理守则》(International Code of Medical Ethics)也宣布:"医生应当根据患者的最佳利益向患者提供医疗服务"。以下描述均摘自《赫尔辛基宣言》。

(1) 医生有责任促进和维护患者的健康、幸福和权利,包括那些参与医学研究的患者。医生应奉献其知识和良知以履行这一义务。

(2) 医学的进步是以研究为基础的,这些研究最终一定会包括涉及人类受试者的研究。

(3) 涉及人类受试者的医学研究的主要目的是了解疾病的原因、发展和结果,改进预防、诊断和治疗的干预措施(方法、程序和处理)。即使是当前最佳的干预措施也必须通过研究继续评估其安全性、有效性、效能、可行性和质量。

(4) 医学研究必须遵守的伦理标准是:促进和确保对人类受试者的尊重,并保护他们的健康和权利。

(5) 虽然医学研究的主要目的是获取新的知识,但该目的从不应优先于个体研究受试者的权利和利益。

(6) 在医学研究中,医生有责任保护研究受试者的生命、健康、尊严、完整性、自我决定权、隐私,并为研究受试者的个人信息保密。保护研究受试者的责任必须始终由医生或其他健康保健专业人员承担,而绝不是由研究受试者承担,即使受试者已经签署了知情同意书。

(7) 医生既应当考虑自己国家关于涉及人类受试者研究的伦理、法律与管理规范和标准,也应当考虑相应的国际规范和标准。任何国家性的或国际性的伦理、法律或管理规定,都不得削弱或取消任何本宣言提出的对研究受试者的保护。

(8)医学研究进行的方式应最大限度地减少可能对环境造成的危害。

(9)只有具备完善的伦理学和科学教育,并受到过相关专业培训的人员才能进行涉及人类受试者的医学研究。针对患者或健康志愿者的研究需要接受有能力的、有资质的医生或其他健康保健专业人员的监督。

(10)在医学研究中未被充分代表的人群也应该获得适当的机会参与研究。

(11)只有在以下条件下,结合医疗进行医学研究的医生可以将他们的患者纳入研究:研究的潜在预防、诊断或治疗的价值可证明此研究正当,而且医生有足够的理由相信,参加这项研究不会给作为研究受试者的患者带来不良的健康影响。

(12)因参加研究而遭受伤害的受试者,必须确保为其提供适当的补偿和治疗。

(13)在医学实践和医学研究中,大多数干预措施都包含风险和负担。只有当研究目的的重要性超过给研究受试者带来的风险和负担时,涉及人类受试者的医学研究才可进行。

(14)所有涉及人类受试者的医学研究开始前,都必须仔细评估对参与研究的个体和群体带来的可预测的风险和负担,并将其与给受试者以及受所研究疾病影响的其他个体和社区带来的可预见受益进行权衡。研究人员必须实施最大限度减小风险的措施,持续监测、评估、记录风险。

(15)除非医生确信参与研究的风险已得到充分评估且能得到满意处理,否则医生不可进行涉及人类受试者的研究。

当医生发现试验风险超过了潜在的受益,或已经得到明确结果的结论性证据时,医生必须评估是否需要继续、修改,或立即停止研究。

在研究开始前,研究方案必须提交给具备研究资质的相关伦理委员会进行考量、评论、指导和批准。该委员会的运作过程必须透明,必须独立于研究者、资助者和任何其他不当影响。该委员会必须考虑研究实施所在国的法律和条例,以及相应的国际规范或标准,但不得削弱或取消任何本宣言提出的对研究受试者的保护。伦理委员会必须有监测正在进行的研究的权利。研究者必须向该委员会提供监测信息,尤其是任何有关严重不良事件的信息。没有委员会的考量和批准,研究方案不得更改。研究结束后,研究者必须向委员会提交包含研究结果和结论摘要的最终报告。

从以上描述中可以看出，作为受试者参加临床试验的安全性是有着极为严密的保障措施，从学术、人文和法律层面给予受试者完整的保护，这也是临床研究发展的自身需要，所以你完全不必担心自身权益受损。

双赢的临床新药研究

全球最权威最具影响力的美国癌症综合网络指南（NCCN 指南）早就指出，恶性肿瘤患者最佳的治疗手段就是参加临床试验，在国外，肿瘤患者大多都积极参与临床试验，并从中获益。在我国，参加临床试验还是没有得到绝大多数患者和医生的认可。其实通过参加临床试验，作为受试者的患者可以获得多种益处。首先，你可以接受最新的药物治疗（这些药物都是您在各级医院无法获得的），前文已经指出，一个药物从实验室到临床之间有漫长的道路要走，而且还存在着国内国际之间的时间差问题，所以我国患者想要用上新药可能要比其他发达国家晚 1～2 年甚至数年，只有在临床试验当中广大患者才可能接触到最新的药物，对于恶性肿瘤的治疗，也许早一个月的结果完全不同。其次，在临床试验中，你会得到最好的临床观察和护理，以及更全面的检查，所有的临床研究都会配备顶级的治疗专家团队，而临床研究本身也要求临床试验机构成立单独的治疗团队负责受试者的治疗和随访观察，因而在临床试验流程中的受试者会得到最为全面的诊治和护理。还有，参加并配合完成早期临床试验，研究机构还会对你进行相应的经济补偿，该补偿主要是针对需要采集血样以完成后续研究而设立的营养补偿费和需要定期来随访而产生的交通住宿费用。最后，你参加临床研究得到的试验数据有可能会对其他患有同样疾病的人的治疗方面作出重大贡献。因此，临床新药研究是一个双赢的过程。

我国新药临床研究的现状

我国的新药临床研究近年来取得了长足的进步，但我们仍面临着极其严峻的现实，那就是我们缺乏全球领先的药物，也缺乏相应的医学中心，同时我们的社会对于临床试验的看法也存在诸多的误解。总结起来有以下三方面问题：

第一，在国家层面上，由于受到我国国力的制约，新药的研发是相对落后的，新药研发牵扯到国家大量的资金投入，同时需要雄厚的基础研究所支撑。随着我国国力的逐渐增强，我国的新药研发也逐步发展，国家层面的支持越来越多，为我国的新药研发事业指引了方向。

第二，在药品研发企业和研究机构层面上，我国从单纯仿制逐渐走向创新。既往我国制药行业由于自身的原因，很少有创新药物问世，多以仿制药为主，现在随着科研水平的提高，也是顺应市场的需求，我国各大制药企业和研发机构在原研药方面取得了长足的进步，每年有大量的新药研究进入临床，而且这种趋势愈演愈烈，大有赶超国际水平的趋势。

第三，在医护人员和受试者层面上，我们还面临着许多困难。首先是在我国专业从事新药临床试验的人员较少，且多集中在大型医学中心或研究所中，加之医学再教育的不足，很多医疗人员以及相关工作人员对新药临床试验的认识不清，这对我国临床研究事业会产生很大的负面影响。其次，我国广大人民群众对新药临床试验充满了怀疑，不信任甚至恐惧。虽然目前在逐步消退，但仍然存在许多疑问。

参加新药临床研究的途径

虽然目前国内新药临床试验还有漫长的路要走，可喜的是越来越多的患者和家属认识到了临床研究的重要性，也开始主动要求加入其中，那么该如何去参加临床研究呢？可以有以下途径：

第一，你的主治医生会根据你的病情和他（她）所能获得的临床试验信息安排你加入到合适的新药临床试验，你可以听从医生的建议，当然最后是否加入需要你自己来决定。

第二，你可以通过医院临床试验机构及项目负责人发放的宣传材料来了解目前院内开展的临床研究项目，根据自己的具体病情，咨询自己的医生或各个项目的具体负责医生，选择适合自己的临床研究项目。

第三，你还可以通过各种新媒体，包括网站、微信等公众通信设施，了解各个临床试验的开展情况，进而了解你可以参加的项目，同样，最后是你自己来决定参加与否。

第四,对于某些疾病的病友之间会有大量的信息传递,这种情况需要冷静分析,口口相传的信息容易出现误解,还是应该咨询专业人士,防止盲目参与临床研究。

希望广大患者及家属了解并正确认识新药临床研究,不错过任何获得治疗的机会,为自己的健康保驾护航。

小知识

参加临床试验的小疑问

● 参加临床试验的个人信息保密情况

你的医疗记录(研究病历/CRF、化验单等)将完整地保存在你所就诊的医院。医生会将化验检查结果记录在你的病历上。为了保证整个研究信息的准确性,并确保研究方案的正确执行,申办该临床试验的相关工作人员、研究者、伦理委员会和药品监督管理部门将被允许查阅你的医疗记录,但是任何有关本项研究结果的公开报道均不会披露你的个人资料。

● 参加临床试验的风险

药物治疗可能导致一定的副作用,任何新的药物在使用时都可能存在预料不到的风险。但所有的临床新药在应用到人体之前均进行了严谨的前期研究,有充足的安全性数据;同时在新药获得临床研究批件过程中,有各级行政主管部门及专业委员会(学术委员会、伦理委员会)为临床研究把关,这些工作的最主要目的就是要保证受试者的安全,并且在研究进行中,研究者和临床试验病房的医护人员也会为受试者保驾护航,尽力降低风险出现的可能性。在你参加研究过程中,能及时得到研究人员对于药物可能出现的不良反应的通报,并征求你是否仍有继续参加研究的意愿。

如果在研究中你有任何不适,或病情发生新的变化,以及发生任何你认为需要与医生沟通的情况,不管是否与药物有关,请及时通知你的医生,医生将在征求你的意见的基础上对此做出判断和医疗处理。另外,在研究期间,还需要占用你的部分时间,按时到医院随访,进行相关检查,请你予以配合。

● 可以中途退出临床试验吗?(你在临床试验中的权益)

你在临床试验中享有生命健康权、知情同意权、隐私权、自主参与权、及时治疗等权益。临床试验是以自愿为原则。你可以拒绝参加,或选择在任何时候退出,且不会因此损失或失去你原本应有的权益,也不会影响医生对你的治疗。但在退出前,你必须通知研究医生,并根据医生要求到医院做最后一次检查和评估。如果你退出研究,在相关法律法规允许的范围内,退出之前已获得的相关研究资料可能仍会被采用。

患者故事分享

·新选择，新希望·

在 2006 年的一天，一个来自河北省农村的中年妇女由其丈夫，一个淳朴的农民，陪同着走入肿瘤内科病房的诊室，这是一位既往做过乳腺癌根治手术的患者，此次来是因为在当地的随访复查中发现双肺的多发占位病变。接诊医生仔细阅读了她的病历材料，又开具了相关检查，最终所有结果显示患者双肺多发转移，属于晚期乳腺癌，更雪上加霜的是该患者的病理类型是 HER-2 过表达型乳腺癌，属于常规治疗效果不佳的类型，抗 HER-2 治疗联合化疗才是该类型乳腺癌的标准治疗方法，但是抗 HER-2 治疗自费药物高昂的治疗费用使得这个农村家庭望而却步，就在她们准备放弃治疗的时候，乳腺内科的主任建议她们加入新开展的一项临床研究，是专门针对 HER-2 阳性晚期乳腺癌患者的一项国际多中心临床研究，在仔细询问了临床研究的相关事宜后，该患者签字同意加入。通过一段时间的治疗，患者双肺的病灶消失了，身体状态也保持得很好，直到现在，时间已经过去了 11 年，患者仍然在健康地生活着，每 2 个月 1 次的检查也一直未见到明显的病灶。这仅仅是众多的临床试验受益者中具有代表性的一个例子，但的确是其中的佼佼者，临床试验给了这个贫苦的农妇生存的希望，也避免了她的家庭因为治病支出而贫困交加。和她相似情况的患者一般平均生存只有 2 年左右，她感恩，是临床试验给予了她第二次生命。

附　录

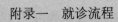

附录一

就诊流程

发现哪些异常情况应该去看病

定期进行乳房的自我检查可以早期发现乳腺病变。如果发现以下异常情况,应及时就诊。

(1) 乳房肿块。

(2) 乳头改变:包括乳头溢液、乳头内陷或乳头湿疹样改变,如瘙痒、脱屑、糜烂、溃疡、结痂等。

(3) 乳房皮肤或轮廓改变:皮肤红肿、破溃、橘皮样改变、"酒窝"征或局部隆起等。

(4) 与月经周期无关的乳房疼痛。

(5) 腋窝或锁骨上肿块。

就诊的时候有哪些步骤

当你去就诊时,医生首先要做的事情就是收集病史:包括发现乳房肿块或其他异常情况的日期、与月经周期的关系、与妊娠或哺乳的关系;病情是否有变化或发展,发展速度的快慢;是否做过检查或治疗,结果如何;有无乳腺炎、乳腺外伤、良性或恶性肿瘤病史;是否服用雌激素或避孕药;月经、生育和哺乳史;恶性肿瘤尤其是乳腺癌和卵巢癌的家族史等。所有上述信息都有助于医生对你的病情作出评估,从而决定后续的诊断和治疗方案。

在收集病史结束后,医生需要对你进行体格检查,包括对双侧乳房进行视诊和触诊。在查体过程中,医生需要评估双侧乳房是否对称、有无皮肤发红、凹陷、水肿、破溃、瘢痕,有无乳头凹陷、糜烂、溃疡、结痂,有无可触及的肿块及其大小、位置、边界、质地,有无腋窝或锁骨上淋巴结肿大等情况。

如果医生通过问诊和查体发现可疑的乳腺癌征象,就会安排相应的影像学检查来进一步确诊。具体的影像学检查方法包括以下几种。

1. 乳腺钼靶 是一种低剂量的 X 线检查,可以反映乳腺的正常腺体、脂肪组织和乳房肿块的不同密度,是发现乳腺内微小钙化灶的最佳检查方法,但是通常不推荐用于乳腺比较致密的 40 岁以下青年女性。

2. 乳腺超声　是一种十分方便的无创、无痛、无辐射的检查方法,能够清楚地显示乳腺各层软组织以及乳房肿块的形态、内部结构,可以准确区分囊性和实性结节,结合血流信号、钙化等特征的描述可以鉴别良性和恶性病变。

3. 乳腺磁共振　有助于发现乳腺内的微小病变和多发病灶,是超声和钼靶的有效补充手段。

4. 其他影像学检查　如果你有乳腺以外部位的症状,或医生怀疑乳腺癌有远处转移的风险,需要选择其他影像学检查,如胸、腹、盆腔以及颅脑部位的 CT、骨扫描、PET - CT 等进行全面检查,以明确疾病的分期。

如果有乳头溢液、溢血等情况,而影像学检查并没有发现明确的乳房肿块时,需要进一步行乳腺导管镜检查。如果发现明确的乳房肿块、相关的影像学检查提示有恶性可能时,需要进一步做穿刺活检,进行病理学检查,这是乳腺癌诊断的"金标准"。目前的研究结果证实,穿刺活检并不会增加乳腺癌远处转移的风险。

上述的各种检查手段各有优缺点,医生会根据你的实际情况,选择其中的一种或者多种检查方法,以便更好地对病情作出评估。一旦确诊乳腺癌,准确的病理诊断和疾病分期是进行治疗决策的必要条件。

确诊后如何选择正确的治疗方案

乳腺癌的治疗方法包括手术、放疗、化疗、内分泌治疗、靶向治疗、免疫治疗等。医生需要根据病理类型、疾病分期和你的身体状况来选择正确的治疗方案,包括选择哪几种治疗方法以及如何合理安排不同治疗方法的先后顺序。这是一个十分复杂的决策过程,你需要做的是和主治医生进行充分的沟通,了解不同方案的利弊,最终和医生共同决定适合你的治疗方案。

治疗结束后还需要去医院看病吗

乳腺癌患者在治疗结束后仍然存在疾病复发或转移的风险,定期复查有助于尽早发现肿瘤复发或远处转移的征象。目前国内推荐术后定期复查频率是:2年内每 3 个月 1 次;2～5 年间每 6 个月 1 次;5 年后每年 1 次。常规的复查项目包括:查体、血常规、生化、乳腺肿瘤标志物、胸片、B 超等;围绝经期患者还需要定期检测激素水平(E2、FSH、LH)以判断绝经状态,从而决定是否调整内分泌药物。对于已经发生局部复发或远处转移的乳腺癌患者,要求每 3 个月复查随访,具体的复查项目需要视病情而定。

附录二

中医体质分类判定表

判定方法

回答《中医体质分类与判定表》中的全部问题,每一问题按5级评分,计算原始分及转化分,依标准判定体质类型。

原始分＝各个条目分值相加

转化分＝[(原始分－条目数)/(条目数×4)]×100

判定标准

平和质为正常体质,其他8种体质为偏颇体质。其判定标准见下表。

平和质与偏颇体质判定标准

体质类型	条　　件	判定结果
平和质	转化分≥60分	是
	其他8种体质转化分均<30分	
	转化分≥60分	基本是
	其他8种体质转化分均<40分	
	不满足上述条件者	否
偏颇体质	转化分≥40分	是
	转化分30～39分	倾向是
	转化分<30分	否

示例

示例1:某人各体质类型转化分如下:平和质75分,气虚质56分,阳虚质27分,阴虚质25分,痰湿质12分,湿热质15分,血瘀质20分,气郁质18分,特禀质10分。根据判定标准,虽然平和质转化分＞60分,但其他8种体质转化分并未全部<40分,其中气虚质转化分＞40分,故此人不能判定为平和质,应判定为是气虚质。

示例2:某人各体质类型转化分如下:平和质75分,气虚质16分,阳虚质27分,阴虚质25分,痰湿质32分,湿热质25分,血瘀质10分,气郁质18分,特禀质 10 分。根据判定标准,平和质转化分＞60 分,且其他 8 种体质转化分均＜40 分,可判定为基本是平和质,同时,痰湿质转化分在 30～39 分之间,可判定为痰湿质倾向,故此人最终体质判定结果为基本是平和质,有痰湿质倾向。

9 种体质分类判定表

见以下表格。

平和质(A型)

请根据近一年的体验和感觉,回答以下问题	没有根本无	很少有一点	有时有些	经常相当	总是非常
(1) 您体力充沛吗?	1	2	3	4	5
(2) 您容易疲乏吗?*	1	2	3	4	5
(3) 您说话声音低弱无力吗?*	1	2	3	4	5
(4) 您感觉胸闷不乐,情绪低沉吗?*	1	2	3	4	5
(5) 您比一般人耐受不了寒冷(冬天是寒冷,夏天的冷空调、电扇等)吗?*	1	2	3	4	5
(6) 您能适应外界自然和社会环境变化吗?	1	2	3	4	5
(7) 您容易失眠吗?*	1	2	3	4	5
(8) 您容易忘事(健忘)吗?*	1	2	3	4	5

判断结果:□是　□基本是　□否

注:标有 * 的条目须逆向计分,再用公式转化

气虚质(B型)

请根据近一年的体验和感觉,回答以下问题	没有根本无	很少有一点	有时有些	经常相当	总是非常
(1) 您容易疲乏吗?	1	2	3	4	5
(2) 您容易气短(呼吸短促,喘不上气)吗?	1	2	3	4	5
(3) 您容易心慌吗?	1	2	3	4	5
(4) 您容易头晕或站起时眩晕吗?	1	2	3	4	5
(5) 您比别人容易患感冒吗?	1	2	3	4	5
(6) 您喜欢安静,懒得说话吗?	1	2	3	4	5
(7) 您说话声音低弱无力吗?	1	2	3	4	5
(8) 您活动量稍大就容易出虚汗吗?	1	2	3	4	5

判断结果:□是　□倾向是　□否

阳虚质(C型)

请根据近一年的体验和感觉,回答以下问题	没有根本无	很少有一点	有时有些	经常相当	总是非常
(1) 您手脚发凉吗?	1	2	3	4	5
(2) 您胃脘部、背部、腰膝部怕冷吗?	1	2	3	4	5
(3) 您感到怕冷,衣服比别人穿得多吗?	1	2	3	4	5
(4) 您冬天更怕冷,夏天不喜欢冷空调、电扇等吗?	1	2	3	4	5
(5) 您比别人更容易患感冒吗?	1	2	3	4	5
(6) 您吃(喝)凉的东西会感到不舒服或者怕吃(喝)凉的东西吗?	1	2	3	4	5
(7) 您受凉或吃(喝)凉的东西后,容易腹泻拉肚子吗?	1	2	3	4	5

判断结果:□是　□倾向是　□否

阴虚质(D型)

请根据近一年的体验和感觉,回答以下问题	没有根本无	很少有一点	有时有些	经常相当	总是非常
(1) 您感到脚心发热吗?	1	2	3	4	5
(2) 您感觉身体、脸上发热吗?	1	2	3	4	5
(3) 您皮肤或口唇干吗?	1	2	3	4	5
(4) 您口唇的颜色比一般人红吗?	1	2	3	4	5
(5) 您容易便秘或大便干燥吗?	1	2	3	4	5
(6) 您面部两颊潮红或偏红吗?	1	2	3	4	5
(7) 您感到眼睛干涩吗?	1	2	3	4	5
(8) 您感到口干咽燥,总想喝水吗?	1	2	3	4	5

判断结果:□是　□倾向是　□否

痰湿质(E型)

请根据近一年的体验和感觉,回答以下问题	没有根本无	很少有一点	有时有些	经常相当	总是非常
(1) 您感到胸闷或腹部胀满吗?	1	2	3	4	5
(2) 您感觉身体沉重不轻松或不爽快吗?	1	2	3	4	5
(3) 您腹部肥满松软吗?	1	2	3	4	5
(4) 您有额部油脂分泌多的现象吗?	1	2	3	4	5
(5) 您上眼睑比别人肿(上眼睑有轻微隆起的现象)吗?	1	2	3	4	5
(6) 您嘴里有黏黏的感觉吗?	1	2	3	4	5
(7) 您平时痰多,特别是感到咽喉部总有痰堵着吗?	1	2	3	4	5
(8) 您舌苔厚腻或有舌苔厚厚的感觉吗?	1	2	3	4	5

判断结果:□是　□倾向是　□否

湿 热 质 (F 型)

请根据近一年的体验和感觉,回答以下问题	没有根本无	很少有一点	有时有些	经常相当	总是非常
(1) 您面部或鼻部有油腻感或者油亮发光吗?	1	2	3	4	5
(2) 您脸上容易生痤疮或皮肤容易生疮疖吗?	1	2	3	4	5
(3) 您感到口苦或嘴里有苦味吗?	1	2	3	4	5
(4) 您大便有黏滞不爽,有解不尽的感觉吗?	1	2	3	4	5
(5) 您小便时尿道有发热感、尿色浓(深)吗?	1	2	3	4	5
(6) 您带下色黄(白带颜色发黄)吗?(限女性回答)	1	2	3	4	5
(7) 您的阴囊潮湿吗?(限男性回答)	1	2	3	4	5

判断结果:□是 □倾向是 □否

血 瘀 质 (G 型)

请根据近一年的体验和感觉,回答以下问题	没有根本无	很少有一点	有时有些	经常相当	总是非常
(1) 您的皮肤在不知不觉中会出现青紫瘀斑(皮下出血)吗?	1	2	3	4	5
(2) 您两颧部有细微红斑吗?	1	2	3	4	5
(3) 您身上有哪里疼痛吗?	1	2	3	4	5
(4) 您有额部油脂分泌多的现象吗?	1	2	3	4	5
(5) 您面色晦暗或容易出现褐斑吗?	1	2	3	4	5
(6) 您会出现黑眼圈吗?	1	2	3	4	5
(7) 您容易忘事(健忘)吗?	1	2	3	4	5
(8) 您口唇颜色偏黯吗?	1	2	3	4	5

判断结果:□是 □倾向是 □否

气 郁 质 (H 型)

请根据近一年的体验和感觉,回答以下问题	没有根本无	很少有一点	有时有些	经常相当	总是非常
(1) 您感到闷闷不乐、情绪低沉吗?	1	2	3	4	5
(2) 您精神紧张、焦虑不安吗?	1	2	3	4	5
(3) 您多愁善感、感情脆弱吗?	1	2	3	4	5
(4) 您容易感到害怕或受到惊吓吗?	1	2	3	4	5
(5) 您胁肋部或乳房胀痛吗?	1	2	3	4	5
(6) 您无缘无故叹气吗?	1	2	3	4	5
(7) 您咽喉部有异物感,口吐之不出,咽之不下吗?	1	2	3	4	5

判断结果:□是 □倾向是 □否

特禀质(I型)

请根据近一年的体验和感觉,回答以下问题	没有 根本无	很少 有一点	有时 有些	经常 相当	总是 非常
(1) 您没有感冒也会打喷嚏吗?	1	2	3	4	5
(2) 您没有感冒也会鼻痒、流鼻涕吗?	1	2	3	4	5
(3) 您有因季节变化、地理变化或异味等原因而喘促的现象吗?	1	2	3	4	5
(4) 您容易过敏(药物、食物、气味、花粉、季节交替时、气候变化)吗?	1	2	3	4	5
(5) 您的皮肤起荨麻疹(风团、风疹块、风疙瘩)吗?	1	2	3	4	5
(6) 您的皮肤因过敏出现紫癜(紫红色瘀点、瘀斑)吗?	1	2	3	4	5
(7) 您的皮肤一抓就红,并出现抓痕吗?	1	2	3	4	5
判断结果:□是　□倾向是　□否					

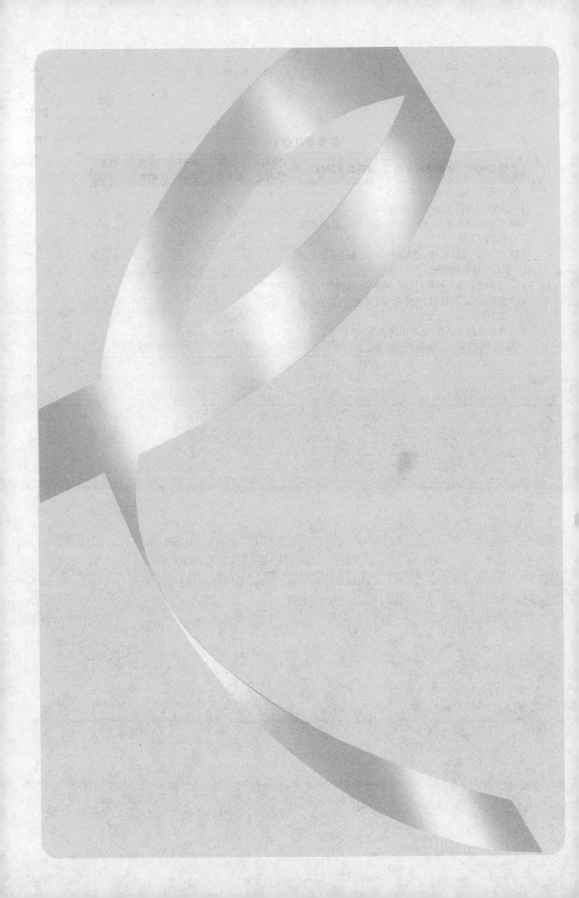